中国百年百名中医临床家丛书

赵心波

景斌荣　葛安霞　主编

中国中医药出版社

·北京·

图书在版编目（CIP）数据

赵心波/景斌荣，葛安霞主编.--北京：中国中医药
出版社，2001.02（2025.11重印）
（中国百年百名中医临床家丛书）
ISBN 978-7-80156-134-3

Ⅰ.①赵… Ⅱ.①景…②葛… Ⅲ.①中医儿科学—
医话—中国—现代 Ⅳ.①R272

中国版本图书馆CIP数据核字（2000）第59995号

中国中医药出版社出版

北京经济技术开发区科创十三街 31 号院二区 8 号楼
邮政编码 100176
传真 010-64405721
廊坊市佳艺印务有限公司印刷
各地新华书店经销

开本 850×1168 1/32 印张 9.5 字数 213 千字
2001年2月第1版 2025年11月第4次印刷
书号 ISBN 978-7-80156-134-3

定价 36.00元
网址 www.cptcm.com

服 务 热 线 010-64405510
购 书 热 线 010-89535836
维 权 打 假 010-64405753

微信服务号 zgzyycbs
微商城网址 https://kdt.im/LIdUGr
官方微博 http://e.weibo.com/cptcm
天猫旗舰店网址 https://zgzyycbs.tmall.com

如有印装质量问题请与本社出版部联系（010-64405510）

出版者的话

祖国医学源远流长。昔岐黄、神农，医之源始；汉仲景、华佗，医之圣也。在祖国医学发展的长河中，临床名家辈出，促进了祖国医学的迅猛发展。中国中医药出版社为贯彻卫生部和国家中医药管理局关于继承发扬祖国医药学，继承不泥古、发扬不离宗的精神，在完成了《明清名医全书大成》出版的基础上，又策划了《中国百年百名中医临床家丛书》，以期反映近现代即20世纪，特别是新中国成立50年来中医药发展的历程。我们邀请卫生部张文康部长做本套丛书的主编，卫生部副部长兼国家中医药管理局局长佘靖同志、国家中医药管理局副局长李振吉同志任副主编，他们都欣然同意，并亲自组织几百名中医药专家进行整理。经过几年的艰苦努力，终于在21世纪初正式问世。

顾名思义，《中国百年百名中医临床家丛书》就是要总结在过去的100年历史中，为中医药事业做出过巨大贡献、受到广大群众爱戴的中医临床工作者的丰富经验，把他们的事业发扬光大，让他们优秀的医疗经验代代相传。百年轮回，世纪更替，今天，我们又一次站在世纪之巅，回顾历史，总结经验，为的是更好地发展，更快地创新，使中医药学这座伟大的宝库永远取之不尽、用之不竭，更好地服务于人类，服务于未来。

本套丛书第一批计划出版140种左右，所选医家均系在中医临床方面取得卓越成就，在全国享有崇高威望且具有较高学术造诣的中医临床大家，包括内、外、妇、儿、骨伤、针灸等各科的代表人物。

本套丛书以每位医家独立成册，每册按医家小传、专病论治、诊余漫话、年谱四部分进行编写。其中，医家小传简要介绍医家的生平及成才之路；专病论治意在以病统论、以论统案、以案统话，即将与某病相关的精彩医论、医案、医话加以系统整理，便于临床学习与借鉴；诊余漫话则系读书体会、札记，也可以是习医心得，等等；年谱部分则反映了名医一生中的重大事件或转折点。

本套丛书有两个特点是值得一提的：其一是文前部分，我们尽最大可能收集了医家的照片，包括一些珍贵的生活照、诊疗照，以及医家手迹、名家题字等，这些材料具有极高的文献价值，是历史的真实反映；其二，本套丛书始终强调，必须把笔墨的重点放在医家最擅长治疗的病种上面，而且要大篇幅详细介绍，把医家在用药、用方上的特点予以详尽淋漓地展示，务求写出临床真正有效的内容，也就是说，不是医家擅长的病种大可不写，而且要写出"干货"来，不要让人感觉什么都能治，什么都治不好。

有了以上两大特点，我们相信，《中国百年百名中医临床家丛书》会受到广大中医工作者的青睐，更会对中医事业的发展起到巨大的推动作用。同时，通过对百余位中医临床医家经验的总结，也使近百年中医药学的发展历程清晰地展现在人们面前，因此，本套丛书不仅具有较高的临床参考价值和学术价值，同时还具有前所未有的文献价值，这也是我们组织编写这套丛书的初衷所在。

中国中医药出版社
2000 年 10 月 28 日

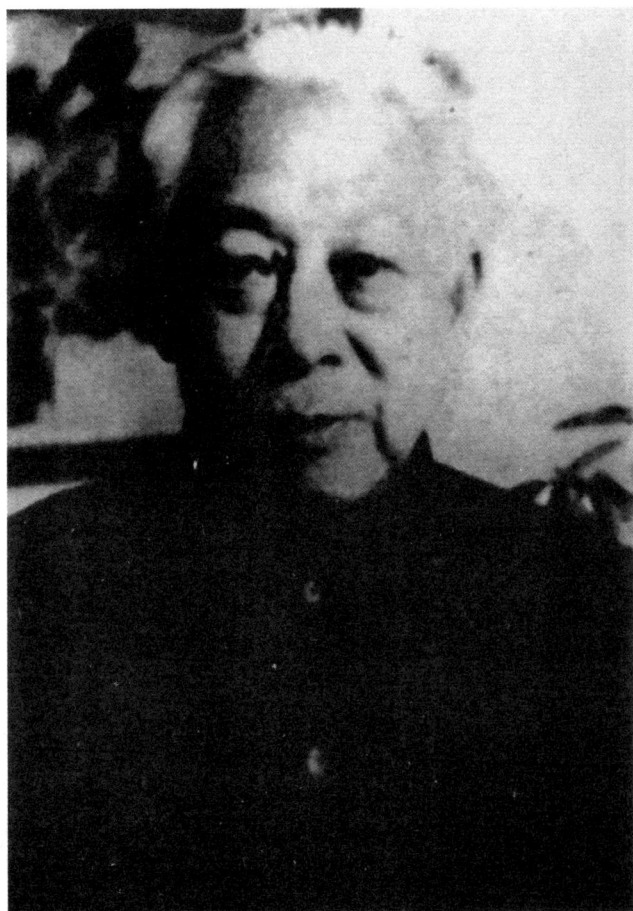

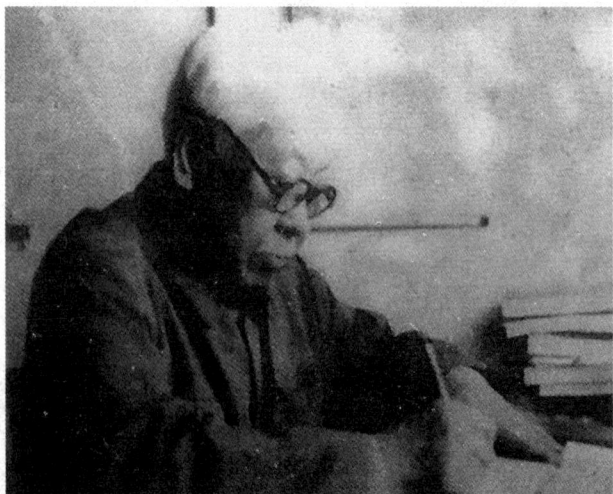
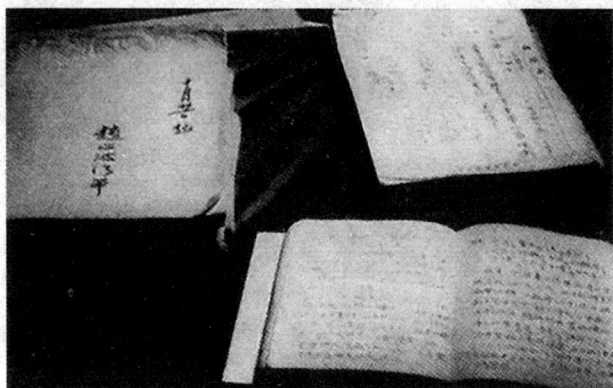

编委会名单

主　编：景斌荣　葛安霞

副主编：海　鸿

编　委：(按姓氏笔画排序)

阎孝诚　刘长虹　李连达

吴小梅　郭　薇　海　鸿

唐莉珍　景斌荣　葛安霞

冀晓华

内容提要

著名中医学家赵心波（1902—1979），字宗德，北京人。出身于中医世家，受家学熏陶，曾在北京安定门余庆堂药店学徒，后师从清末名医王旭初为师，学徒四年，1925年起挂牌行医。初诊治内、妇、儿科，后专攻儿科，因疗效卓著，誉满京城。建国后曾参加北京中医进修学校学习，后留校门诊部工作。1958年任中医研究院西苑医院儿科主任，并曾被派往蒙古人民共和国工作一年。1959年获卫生部嘉奖。其临证认真细致，强调望诊，精于观察疾病发展趋向，善于采用针灸、捏积、刮痧、外治等法综合治疗；研制自创了不少中成药，如清解丹、健脾散、壬金散等，并将秘方全部献给国家，沿用至今有效；培养了十余名徒弟，为西苑医院儿科建设作出了贡献。著有《中医儿科概论》《赵心波儿科临床经验选编》等。

目　录

医家小传

　　赵心波（钦坡），字宗德（1902—1979），著名中医学家，擅长儿科。

　　赵老出身于中医世家，自幼熏陶，1916年考入北京四中，辍学后入北京安定门余庆堂药店学徒，谙悉药性；1918年考入京兆医学讲习所，1920年毕业，遂与原故宫博物院研究员（名中医）单士魁拜清末名医王旭初为师，学徒4年，1925年挂牌行医。初诊治内、妇、儿科，后专攻儿科，与名医赵炳南、赵树屏等友善，解放前已誉满京城。解放后各大医院争相聘请，应北京大学陆平校长之邀任特聘校医。参加北京中医进修学校学习，毕业后留校门诊部工作。响应党的号召参加乙型脑炎与血吸虫病防治工作颇得好评。1958年来中医研究院西苑医院任儿科主任，派往蒙古人民共和国工作1年。1959年卫生部嘉奖有贡献中医，赵老获奖状、奖章。主持西苑医院儿科，工作卓有成效，名列中医儿科界前茅。1968年赴稷山中医研究院农村疾病研究所工作，解决不少当地疑难之症，1971年调回北京，任中医研究院研究员、学术委员。曾任北京市中医学会学术委员、理事，1979 年病故。

赵老从事临床近 50 余年，经验丰富，疗效卓越，深得病家爱戴与信任。如一严重脑外伤患者，不但服赵老药后退去了持续的高热，止住了不停的抽搐，还逐渐恢复了认知、记忆、智力，在赵老去世前拿到了高考录取通知书，简直是奇迹。赵老熟知《内》《难》，汲取金元诸家之精华，《温病条辨》倒背如流，临床实践中得心应手，功底深厚，但他勤求古训，博采众方，手不释卷，虚心若谷，向其他老大夫学习，主张学术民主，会诊讨论，一切为了病人。赵老尊古而不泥古，辨证施治见解独到，如不仅尊钱乙"小儿纯阳"之说，主张肾虚小儿运用六味地黄之类，而赵老在"解颅"证治时则采用峻补命门之法以"益火之源"。辨证灵活、确切，丝丝入扣。赵老治疗急性病多宗《温病》准则，清热养阴，阴亏火旺之时则以急下存阴，效如桴鼓。审度病势趋向，以防传变；治疗慢性病能攻善导，有胆有识。祛邪培元，调理阴阳，尤其注重护胃护阴，善用鲜药，用药精、简、轻、锐，遣药如神。儿科素有"哑科"之称，赵老诊视患儿认真仔细，强调望诊，还必亲自查看病儿手足，理法方药一丝不苟，特别重视观察疾病发展趋向，防止病情传变，以治未病，善于采用针灸、捏积、刮痧、外治等法综合治疗，常以简、验、便、廉法解决问题。

赵老善于与人合作，与赵锡武老共创加味金丸治疗痹证；与郭士魁老共研中药降压一号丸治疗高血压及诸风均有佳效。主张中西医结合，乐于接受新鲜事物，70 年代初即促成中药针剂清肺注射液的研究，获研究院嘉奖。

赵老在多年临床实践的基础上，研制了自创的中成药，疗效显著，并将全部秘方献给国家，如清解丹、健脾散

（片）、壬金散等，沿用至今屡用屡效。麻疹并发肺炎的研究，疗效处于当时全国领先地位；肺炎的研究使85%～90%以上的患儿用中药治愈，X线片的吸收优于对照；癫痫的治疗约2/3患儿有效，约1/3患儿治愈或减掉西药。当时西苑医院儿科不但收治了常见病、慢性病、疑难绝症，还在中医治疗急症、抢救方面发挥了中医的优势，西苑医院儿科有门诊、病房、急诊，这在当时中医界是少有的。赵老主张中西医结合，团结中西医同道，使西苑医院儿科成为医疗、教学、科研最早的中西医结合的儿科基地。赵老是西苑医院儿科的奠基人之一，赵老收徒十余名，谆谆教导，诲人不倦，多已成材。他对整个西苑医院儿科建设有深远影响。他去蒙古人民共和国医疗受到当地群众称赞，带越南、朝鲜进修生得到好评，可见赵老在国内外享有一定的声誉。

赵老与同道发表论文有《麻疹肺炎辨证论治总结》（《哈尔滨中医》8卷3期），《24例小儿肺炎死亡病例分析》（《中医杂志》1962年12月），《婴儿消化不良的中医辨证治疗》（《中华儿科杂志》1965年14卷4期），《脑外伤后遗症一例治验》（《新医药杂志》1975年10期），《儿科中风痿证治验》（《新医药杂志》1977年11期），《中医药治疗40例癫痫初步分析》（《中级医刊》1979年4期）等，未能收集全。专著有《中医儿科概论》（北京中医学会1954年铅印本），《赵心波儿科临床经验选编》（人民卫生出版社1979年出版）等。

赵老为人耿直，生活简朴，学者风度。热爱祖国，与京剧著名艺术家程砚秋结为好友，抗日战争期间，赵老称赞程先生是有骨气的人，拒不演戏；自己潜心行医，谢绝社会与官方组织的活动，洁身自持，表现了崇高的民族气节。他热爱人民群众，对贫苦患儿免费医疗，施舍药物，重病在身坚持出诊，他说："……不要让病家失望而归。"而当时出诊没有任何收益。他热爱中医事业，腾出自己的房子筹办北京市中医学会；响应号召战斗在乙型脑炎及血吸虫病的防治工作中；为蒙古人民共和国人民解除疾病之苦，为发展中医事业奉献出极大的热情。他平易近人，和蔼可亲，坦诚待人，医德高尚，精心授徒。1977年赵老卧床不起，他说："我要珍惜这有限的生命，为人民多做工作。"更加抓紧教授徒弟，著书立说，在病榻上修改书稿，指导徒弟诊治疑难病。赵老病重期间仍热心医治病儿，有求必应。他去世前月余还看了一例癫痫患儿，5年后随访时，患儿已病愈，家长得知赵老病故号啕大哭，为失去这样的好大夫落泪。赵老效仿前贤，医术精湛，医德高尚，呕心沥血，不仅为后世留下了极其丰富宝贵的医学经验和典籍，还为后学树立了光辉的形象。赵老的事迹曾刊载于《人民日报》。

※　　※　　※　　※　　※　　※

　　编者按：本书所载内容，为赵老（心波）生前（1979年前）的临证经验及用药，其中有些动物药，如犀角（粉）、虎胫骨等，现因保护野生动物而禁用，宜以他药代替。书中不再一一处理，特此总为说明。

专病论治

感 冒

【论治】

感冒包括现代医学的上呼吸道感染和流行性感冒等。这里主要介绍重症感冒的证治。

1. 风温袭表：主要原因是风温犯肺，束于肌表，热毒内蕴三焦，灼液生痰，阻于肺络，气机因之窒塞。

症见身热不退，朝轻暮重，嗜睡，醒后烦躁不安，轻者流涕，咳嗽，重则喘憋，不思饮食，且多惊惕。

治宜：清宣肺气以解表，化里热而清三焦。

方选：桑菊饮加减。

桑叶10克　淡豆豉5克　杭菊6克　生石膏15克　薄荷1.5克　连翘6克　黄芩6克　麦冬10克　法夏6克　生姜2片　杏仁6克

此证常能转变成肺炎，方中杏仁、石膏、黄芩、麦冬为辛凉肃肺，既退高热，又止喘憋。桑叶、杭菊、连翘、薄荷，轻宣解表。豆豉、法夏、生姜，辅助宣散，兼祛痰浊。

上方在临床实践中，甚属平稳，任何季节，都可适应，剂量可以加减，灵活采用。

2. 表里俱热：表邪未解，里热炽盛，浊邪蕴肺，灼液生痰，清肃之令不行。

症见：高烧不退，时有咳嗽，身倦肢怠，不思饮食，二便秘结，舌质红或有垢苔，脉多浮数。

治宜：清疏外邪以宣肺，清里热而退高烧。

方选：麻杏石甘汤和银翘散加减。

麻黄 3 克　生石膏 24 克　炒杏仁 6 克　生甘草 3 克　银花 10 克　连翘 10 克　芥穗 3 克　薄荷 2.4 克　芦根 12 克　淡豆豉 3 克

方中麻黄、芥穗、豆豉、薄荷解表以宣透。银花、连翘、生石膏，清热解毒。杏仁、芦根、生甘草既可清肺降逆，且能祛邪止咳。全方既解表邪，且清里热。

3. 湿热夹滞：因夹湿停滞复感外邪，气机闭塞，清浊混淆，湿热内蕴，脾胃失调。

症见：发热不退，大便频泻，精神萎靡，多见舌苔黄腻，亦有舌苔薄白者，脉象浮滑为主。

治宜：逐湿解表，化滞清热。

方选：藿香 10 克　薄荷 2.4 克　滑石 10 克　川连 1.2 克　黄芩 6 克　银花 10 克　苏叶 3 克　炒麦芽 6 克　枳壳 6 克　车前草 6 克

方中藿香、银花、薄荷、苏叶，清宣解表而兼疏散。黄芩、川连、滑石、车前草，既可清热逐湿，且可止泻利尿。

麦芽、枳壳用以宽中化滞而兼理气。

此证四季都可发生，但以夏秋为多。夹湿停滞复感表邪，以致身热不解，便下泻泄，服用上方，较为适宜。

4. 暑热炽盛：感染暑热，迅即传经入里，有逆传包络、引动肝风之象。

症见：高热，汗出后热仍不解，神识昏沉，口干津少，多渴不食，舌绛苔黄，剧者抽搐。

治宜：清暑生津解表，芳香开窍。

方选：竹叶石膏汤加减，并加安宫牛黄丸冲服。

淡竹叶6克　生石膏24克　玄参10克　连翘10克　银花12克　麦冬10克　法夏5克　生草3克　生姜3片

方中连翘、银花、竹叶、生草解毒消热。石膏、玄参、麦冬辛凉解肌，且能生津滋液。法夏、生姜化痰，疏表宣散。加用安宫牛黄以化邪热内扰，兼能开窍醒神。

此所谓暑易归心，蒙闭心包，引动肝风，发作急惊抽搐。凡有厥阴肝风搐搦者，皆可加用钩藤、全蝎、胆星以息风止搐。

附：伤暑、中暑

伤暑是夏日冒暑感凉所致。其见症如下：一般发烧恶风，头晕头痛，汗闭周身酸痛，恶心，不思饮食，疲乏无力，思睡，腹痛，且多有腹泻症状。

根据以上情况，可采用藿香正气散加减。既治内伤湿滞，又解外感暑邪。

藿香10克　紫苏6克　大腹皮9克　陈皮3克　桔梗5克　川朴3克　赤苓10克　香薷6克　白芷6克　法夏3克　苍术5克　生姜1.5克

方中藿香、紫苏、香薷、白芷解表散风，清宣疏散。因为暑必夹湿，用赤苓、大腹皮、苍术、桔梗既能逐湿行水，且可健脾和中。法夏、生姜、川朴、陈皮和胃止呕，兼可调气降逆。

本方源于《太平惠民和剂局方》。治疗四时不正之气，有芳香、消导、解表、和里的功能。凡属湿重者，可以加大苍术用量；表寒重者，生姜可以加量。

中暑则是在暑天感受暑邪而得，症见身热、大渴、大汗、上呕下泻、腹痛，唇红舌燥，脉洪大。治用清暑益气法。方选人参白虎汤。

人参6克　生石膏30克　知母10克　粳米30克　甘草3克

感暑热者多从口鼻吸入，多阻上焦气分。呈现头目晕眩，胸闷不畅，渐至面垢、面赤，烦渴自汗，口干口苦，甚至呕吐恶心，腹痛腹泻，肢冷神倦，更严重者火热泛滥，劫动肝风，因之搐搦，不省人事。治此症虽有胸满、身热，须慎攻下，因无形之热，不能随意攻降；虽有头目眩晕，仍忌发散，因表药皆能耗津之故。只有人参白虎汤乃为正治。

暑为阳邪。古人云："寒伤形，热伤气"。感之则火热泛滥，不得汗解。大热劫津，络脉阻遏，筋脉失养，因之发痉。采用人参白虎汤，因石膏辛寒，与知母配合，可清肺胃实热；人参、甘草、粳米益气养胃，且可生津。

治中暑，还可用下列诸法。

1. "搓羊毛疗"法：用荞麦面60克，鸡子清（去黄）2枚，共和成面团，手持面团搓前后心，皮肤出现隆起之红块，用针挑破，有似细白毛出现，故名"搓羊毛疗"。可治中暑，恶心，烦乱，呕吐，腹泻等症。

2. 也可用鲜萝卜缨1把，蓖麻子仁10多粒，共捣如泥，搓前后心，搓两次后，心中烦乱、恶心、呕吐能有好转。

3. 针刺曲池、委中，用三棱针放血效果更好。

【病案】

1. 刘某，男，3岁，病历号86296。

正值流感流行，昨天突然高烧，今晨体温仍 39.2℃，咳嗽声浊，舌质红，脉浮数。血象：白细胞计数 6500/立方毫米，嗜中性粒细胞 46％，淋巴细胞 52％，嗜酸性粒细胞 2％。诊为流行性感冒。证属风温袭表，郁于腠理。治以宣散解表，清热之剂。

荆芥穗6克　薄荷2.4克　银花10克　苏叶5克　蔓荆子6克　连翘10克　炒杏仁5克　瓜蒌10克　芦根12克　浮萍2.4克

紫雪丹1.2克，日服3次。

服药两剂，体温正常，余邪未净，偶有咳嗽，脉缓，咽红。继予清肺利咽，化余热之剂调理之。

菊花10克　荆芥穗5克　瓜蒌10克　炒杏仁5克　黄芩6克　连翘10克　蔓荆子6克　炒栀仁5克　鲜生地12克　麦冬10克　生草3克

两剂即愈。

按语：突发高烧，咳嗽声浊，脉象浮数，舌质红。考虑高热突发，为表邪引起，但有咳嗽声浊，显系肺络郁阻。中医认为皮毛者，肺之合也。风温上受，首先犯肺，因之咳嗽声浊，治以宣散解表，自属正法；但舌质红，脉现浮数，为热邪内潜，所以治此非加用清热之剂不能速效。赵老选用紫雪丹，他认为紫雪丹泻火解毒，芳香逐秽，既可清解五脏六腑之热邪，又可逐经络之秽浊，防热毒内陷，配合解表宣散法能够迅速退高烧，这是赵老治疗流感和其他发热性疾病的宝贵经验。

2. 高某，男，2岁，病历号4057。

因高热3天，频吐不止入院。住院经输液救治，脱水酸中毒明显好转，但小儿嗜睡，大便3日未行，口腔糜烂，脉沉细有力。证属阳明腑实，消燥阴津而致脱水。予以白虎增液兼解毒通便之剂。

生石膏23克（先下）　知母6克　生草6克　鲜麦冬16克　生地13克　玄参10克　川连2.6克　黄芩6克　生军6克　银花10克　连翘10克　薄荷2.6克（后下）

服药一剂，精神好转，口腔仍糜溃，体温仍高，舌苔中心薄黄，脉象沉数有力。再以清胃解毒，消导利咽之剂。

连翘10克　生石膏26克　川连2.6克　山豆根6克　生草4.7钱　蒲公英10克　银花10克　大黄6克　黄芩6克　麦冬10克　鲜生地13克　薄荷2.6克（后下）

上药二剂，并服用壬金散0.5克，每日3次。

继之上方加减服三剂，口腔溃疡痊愈，热退出院。

按语：发热、呕吐、大便3日不行、口腔糜烂属阳明腑实之证，大便不行，腑气不通则热毒不去。然本例热已伤阴，增液方可行舟，赵老以增液通腑兼解毒清热之法，共用药六剂即获痊愈。

3. 葛某，女，4个月，病历号2128。

流涕，咳嗽，痰不多，身热无汗，腹泻日5～6次，体温38.8℃，苔光，脉数。疏表和中。

防风3克　桔梗3克　葱白1个　薄荷0.7克　六一散（包）1克　芦根10克　象贝6克　神曲6克　麦芽6克生姜片半片

服药二剂热降，精神良好，鼻塞、咳嗽大减，流涕仍有，大便稀，日行8次，苔薄，脉细数，继服前方。继之复发热，咳嗽剧，纳佳，便次减，为再感，治以平解。

炙麻黄1克　杏仁6克　生石膏（先煎）6克　甘草6克　牛蒡子10克　桔梗6克　象贝6克　莱菔子6克　麦芽6克　神曲6克

三诊：热退，咳剧，大便4次，苔薄，脉数。

炙麻黄1克　杏仁6克　生石膏6克　甘草3克　牛蒡子10克　桔梗6克　象贝6克　莱菔子6克　麦芽6克　神曲6克

服药二剂，无发热，轻咳，精神佳，食纳好，大便2次，继服前方二剂后，于前方加茯苓6克，白术4.7克，痊愈出院。

按语：因感冒引起发热、咳嗽、腹泻者临床并不少见，赵老初用疏表和中之法，少用大苦大寒之药，以防伤正。待表邪被除，即加用茯苓、白术以护脾土，临床疗效确切，后人当认真学习。

4. 李某，女，3岁，门诊病历。

昨夜突发高烧，今晨体温高达39.2℃，其他无自觉不适。舌苔根部垢厚，脉象沉数，证属宿滞内蓄，兼染表邪之候。法以表里双解。

大青叶10克　麦冬10克　黄芩6克　神曲6克　牛蒡子3克　薄荷2.4克　淡豆豉3克　杭菊10克　炒枳壳6克　焦军5克　生石膏12克

上药服用二剂，热退，食纳好，精神好，病痊愈。

按语：表里双解，是赵老治疗小儿感冒常用的方法之一。小儿脾常不足，易生积滞，常常是在内有宿滞的情况下，容易外染表邪，患儿除有表证外，还常伴有食欲减，大便不通，舌苔黄或垢腻，此时采用表里双解，收效速。如本例在清宣解表的基础上，加用生石膏、焦军、炒枳壳、神曲，清里消导，药只二剂，而病痊愈。

气管炎、支气管炎

【论治】

气管炎、支气管炎均以咳嗽为主症，常伴有痰，重症患者发烧，喘息性可见哮喘样发作（证治详见哮喘）。发病原因主要是外感风寒或风温，使肺气失宣，上逆而为咳；也有因为痰浊阻肺络，复感外邪，入里化热，形成痰热搏结、阻塞气道之通畅而为咳。临床上从下列5型辨证施治。

1. 风寒型：症见咳嗽频作，遇冷加重，痰稀色白，且多伴有鼻塞，流涕，打喷嚏，不发烧，舌苔薄白，脉浮紧。

治宜：辛温解表，宣肺止咳法。

方选：三拗汤合杏苏散加减。

麻黄5克　杏仁6克　生甘草3克　紫苏6克　前胡6克　桔梗6克　法夏6克　荆芥6克　生姜3克

2. 风温型：咳嗽有痰，痰多黏稠，或发热汗出，目赤多泪，舌质尖边红，苔白，脉浮数。

治宜：辛凉解表，宣肺止咳法。

方选：桑菊饮加减。

桑叶6克　菊花6克　连翘6克　淡豆豉5克　生石膏10克　黄芩6克　杏仁6克　法半夏3克　薄荷1.5克　旋覆花6克　甘草3克

3. 痰热型：症见咳嗽声浊，喉间痰鸣，痰多色黄，早晚咳剧，常伴有胸腹满闷，纳谷不香，口中乏味，苔黄厚或白或腻，脉滑数。

治宜：清热化痰，宽中止咳法。

方选：清气化痰丸加减。

法夏6克　陈皮5克　胆星3克　全瓜蒌10克　黄芩10克　枳壳6克　云苓10克　杏仁6克　生石膏24克　芦根10克　焦楂榔各6克

伴喘者加麻黄5克，伴便干者加熟军6克，发热者加银花、连翘各10克。

4. 火郁型：症见咳声不断，痰黄黏稠，口苦咽干，便干尿黄，剧者烦躁不安，发热不退，气粗似喘，脉数苔黄。

治宜：清肺泻火，止咳平喘法。

方选：麻杏石甘汤加味。

麻黄5克　生石膏24克　杏仁6克　生甘草3克　金银花10克　连翘10克　栀衣6克　黄芩10克　桑白皮10克　款冬花10克　青皮10克

5. 虚热型：症见久咳不愈，干咳少痰，五心烦热，口干舌燥，脉细数，舌质红，少苔。

治宜：滋阴润肺，清热止咳法。

方选：沙参麦冬汤合百合固金汤加减。

生地6克　熟地6克　玄参6克　麦冬10克　沙参10克　百合6克　川贝3克　桔梗6克　芦根10克　白芍6克　当归6克　甘草3克

如见上气呕逆者可加旋覆花6克，有骨蒸潮热、低热不退者可随证选用青蒿、鳖甲、地骨皮等药。

气管炎、支气管炎的治疗原则：大凡初期有表证者以宣肺解表为主；未愈，表邪入里化热，与痰浊相搏者，应用清热化痰法；热郁化火者，重在泻火解毒，待到后期虚热不退，肺燥津伤，则应滋阴润燥，清热生津，勿再用苦寒攻伐，辛燥伤津之品。

【病案】

1. 杜某，男，7 岁。初诊日期：1954 年 1 月 15 日。

病为气管炎，咳嗽声重，兼之周身肌肉不丰，有时腹痛，脉数沉。

处方：使君子肉 6 克　二冬各 6 克　浙贝母 6 克　旋覆花（包）6 克　黄芩 6 克　桃杏仁各 4.7 克　桑叶 4.7 克　鲜生地 10 克　焦楂榔各 6 克　军咀 4.6 克　鲜茅根 16 克

一剂后，咳嗽稍减，鼻液稠粘，时多腹痛，脉象数缓，为肺经不清，风热内潜。

处方：云茯苓 6 克　黑元参 3 克　大麦冬 6 克　军咀 4.6 克　旋覆花（包）6 克　黄芩 4.7 克　焦槟榔 4.7 克　川雅连 6 克　桃杏仁各 3 克　霜桑叶 4.7 克　使君肉（炒）6 克

另用紫雪丹 1.3 克，分冲。

服药二剂，有时咳嗽声重，唇干，鼻窍已畅，仍有时腹部略痛，脉数缓，风热内潜肺经。

处方：广橘红 4.7 克　鲜生地 10 克　生石膏 10 克　元参 4.7 克　瓜蒌仁 4.7 克　桃杏仁各 3 克　二冬各 6 克　使君子肉（炒）4.7 克　苦桔梗 3 克　金沸草（包）6 克　焦军 4.6 克

另用牛黄散 1.3 克，分冲。

再服三剂，咳嗽基本痊愈。

按语：本证为风热内潜肺经，兼有痰滞之咳嗽，赵老在治疗初期，先以浙贝母、黄芩、川连等清金化痰；旋覆花、杏仁、桑叶祛肺经之邪；焦楂榔、军咀泻热导滞。俟痰祛之后，去苦寒药，加重甘寒之品而获效。"肺为娇脏"，"恶燥"，在治疗咳嗽后期时要滋阴润燥，清热生津，慎用辛燥苦寒之品，以防伤阴。

2. 唐某，男，10岁，病历号0518。

20天前出现咳嗽，晚上明显，夜卧不安，白色黏痰，条状，脉弦滑，眼睑浮肿，曾服麻杏石甘汤、泻白散之剂，浮肿消。但咳不减，气息促，有痰，脉象滑数，舌边红绛，中心苔黄腻，病风热内郁，气管炎未消之候。

处方：炙桑皮10克　川贝6克　蒌仁6克　炒杏仁8克　麻黄1.6克　二冬各13克　生草1.6克　广橘红6克　旋覆花10克　黄芩6克　炮姜3克

服二剂后，据述咳嗽声重已见减轻，昨夜仅咳一次，呼吸气息较匀，仍有浊痰，脉滑数，苔后部仍有黄腻，仍宜前法加减以进。

处方：炙桑皮10克　川贝3克　瓜蒌仁6克　炒杏仁8克　麻黄1.6克　生石膏16克　生草4.7克　旋覆花10克　枯芩6克　广橘红6克　炮姜3克　二冬各10克

二剂后脉象滑数，舌根黄腻，苔未净，昨夜仍有咳嗽。

前方去石膏，加鲜杷叶10克，桔梗8克。

又服二剂后，精神饮食均佳，脉象沉数，舌略有薄白苔，咳嗽已经减少，但尚未全净，再以桑杏汤加味调治。

处方：炙桑皮10克　炒杏仁8克　北沙参6克　川贝母3克　肥知母6克　旋覆花10克　炙紫菀12克　鲜杷叶10克　蒌仁6克　二冬各10克　麻黄2克　生草4.7克

三剂后仅略有咳嗽，遂带上方二剂，出院调理。

按语：本案病程已长，痰热已成，并有阴伤之候，在治疗过程中，滋阴润肺贯彻自始至终，而清热化痰药则随证加减，因为肺为娇脏，用药当适其宜，不可过凉、过热、过汗、妄下。反映了赵老在治疗咳嗽时，用药灵活，很重视滋阴润肺之法。

肺　　炎

【论治】

肺炎以发热、咳、痰、喘憋为临床主要特点，相当中医文献中所述的"肺闭喘咳""肺风痰喘""火热喘急"等。是由于外感风温或风寒，闭塞毛窍，入里化热，与痰浊相搏，壅塞气道，灼伤肺络，引起肺气不能宣通，肃降失职的疾病。

初期：为疾病之初起，在表为主，尚未传里。主要有：

1. 风寒闭肺：症见不发烧或发热不高，无汗，恶风寒，喘憋重，咳嗽，痰多稀白，甚者呼吸困难，张口抬肩，鼻翼扇动。脉浮紧，苔薄白。

治宜：祛风散寒，宣肺开闭。

方选：小青龙汤合华盖散加减。

炙麻黄3克　桂枝3克　细辛1.5克　法夏6克　白芍6克　甘草3克　杏仁6克　苏叶6克　厚朴6克　生姜3片

喉间痰鸣，胸腹满闷，可选用海浮石、旋覆花、瓜蒌、青皮等。

2. 风温闭肺：发热，有汗，咳嗽连声，痰白黏稠，口鼻气粗，甚者喘满鼻扇。舌质尖边红，苔白或黄。

治宜：辛凉解表，宣肺开闭。

方选：银翘散合麻杏石甘汤加减。

麻黄 3 克　杏仁 6 克　生石膏 15 克　生甘草 3 克　银花 10 克　连翘 10 克　薄荷 2.4 克　桔梗 6 克　淡豆豉 6 克　牛蒡子 6 克

极期：表邪未解，入里化热，由卫转气，形成里热为主之证，以高烧不退，喘憋气促为主要症候特点。可分为下列 4 型。

1. 痰热壅肺：症见发热不退，咳嗽声浊，喉间痰鸣，痰色黄，黏稠，早晚咳剧，动则甚，胸腹满闷，纳谷不香，口中乏味。脉滑数，舌质红，苔白或黄腻。

治宜：清热化痰，降气平喘。

方选：麻杏石甘汤合清气化痰丸加减。

麻黄 3 克　杏仁 6 克　生石膏 24 克　生甘草 3 克　清半夏 3 克　全瓜蒌 10 克　贝母 6 克　胆星 3 克　黄芩 6 克　橘红 6 克　知母 6 克

2. 肺胃热盛：症见高烧不退，日晡益甚，汗出不解，口渴欲饮，呼吸气促，喘憋鼻扇，咳声不断，烦躁不安，夜寐不宁，便干尿黄或口舌生疮，舌质赤，苔黄，脉数。

治宜：清热解毒，泻火肃肺。

方选：银翘白虎汤合麻杏石甘汤加减。

麻黄 3 克　杏仁 6 克　生石膏 24 克　甘草 3 克　银花 10 克　连翘 10 克　知母 10 克　黄芩 10 克　板蓝根 10 克　麦冬 10 克　鱼腥草 10 克

大便秘结，腑实不通者可加芒硝、大黄通腑泻热；热毒弥漫三焦，躁扰不安，喘满不得卧，用上方效不显，可加用黄连解毒汤（黄连、黄柏、黄芩、栀子、大黄），并可配合服用紫雪散、壬金散。

3. 气营两燔：症见高烧不退，汗出不解，口鼻气热，喘憋鼻扇，烦躁不安，神昏谵语，病夜重，甚至昏迷抽风。脉滑疾，舌质绛，老黄或灰黄苔，偏干。

治宜：清营转气，解毒泻火。

方选：清瘟败毒散加减。

生石膏45克　生地10克　知母10克　玄参10克　栀子10克　黄芩10克　淡竹叶6克　丹皮6克　连翘10克　赤芍10克　黄连3克　甘草3克

或加服羚羊粉0.3克，日3次，冲服；或加用壬金散0.6克，日3次，冲服。抽风者可加用全蝎、蜈蚣、钩藤、天麻等品。有斑疹、鼻衄、便血者，重用清热凉血法，可加犀角粉0.6克，日3次，冲服。

4. 热耗气阴：症见发热汗出，呼吸气弱，咳声无力，痰不易出，口干唇燥，面青无泽，涕泪俱无，齿枯乏荣，皮肤干燥。舌干失泽，苔或黄或灰乏津，脉细数无力。

治宜：清热养阴，益气生脉。

方选：生脉散合竹叶石膏汤加减。

人参6克　麦冬10克　五味子10克　生石膏15克　淡竹叶6克　芦根10克　花粉10克　生甘草3克

如果病情进一步恶化，出现体温不升，汗出不止，四肢厥冷，呼吸欲绝，倒气抽泣，脉微或无，舌不转动，此乃元气将脱，急用参附生脉回阳救逆，补气固脱。赵老认为：此种阴津已被耗竭转致虚脱，多数因于表散太过，邪热郁闭而伤阴，或火毒壅遏，燔灼胃液，大有涸竭之势，因而用参附救逆回阳，但不要过剂，阳气一回即转顾津液，否则又会助长毒邪，同时要注意与"热深厥深""真热假寒"区别。

后期：热邪渐解，气阴未复，往往出现正虚邪恋的证候特点。但此时一般已无大热。

1. 余热未尽：症见壮热已解，午后低热，咳唾黄痰，五心发热，两颊发赤，睡眠欠安。舌质红，苔微黄，脉略数。

治宜：清解余热，润肺生津。

方选：加味千金苇茎汤。

芦根 10 克　桃杏仁各 5 克　冬瓜仁 6 克　生苡仁 10 克　知母 6 克　花粉 6 克　麦冬 6 克　贝母 6 克

痰多者可以合用导痰汤，微喘者可佐降气平喘之品，如旋覆花、苏子、法夏、厚朴等。

2. 肺燥津伤：身无大热，喘满已平，咳痰不爽，夜间尤甚，口干唇燥。舌质红，干，少苔，脉细数。

治宜：养阴润肺，生津止咳。

方选：沙参麦冬汤加减。

沙参 10 克　麦冬 10 克　玉竹 6 克　花粉 10 克　芦根 10 克　甘草 3 克　贝母 3 克　桑叶 6 克

总之，小儿肺炎辨证施治既要掌握温热病规律，又要结合脏腑辨证特点，不可拘泥一格。但要抓住重点，"热毒"和"气阴"是肺炎正邪交争的两个方面。所以，要紧紧把握"热毒"变化（传变规律）和"气阴"存亡进行辨证施治。在热盛气阴不衰的情况下，治疗应清热解毒；在热盛气阴已受损的情况下，治疗重用清热解毒，与益气养阴并用；在热盛气阴将竭的情况下，首先补气，回阳救逆，病情稳定后，还必须清热解毒，有一分热邪就要清解一分，不留后患；如果热退正虚，则主要以扶正养阴为主。这些是肺炎辨证施治的基本原则。

【病案】

1. 刘某，男，1 岁，病历号 109124。

一个月前曾患水痘，支气管炎，四日来突然高热达
40.3℃，咳喘发憋，惊惕不安，神昏嗜睡，口干思饮，乳食
难进，咳甚则呕，大便两日未行，小溲短黄。

住院检查：体温 40℃，脉搏 162 次/分，嗜睡，重度呼
吸困难，两肺满布啰音，心音钝，腹软，肝肋下 3 厘米，脾
肋下 1 厘米，足部浮肿，胸部透视有肺炎改变。咽培养：肺
炎双球菌生长，白细胞 9200/立方毫米，中性粒细胞 64%，
淋巴细胞 36%。舌绛有刺，口干唇裂，两脉数急。诊为支气
管肺炎，证为风寒外感，化热中潜火极劫阴，逆犯神明之
险证。

立法：清肺止咳，佐以生津。

方药：麻黄 2.1 克　炒杏仁 5 克　生石膏 15 克　甘草 3
克　银花 10 克　连翘 10 克　苏子 5 克　橘红 3 克　川贝 3
克　冬花 5 克　麦冬 6 克　石斛 3 克

用壬金散 0.4 克，日服二次。

曾先后配合金霉素用药两天，土霉素用药四天，青霉素
用药五天，洋地黄毒苷给饱和量等治疗。

原方加减服三剂，并配合局方至宝丹，但无效，仍高热
40℃，弛张不解，喘憋亦甚，面紫绀，涕泪俱无，舌绛有芒
刺，中心苔垢，老黄，两脉沉实而数。急请赵老会诊，认为
风温入里化热，郁阻肺窍，热在阳明，急投辛凉解毒，清肃
肺胃之剂。

银花 10 克　连翘 10 克　生石膏 18 克　麦冬 10 克　鲜
生地 12 克　炒杏仁 5 克　大青叶 6 克　蔓荆子 6 克　薄荷
1.5 克　焦军 3 克　知母 3 克　生麦芽 6 克

用壬金散及羚羊角粉各0.3克，日服3次。

一剂而效，次日体温降至38℃，再一日降至正常，涕泪初现，诸症大减，但尚有精神烦急，舌质尚赤，根部黄苔已去，脉象沉细而数，毒热去其大半，病势好转，余焰未尽，并有伤阴之象，再予清余邪，滋阴解毒之剂。

银花10克　连翘10克　花粉10克　麦冬10克　桃杏仁各3克　鲜生地12克　焦麦芽6克　炒栀衣3克　黄芩6克　炒枳壳5克　焦军3克

又进二剂，精神食欲正常，体温无波动，轻咳有痰，肺内啰音减少，继予竹叶石膏汤类善后调治，逐渐康复出院。

按语：表邪入里，邪毒亢盛，直陷阳明胃经，毒热闭肺，火热烁金，阴津已耗，初时仅以宁肺止喘为治，不效。赵老改投解毒清热，养阴生津之剂，以银花、连翘、大青叶清热解毒；知母、生石膏以清阳明结热；焦军、麦芽以泄阳明之腑实；杏仁开肺化痰；重用生地、麦冬、花粉以甘寒清热，生津养阴救逆，使阳明经热得解，腑实得泄，肺闭得开，津液得复，阴阳气血得调，病情迅速好转。

2. 张某，女，2岁，病历号109513。

四日来高热40℃以上，弛张不解，身热无汗，咳嗽多涕，痰稠黄，咳声不畅，曾用青、金、合、红、链霉素等多种抗生素治疗无效。一日来病情加剧，昏沉嗜睡，喘急面青，两目红肿，厌食呕吐，体温持续在40℃以上，三日来大便未解，小便短赤。托儿所同班有腺病毒肺炎患儿。

入院时体温39.6℃，昏睡状，呼吸困难，面色㿠白无泽，鼻翼扇动，咳声不畅，两肺可闻啰音，心腹未见异常，胸片有肺炎改变，咽培养阴性，白细胞8300/立方毫米，中性粒细胞63%，淋巴细胞36%，单核细胞1%，舌苔薄白，指纹隐伏，两脉沉数，诊为肺炎（腺病毒肺炎）。

证属：风寒袭表，有入里化热之势。

立法：解表宣肺，佐以导滞。

方药：苏叶6克　芥穗5克　淡豆豉10克　葱白6厘米
山栀6克　银花12克　连翘10克　焦军6克　生草3克
杏仁5克

紫雪丹1.2克，日服3次。

（并配以四环素治疗一周，出院前二天停服）

第二日体温降至38℃，大便三次多黏滞，舌苔中心黄
薄，指纹紫长过气关，脉数有力，为表邪未罢，里热灼肺之
象，给予表里双解。

银花10克　连翘10克　大青叶6克　芥穗5克　薄荷
2.4克　花粉10克　生石膏18克　鲜生地12克　黄芩6克
知母5克　鲜芦根10克　生草3克

紫雪丹1克及壬金散0.4克，日服3次。

服药一剂，体温降至正常，精神食欲好，轻咳有泪，肺
内啰音减少，舌无苔垢，脉缓，指纹淡紫。余热未净，继以
清余邪，肃肺止嗽之剂。

银花10克　连翘10克　鲜生地12克　麦冬10克　川
贝5克　焦麦芽6克　杷叶6克　炒杏仁5克　黄芩5克
生草3克

用壬金散0.3克，日服3次。

按语：表里双解，是儿科常用的一法，赵老在诊治小儿
热病时，非常注意辨清表里阴阳盛衰，且经常少佐甘寒润肺
之品，乃因热病易耗阴津，肺为娇脏之理。

治疗本病，初以解表宣肺，佐以导滞泻下，因之一剂而
效，便通热减。说明治疗重症患儿当机立断，实属重要。继

用表里两解，化余邪而滋润阴津，因而似此重症患儿，治疗8天，即得痊愈出院。中医中药发表攻里虽为千古不易大法，但不汗强汗，可伤阴津，应汗不汗，窍闭闷绝；不下强下，洞泻难禁，当下不下，胀闷腹实。凡此种种，皆属儿科临床要点，业儿医者，应细心分析。

3. 丁某，女，3个月，病历号21369。

三日来高热不退，壮热无汗，喘促鼻扇，阵咳不止，痰多，夜卧不宁，时有惊惕，小溲短，体温40.1℃，两颊微赤，两肺可闻啰音，胸透有肺炎改变，白细胞18400/方立毫米，舌苔白薄，脉浮数，指纹赤紫，诊为支气管肺炎。

证属：风寒束表，里热闭肺。

立法：解表清里，化痰定喘。

方药：炙麻黄3克　杏仁3克　生石膏24克　甘草5克银花18克　桑白皮10克　牛蒡子10克　川贝6克　藿香10克　苏叶6克　青蒿10克　杷叶10克

服药16小时后，体温降至36.3℃，夜眠安宁，呼吸平稳，咳轻痰少，次晨舌苔薄黄，脉略数。表证已罢，里热未净，原方去苏叶，继服一剂后，改服麻杏合剂，6日后病愈出院。

麻杏合剂：解表清里，止咳化痰。

麻黄30克　炒杏仁60克　生石膏210克　甘草45克浙贝90克　苏叶90克　陈皮90克　麦冬90克　炒神曲90克　白茅根90克

上方煎两次，共得4000毫升，加白糖、蜂蜜各120克，浓缩至1000毫升。

半岁以内每服5毫升，2岁以内每服5~10毫升，5岁以内每服10~15毫升，5岁以上每服20毫升，每日服3至4次。

按语：本案壮热无汗，喘促痰壅，为表邪不解，热灼肺络所致，使用麻杏石甘汤加味，效颇显著。麻黄开通肺窍，杏仁宣肺宁喘，生石膏入肺大清气热，甘草和中；同时加用川贝、桑白皮、银花、杷叶以宁嗽平喘，牛蒡、藿香、苏叶、青蒿以解表驱寒。此乃表邪未解、热蒸肺络，迫肺作喘之正治法，而与单纯散寒或泻热之专用处方不同。

4. 李某，男，6岁，病历号109911。

高烧10余日，无汗，频咳无痰，左侧胸痛，一日来加重，大便溏，曾经中西药（青、金毒素等）治疗，无好转。

住院时体温38℃，急性重病容，面色萎黄不泽，气息急促，咳痰不畅。左胸肋间隆起，叩诊浊音，呼吸音减低，纵膈向右侧移位，心无杂音，腹无异常，胸透右侧大叶性肺炎，胸腔积液及胸膜肥厚，两次咽培养均为金黄色葡萄球菌生长，对青、链及金霉素耐药，对氯霉素低度敏感，白细胞24900/立方毫米，中性86%，淋巴球12%，单核细胞2%，舌根部薄黄苔，两脉数急，为表邪初起，失于宣散，入里化热，邪毒稽留不解，郁阻胸中所致。

立法：表里两解，宽胸舒络。

方药：瓜蒌12克　麻黄2.4克　生石膏24克　浙贝10克　桃杏仁各5克　炙桑皮10克　南沙参10克　银花10克　焦三仙各10克　焦军5克　生草3克

紫雪丹2.4克，日服三次。

配以金霉素治疗，共治疗10天。

服药二剂，呼吸困难消失，喘急已止，尚有低热，咳嗽尤重，舌尖赤，根部薄黄苔，脉滑，诸症稍减，继进清燥救肺，宽胸化郁之剂。

南沙参6克　生草5克　火麻仁10克　生石膏24克

阿胶珠 6 克　杷叶 10 克　麦冬 10 克　麻黄 1.5 克　瓜蒌 10 克　炒栀衣 5 克　焦军 5 克

　　紫雪丹 1.2 克，日服 3 次。

　　次日体温正常，精神饮食好转，轻咳不喘，胸疼大减，叩诊浊音范围减少，呼吸音增强，原方再进三剂后，仅轻咳有痰，余症悉无，为余热未尽，阴津受损，继投清肺养阴之剂。

　　南沙参 10 克　鲜生地 12 克　川贝 5 克　桃杏仁各 5 克　炙桑皮 6 克　木通 6 克　焦楂榔各 10 克　玄参 6 克　连翘 10 克　银花 10 克

　　住院 10 日，诸症皆无，仅胸透留有胸膜肥厚影像，乃出院调养。

　　按语：本案发病初期，失于宣散，表邪未从肌表透达，反陷胸中，以致气机不畅，气血郁阻。赵老治以表里两解，直折手太阴之热，清泻肺金之火，佐以宽胸舒络，生津导滞之品，重点突出，兼顾其他，以达扶正祛邪之目的。假设风寒盛者则当加以宣散，属于风温犯肺者则当治以辛凉。其有表证未罢而里热又炽者如腑实便秘，或伤阴劫液，甚或热极动风，此时既应解表也需和里。本案壮热胸痛，无汗喘急，乃表邪未从肌表透达，致使胸中气海郁阻，治以前方，因之得以速效。

　　5. 陈某，男，7 岁，病历号 16425。

　　7 日来高烧不退，咳嗽胸疼，头痛不食，腹部不适，一日来恶寒高烧，日晡尤甚，口干思饮，大便干，小溲赤。

　　来院时体温 39.6℃，重病容，右肺中部有实变征及啰音，心腹正常，胸透为大叶性肺炎，白细胞 10200/立方毫米，舌质赤，苔薄黄，脉洪数，为表邪入里，热灼太阴。

立法：辛凉解表，清肺化痰。

方药：银花10克　连翘10克　桑叶6克　菊花6克
炒杏仁5克　薄荷2.4克　生石膏24克　桔梗6克　黄芩6
克　浙贝6克　鲜生地12克

用壬金散及羚羊粉各0.3克，日服3次。

服药一剂，体温下降，两剂后体温正常，两颧尚赤，咳
嗽痰浊，黏稠难出，精神食欲均好，舌苔黄厚，脉数有力，
表证已罢，里热未清，继予原方加减。

银花10克　连翘10克　菊花6克　炒杏仁5克　生石
膏24克　桔梗5克　鲜生地12克　山栀衣5克　大麦冬10
克　浙贝10克　焦军5克

紫雪丹1.2克，日服3次。

又服二剂，热净身凉，午后咳嗽尚重，余症悉无，尚有
厚苔，脉缓，肺热未净，继予清热肃肺之剂，又3日后肺内
炎症大部吸收，仅轻咳有痰，乃出院疗养。

按语：壮热无汗恶寒，似为风寒束表，当予辛温之剂，
但咳嗽不畅，痰涎稠浊，口干思饮，便秘溲赤，均为一派热
象，表里俱热，邪热闭肺，以银翘、桑菊化裁而效。同时邪
在肺经气分，日晡热度增高，皆可证明热灼肺络之象，所以
加用羚羊粉、壬金散等，直折内外之热势，使疾病迅速
获愈。

6. 胡某，男，6个月，病历号92566。

3月前因肺炎住某医院50余日，经西药输血等积极治
疗，好转出院，其后仍频咳不止，痰壅喉鸣，时有呕逆，日
达10余次。近日更有喘憋，烦急不安，乳食难进，大便燥，
小溲赤。

入院检查：慢性重病容，重度营养不良，面色苍白，唇

紫，两肺啰音，心腹无明显异常，咽培养有金黄色葡萄球菌生长，白细胞 14900/立方毫米，舌质淡，苔白薄，指纹紫沉。诊为：①迁延性肺炎；②营养不良Ⅱ；③佝偻病。

证属：脾虚乳滞，久而生热，蕴郁肺胃。

立法：清热肃肺，消导和胃。

方药：陈皮 5 克　法夏 3 克　黄芩 5 克　焦麦芽 6 克川贝 6 克　麦冬 10 克　炒鸡金 10 克　桃杏仁各 3 克　焦军 2.4 克　甘草 3 克

并配合以金霉素等治疗。

上方连服六剂，诸症大减，咳轻痰少，体温正常，两肺啰音消失，体力尚弱，自汗出，饮食尚差，至第 9 日诸症进一步好转，继予养阴清热之剂。

南沙参 6 克　生草 3 克　陈皮 3 克　麦冬 6 克　青蒿 6 克　炙鳖甲 6 克　川贝 5 克　焦麦芽 6 克　炒鸡内金 10 克苍耳子 6 克

连服四剂，仅偶咳一两声，无痰，肺无啰音，病愈出院。

按语："治病务求其本"，患儿患肺炎 3 个月，缠绵难愈，脾肺俱虚。小儿患病，有易虚易实的特点，本例正虚又挟邪实，若单纯从补脾土生肺金而言，则使脾土壅滞，更加阻碍气机，故赵老以导滞和胃以达补脾土之目的，清虚热、生津液而肃降肺气，使缠绵难愈之疾获效，这就是赵老治疗小儿易虚易实的特征。

急、慢性喉炎

【论治】

古人言："喉以纳气而通于天，咽以纳食而通于地。"这说明喉与咽尚有不同。喉是呼吸之门户，声音之通道，急性喉炎临床以吸气性呼吸困难，喉间痰鸣，干咳无痰，声音嘶哑，甚至张口抬肩，不能言语为其证候特点。其起病急，来势猛，常伴发烧。乃因为里热内壅于喉，风温外邪犯之于肺。治法清里热兼解毒，宣肺解表，同时佐以利咽生津之品。可采用下方：

生石膏 24 克　银花 10 克　连翘 10 克　栀子 10 克　山豆根 12 克　桔梗 10 克　杏仁 6 克　玄参 10 克　生地 10 克　麦冬 10 克　金果榄 10 克　锦灯笼 10 克

方中生石膏、栀子清热；银花、连翘、山豆根解毒，与桔梗、杏仁相配伍又能宣肺解表；玄参、生地、麦冬养阴生津，增液行舟，通腑解毒清热，实乃治疗咽喉疾患之要药；加用金果榄、锦灯笼取其利咽喉之功。

若腑实不通，生大黄、玄明粉均可选用，并可配合针刺少商、人迎；也可用外敷法，取乌梅肉 1 个，水浸斑蝥虫 3 个，共捣烂拌匀，外敷喉部约 20 分钟即起疱，挑破出黄水，能缓解急性症状，但要注意消毒，以防感染。

慢性喉炎多因急性喉炎之后反复上呼吸道感染所致，常与慢性咽炎并存。临床症见：咽喉不适，有异物感，咳声发空，或犬吠样，痰不多或无痰，无明显呼吸困难。舌质偏红，少苔，脉略数。此乃余热不清，肺燥津伤，咽喉不利。

治则滋阴润燥，清热利咽。用养阴清肺汤加减：

玄参 10 克　生地 10 克　白芍 10 克　丹皮 6 克　贝母 6 克　甘草 3 克　银花 10 克　连翘 10 克　知母 10 克　薄荷 2.4 克　橘红 5 克

也可用养阴清肺丸（或膏），每服 1 丸，日 2 次。

【病案】

1. 陈某，男，3 岁，初诊于 1953 年 3 月 14 日。

病状鼻液稠粘，音哑喉痛，咳嗽，曾经发烧，关纹隐伏。

炒栀衣 1.6 克　浙贝母 6 克　军咀 3.7 克　黄芩 3 克　蒌仁 3.7 克　连翘 4.6 克　银花 4.6 克　二冬 6 克　鲜生地 10 克

引用化毒散 0.7 克，镇惊丸 1 丸，分冲。

按语：赵老常说，音哑病因有二，金实不鸣或金破不鸣，破乃虚损之意。小儿音哑，多因金实不鸣所致，故赵老用栀衣、黄芩、连翘、银花清热解毒；军咀、蒌仁通下泄肺实热；浙贝清热、化痰、散结。热病多伤阴耗液，加之苦寒清热之品亦可伤阴，故而在热病初期，赵老亦用二冬、鲜生地，既可清热又能养阴生津液。

2. 赵某，女，8 岁。初诊日期：1953 年 3 月 14 日。

病音哑略咳嗽已经多日，近日增烧、肢倦，脉洪，恐为肺胃伏火兼染外感所致。

元参 10 克　二冬 6 克　银花 6 克　杭菊 4.6 克　山豆根 4.6 克　军咀 4.6 克　浙贝母 10 克　桃杏仁各 3 克　连翘 10 克　鲜石斛 6 克　鲜芦根 13 克

化毒丸、紫雪丹各 1 克，分冲。

按语：赵老治疗实证喉炎音哑，多选用甘寒清热生津之品，如元参、银花、二冬、石斛、芦根、茅根等，少用苦寒清热药。既有胃火，乃腑实不通，每用军咀、桃仁通肠泻肺。本例虽有外感，仅以银花、连翘、杭菊清解表邪，而不用荆、防等发汗宣散解表之品，是遵从《伤寒论》咽病禁汗的原则。

哮　喘

【论治】

痰声嘶吼，气粗有声者为哮；呼吸急促，两鼻扇动者为喘。故哮以声响言，喘以气息言。哮是气为痰阻，呼吸有声，喉若拽锯，难于卧息，乃痰热内阻，邪留肺络，热壅气逆；喘是肺失清肃，出纳升降失常，张口抬肩，气逆奔迫。经验方是：

桑白皮12克　麻黄3克　法夏5克　炒杏仁6克　黄芩10克　银杏10克　生石膏30克　瓜蒌12克　阿胶10克麦冬10克　生草3克　苏子5克

本方麻黄、苏子、桑白皮、生石膏既能解表又兼清肺降逆；法夏、瓜蒌、杏仁、银杏专化痰宁嗽定喘；黄芩、生草、麦冬、阿胶清肃肺窍浊热兼益气生津。急、慢性哮喘均可用。

根据哮喘的证候特点分成4型：

1. 风寒型：大多发热不明显，头痛，多涕，无汗，喉中哮鸣，痰多呈泡沫状，舌苔薄白。宜用小青龙汤加减治疗。

麻黄3克　桂枝5克　细辛2.4克　干姜3克　五味子5克　白芍6克　射干6克　法夏3克　甘草3克

2. 风热型：呼吸气促，喉中痰鸣，阵咳，痰黄稠不畅，胸闷面赤，或有发热，小便黄，大便干，舌苔黄。宜用麻杏石甘汤加减治疗。

麻黄5克　炒杏仁6克　生石膏18克　生甘草5克　桑叶10克　黄芩10克　海浮石12克　瓜蒌12克　海蛤壳10克

3. 火郁型：喘息气粗，痰黏稠，面赤唇干，津少，小便短赤，大便燥结。宜用白虎汤加味治疗。

生石膏30克　知母6克　炙桑皮10克　玄参10克　粳米12克　炒杏仁6克　紫菀10克　款冬花10克

4. 肺虚型：症见呼长吸短，动则喘促加剧，面色㿠白，小溲清长，大便多溏。治宜本事黄芪汤加减。

人参6克　黄芪12克　茯苓10克　炙草3克　附子10克　白芍6克　五味子3克　麦冬10克　天冬10克　乌梅1枚　生姜3片

慢性支气管喘息缓解后，可用核桃肉500克，冰糖500克，炒杏仁250克，白果250克，共捣成泥，每晨服一匙，连服3料，可防复发。

附：肺源性心脏病（肺心病）

肺心病，其症状特点除了呼吸道感染症状外，多有喘息不得卧，唇甲青紫，浮肿尿少，食纳不振，甚至出现狂躁、嗜睡、昏迷、抽搐等症状。中医从分析症状特点入手认为：肺心病乃心、肺、脾、肾同病，外感内伤交错。从临床实践出发，分为4型。

1. 心肺气虚、肺气壅滞型：主要症状是动则气憋，心悸气短，尿少浮肿，有时不得平卧，脉虚缓。

治宜：补肺养心，降气定喘。

方选：生脉散合葶苈大枣泻肺汤加减。

人参5克　麦冬10克　葶苈子10克　北沙参6克　远志6克　川贝5克　苏子3克　莱菔子6克　五味子5克　大枣3枚　炙甘草3克

2. 肾不纳气、心气不足型：症见咳嗽喘憋，呼多吸少，心悸恶寒，尿少浮肿，神疲唇青。

治宜：益气养心，收纳肾气。

方选：生脉散合济生肾气丸加减。

党参10克　麦冬12克　山药10克　泽泻6克　核桃肉15克　熟地15克　肉桂6克　附子6克　牛膝10克　五味子3克　茯苓10克　丹皮6克

3. 脾虚饮结、阻遏心肺型：症见喘满心悸，发绀，四肢肿痛，食少，恶心，无力，脉缓，苔白。

治宜：温脾行气，化痰逐饮。

方选：苓桂术甘合葶苈大枣泻肺汤加减。

茯苓10克　桂枝6克　法夏5克　生姜6克　炒白术16克　大枣3枚　葶苈子6克　炙甘草3克

4. 水饮内停，夹染风寒型：症见发热恶寒，喘息痰多白沫，胸痛，恶心呕逆，身重肢肿。

治宜：解表散寒，温化湿饮。

方选：小青龙汤加减。

麻黄3克　桂枝6克　白芍6克　细辛2.4克　五味子5克　法夏6克　干姜3克　炙草3克

总起来说，肺心病缓解期以治肺为主，治心为辅，可用益气养阴兼降气化痰之品；代偿不全期以收纳肾气，消肿平喘为主，佐以养心活血，重点在于扶正；心肺功能不全，水饮内停者，以健脾行气化痰逐饮为主；如合并感染，则以解表散寒、温化湿饮祛邪为主；若出现昏迷抽风则要镇肝息风降气化痰；若出现代谢性酸中毒，重点在于调整脾胃和解毒。对于此病的治疗一定要从整体观念出发，掌握邪正二者交争的关系，因人而异，因病而异，抓住不同阶段的特点，既要有原则性，又要有灵活性，将辨证与辨病结合起来，才能得到较好的效果。

按语：哮喘病是儿科的常见病，在临床上经常采用的方剂如千金定喘汤、麻杏石甘汤、小青龙汤、百合固金汤、泻白散、华盖散、麦门冬汤等。儿科的哮喘，多数是外感而致肺气失宣，闭塞肺络，实证较多，内伤之证则偶或有之，致于肺心病的患者则不多见。

【病案】

1. 徐某，男，7 岁，病历号105712。

幼患喘咳，每年发作，一周前因玩耍过度，天气骤寒，喘息又作，日来加剧，饮食难进，呕吐上逆，精神萎靡，坐卧不宁，大便两日未行，小溲短黄，曾经治疗未效，转诊来院。

住院检查，呈喘息状态，呼吸困难，面色苍白，两肺满布喘鸣音，心音低钝，无杂音，腹软，肝肋下 2.5 厘米。舌苔白薄，脉沉缓，诊为支气管喘息，证属素有喘疾，近又冒风过劳，风寒闭肺，气逆作喘，痼疾新发。

立法：宣肺平喘，利气化痰。

方药：炙麻黄 3 克　炒杏仁 6 克　炙桑皮 10 克　苏子 6 克　化橘红 6 克　款冬花 10 克　白果 6 枚　旋覆花 10 克　川浙贝各 6 克　清半夏 6 克　炙杷叶 10 克

配合非那根一针，对症治疗未效。

服三剂后，效不显，仍咳嗽阵作，气促作喘，动则尤甚，日晡低热。请赵老诊视，见舌质微红，苔根黄，两脉数，为肺阴久伤，感寒作喘，当予滋阴肃肺之剂。

炙桑皮 10 克　北沙参 10 克　炙杷叶 6 克　黄芩 6 克生石膏 18 克　炒杏仁 6 克　阿胶珠 6 克　麦冬 10 克　白术 10 克　麻黄 2.4 克　焦军 5 克　知母 6 克

定搐化风锭，每服 1 丸，日服 3 次。

服药三剂，咳轻喘止，身热已平，大便尚干，舌苔根部黄厚，脉稍数。诸症已减，胃肠滞热尚盛，上灼肺金，再予清燥润肺之剂善后。

黑玄参 10 克　阿胶珠 6 克　炒杏仁 5 克　炙桑皮 10 克炙杷叶 10 克　麻黄 1.5 克　黄芩 6 克　焦麦芽 10 克　生石膏 18 克　麦冬 10 克　焦军 5 克　瓜蒌仁 10 克

住院 6 日，诸症悉无，肺无啰音，出院调养。

按语："形寒饮冷则伤肺"，风寒外束，痰热内聚，郁阻肺络，清肃失司，喘息因之发作。患儿久喘，赵老考虑到肺阴已伤，故在肃肺定喘的同时，重用滋阴润肺的沙参、麦冬、阿胶珠等药，收效显著。小儿阳常有余，阴常不足，肺为娇脏，喜润恶燥，故赵老在治疗小儿肺部疾患时，很重视甘寒清热，滋阴润肺之品，同时还留意润燥清肠，肺与大肠相表里，清大肠即所以利肺气。

2. 力某，男，11 岁，病历号 5793。

五年来喘，多痰断续不愈，近日来又有发作，喘息发憋，频咳夜甚，屡治未效，来院时呈喘息状，两肺叩诊清音，听诊满布喘鸣音，心腹正常，嗜伊红细胞计数 660/立方毫米。

诊断：支气管喘息。

辨证：舌质淡，苔黄厚，两脉沉数，宿有喘鸣，近染外邪，气促痰壅。

立法：清热平喘，肃肺化痰。

处方：炙麻黄 3 克　炒杏仁 6 克　生石膏 18 克　生草 3克　沙参 10 克　天冬 10 克　川贝 6 克　苏子 5 克　瓜蒌仁10 克　款冬花 10 克　黄芩 10 克　焦麦芽 10 克

治疗经过：服药一剂，咳喘减轻，又连进三剂，气喘已止，偶有轻嗽，乃予原方减麻黄、石膏之剂量，加橘红 5克，又进三剂，肺内喘鸣及干啰音消失，偶有微咳，余症悉无，再投以清肺化痰养阴之剂以求全功。

天冬 10 克　沙参 10 克　川贝 6 克　炒杏仁 6 克　黄芩10 克　瓜蒌仁 10 克　焦麦芽 10 克　生草 3 克

带药两剂，病愈出院。

按语：本案素有喘咳，时愈时犯，染外邪尤易发作，是肺气已虚，邪热炼液生痰，阻碍气机，以致喘息发作，需开闭达邪，清金化痰方能速效，再投肃肺养阴以善其后。

3. 李某，男，7 岁，病历号 5510。

喘咳反复三四年，近三天发作加重，伴有高热，面色青黄，喉中痰鸣，张口抬肩，多汗如油，鼻窍干涩，大便两日未行，舌质红，舌根苔黄腻，脉象滑数，体温 39℃以上，呈喘息状，听诊两肺满布喘鸣。证属本虚邪实，肺阴久损，治以辛凉宣肺，化痰平喘。

方药：麻黄 2.6 克　炒杏仁 16 克　生石膏 26 克　白果5 枚　炙款冬 6 克　化橘红 6 克　知母 6 克　苏子 6 克　黄芩 6 克　法夏 4.7 克　炙桑皮 6 克　焦军 4.7 克

服药三剂后，热退，喘促明显好转。继服上方 3 剂后，喘息未见发作，精神食纳好，有尿床现象，大便较干，舌苔薄黄，脉缓数，再以清肺滋阴，固肾之剂。

方药：火麻仁 10 克　大麦冬 13 克　化橘红 6 克　苏子 6 克　法夏 4.7 克　炙桑皮 10 克　黄芩 6 克　瓜蒌 10 克　川贝 3 克　桑螵蛸 6 克　生草 3 克　生石膏 16 克　炒杏仁 4.7 克

并配合针灸治疗，四剂后无咳喘，三日未尿床，纳便已调，眠佳，未闻啰音，舌尖微赤，苔薄黄，脉略滑。上方去法夏，加紫菀 6 克，带药三剂，出院调理。

按语：小儿哮喘发作，多属实证热证，故初期先予清肺化痰，使肺金清肃之令能够下行，咳喘自能减轻，久病必虚，小儿又有阴常不足之特点，待热象减轻后，可用滋阴润肺之法，清除余热，宜用甘寒之品，患儿久喘，肺肾俱虚，佐以补肾缩尿。

疳　　积

【论治】

疳积多由于消化功能不良，营养紊乱所引起的肠胃病。古人说疳者干也，因脾干涸，内少津液所致。其症状特征是面黄肌瘦，头大项细，发枯直竖，腹大青筋，年龄以 2~3 岁为多，如以针刺小儿食指和中指第二节的横纹（四缝穴），每可得一种少许黄白色黏液，并常亲自示教。其经验方是自己配制的小儿健脾散，于 1958 年献出，现在改称为健脾片。

主治：小儿疳积，面黄身瘦，不思纳食，颈细腹大，喜食异物，兼有蛔虫。其功能是化积杀虫，健脾益胃。处方如下：

党参 60 克　神曲 30 克　胡连 30 克　炒鸡内金 90 克三棱 60 克　莪术 30 克　青皮 30 克　使君子 60 克　二丑 60克　枳壳 60 克　川朴 30 克　青蒿 60 克　苍术 60 克　槟榔60 克　炒麦芽 90 克　大黄 90 克　草果 60 克　灵脂 60 克

以上十九味共轧细面，每 300 克对冰片 1.5 克，每包重0.6 克。

用法：1 周内小儿可每次服半包，日 2 次，3 周内小儿每服 1 包，日服 2 次，5 岁上下之小儿可每服 2 包，日 2 次。

疳积是儿科常见病，古人将"麻痘惊疳"列为小儿四大症，且指出疳皆脾胃病，积为疳之始，疳为积之终。多数医家从五疳论治，下面作一简要介绍。

1. 脾疳（包括疳积、疳泻、牙疳、丁奚疳）：症见面黄身瘦，腹大青筋，颈细懒食，喜食泥土。

治疗重在脾，用消疳理脾汤加减。

芜荑 6 克　三棱 3 克　莪术 3 克　青皮 6 克　陈皮 6 克使君子 10 克　芦荟 6 克　槟榔 6 克　川连 1.5 克　胡连 2.4克　神曲 10 克　炒麦芽 6 克　鸡内金 10 克　生草 3 克

成方肥儿丸也可用。

2. 肺疳（包括鼻疳、无辜疳）：症见咳逆发枯，憎寒发热。本症与现时之营养不良，续发呼吸道感染相似。

治宜肃肺清金，生津润燥。方选甘露饮加减：

生地 10 克　熟地 10 克　天冬 6 克　麦冬 6 克　枳壳 3克　茵陈 6 克　杷叶 6 克　桔梗 6 克　黄芩 10 克　石斛 6 克红枣肉 3 枚

3. 肝疳（包括疳热，眼疳）：症见腹大青筋，爪甲青，摇头揉目（此乃营养不良，维生素 A 缺乏症合并眼部病变）。

治宜：清肝泻热，消疳逐积。

方选：柴胡清肝散加减。

银柴胡 6 克　胆草 6 克　连翘 10 克　胡连 2 克　赤芍 5 克　炒栀子 6 克　生地 10 克　青皮 6 克　甘草 3 克　竹叶 3 克（为引）

若眼部症状突出者，用清热退翳汤，重清肝解热，明目退翳。

胡连 3 克　生地 10 克　蝉蜕 6 克　炒栀子 6 克　木贼草 10 克　羚羊粉 0.6 克　胆草 6 克　赤芍 6 克　银柴胡 3 克　白蒺藜 10 克　菊花 10 克　甘草 3 克

4. 心疳（包括脑疳，疳渴）：症见身热自汗，面目赤红，时有惊惕，咬牙弄舌，口燥多渴，睡喜伏卧，懒食消瘦。

治宜：杀虫清眩，逐热解秽法。

方选：龙脑丸加减。

龙脑 1.5 克　麝香 1 克　雄黄 6 克　胡连 2.4 克　干蛤蟆 1 个　牛黄 1 克　朱砂 6 克　芦荟 6 克

共研面，熊胆和丸，绿豆大，日服 2 次，每次 3～4 丸。

5. 肾疳（包括疳痢，疳肿胀）：症见便频，里急后重，不食，粪多黏滞，身或浮肿。

治宜：消疳杀虫，逐积清热法。

方选：肾疳金蟾丸加减。

干蛤蟆 1 具　胡连 2.4 克　川连 3 克　雷丸 10 克　苦楝皮 10 克　肉豆蔻 3 克　鹤虱 6 克　芦荟 10 克　芜荑 6 克

共研面，蜜丸或糊丸，绿豆大，雄黄为衣，每服 20 丸。

还可配合针四缝，捏脊等疗法，也可内服健脾散（方详前）。

【病案】

1. 阎某，男，2 岁半，病历号 73025。

周身消瘦，时有烦啼，腹痛，皮肤瘙痒，眼睑红肿，日暮雀盲，大便时溏，舌无垢腻，指纹淡紫至气关。诊为营养不良，维生素 A 缺乏症，乃疳积上眼之证。

立法：健脾，化积，清肝明目。

方药：炒鸡金 12 克　川连 1.5 克　芦荟 6 克　白蒺藜 10 克　使君子 6 克　雷丸 6 克　木通 5 克　焦槟榔 3 克　菊花 6 克

服药 3 剂，雀盲减轻，余症好转，继予原方化裁调治。

炒鸡金 12 克　川连 1.5 克　胡连 1.5 克　白蒺藜 10 克　使君子 10 克　雷丸 6 克　木通 5 克　焦楂榔各 6 克　菊花 6 克　生石决明 6 克　芦荟 6 克

服三剂，病势逐渐好转。

按语：小儿之证，虽虚亦多夹实，故不可纯用补剂。治疳之法，以消疳、导滞、杀虫与健脾补气、养血之法相佐辅用，方能收效。本例疳积上眼，在消疳理脾的同时，要加用清肝明目之品，如蒺藜、菊花、石决明等方能取效。

2. 戴某，男，2 岁，病历号 78766。

患儿 7 个月早产，出生体重不及 1300 克，一年内连患 5 次肺炎。近日食纳欠佳，夜寐不宁，大便溏薄，完谷不化，小溲短黄，来院时营养发育极差，肌肤不丰，毛发干枯，面色苍黄，头大项细，胸有串珠，心肺正常，腹软，肝脾不大，化验血色素 6.3 克%，红细胞 450 万/立方毫米，白细胞 15400/立方毫米。

诊断：①疳积（营养不良Ⅱ～Ⅲ度）；②营养不良贫血；

③消化不良。

辨证：舌质淡无苔，指纹淡隐，两脉沉细，为先天不足，后天失养，脾胃虚弱，运化失司之脾疳。

立法：消疳理脾，清热养血。

处方：云苓10克　焦楂榔各6克　焦麦芽10克　炒鸡内金10克　炒白术6克　使君肉10克　胡连1.5克　芦荟6克　玉竹10克　党参6克　当归6克　赤芍5克

治疗经过：服药三剂，诸症好转。改投健脾散，每服1包，日服3次；镇惊丸，每服1丸，日服2次。调理旬余，精神显著好转，饮食倍增，舌净无苔，脉象沉细，继服健脾补血之剂。

党参5克　丹参6克　阿胶珠6克　熟地10克　山药10克　炒白术6克　云苓10克　杭芍6克　麦芽10克

服药近月，化验有进步，血色素8.8克%，红细胞185万/立方毫米，白细胞14400/立方毫米。又连服六剂，复查血色素升达10克%，红细胞545万/立方毫米，白细胞7700/立方毫米。诸症大瘥，肌肤尚不丰满，乃以人参健脾丸1.5丸，日服3次，善后处理。

按语：本案血亏，由脾疳所致。《小儿药证直诀》谓："疳皆脾胃病，亡津液之所作也。"脾胃久虚，运化失职，统血机能失调，因之大便溏薄，面色萎黄，毛发焦枯。若纯用补益之剂，反易适得其反，故以治疳理脾，清热养血之剂调治，消其疳积，补其气血，调其脾胃，以益生化之源，因之得以短期内好转。

3. 患儿尤某，男，1岁5月，1977.3.26来诊，本院家属。患儿生后瘦弱，已患"肺炎"2次，大便易稀，不思饮食。目前大便干稀不调，舌苔薄白，纹淡隐。宜运脾化疳积法。

炒鸡内金 30 克　神曲 30 克　炒麦芽 16 克　胡黄连 6 克
川贝母 3 克　炒枳壳 6 克

共为细面，每服 0.7 克，白蜜水送，日 2 次。

二诊：（1977.5.20）患儿纳食有增，脸色好转，眠安，便调。继以健脾和胃缓调。

健脾片 1 瓶。每次 2 片，每日 2 次，继服。

按语：脾疳日久，瘦弱易病，求诊时赵老根据不思饮食，大便干稀不调为主症，以理脾消积为主，食滞不化积而化热，只用一味胡黄连清内热以消疳，调理 2 月后以健脾片继服而愈。

4. 赵某，男，3 岁，住三庙胡同。1951 年 11 月 11 日初诊。

疳积症已经多日，周身削瘦烦急，咳嗽，纹紫。

双花 4.6 克　鲜生地 10 克　浙贝母 4.7 克　杭菊 3 克
桃仁泥 3 克　炒鸡金 4.7 克　炒槟榔 3 克　炒麦芽 4.6 克
二冬各 10 克

引用保元散 0.7 克，分冲。

三剂后再诊，以理脾清热化滞消积之剂。

使君子肉 4.7 克　鲜生地 6 克　炒麦芽 6 克　杭菊 3 克
炒鸡金 4.7 克　朱寸冬 4.7 克　鲜石斛 4.6 克　桃仁泥 2.6 克　滑石块 6 克

引用牛黄抱龙丸，每次 1 丸分冲。

11 月 17 日三诊：疳积，面色不正，五心仍有时作烧，咳嗽烦急症在，关纹隐伏。

炒鸡金 4.6 克　肥知母 3 克　蚵蚾虫 1.6 克　使君子肉 4.6 克　桃仁泥 2.6 克　鲜生地 6 克　杭菊 3 克　炒麦稻芽

各 3 克　二冬各 6 克

引用保元丹,每次 1 丸,分冲。

11 月 19 日四诊:疳积较为好转,肺经痰热未清,咳嗽,声重,关纹隐紫。

炒鸡金 4.7 克　鲜生地 10 克　川贝母 2.6 克　杭菊 3 克
桃仁泥 3.7 克　炒枳壳 1.6 克　炒麦芽 3 克　二冬各 10 克
炒槟榔 4.6 克

引用牛黄散 1 克,分冲。

11 月 22 日五诊:疳积见好转,咳嗽见轻,但仍不可多食,关纹紫。

云茯苓 4.7 克　桃仁泥 3.7 克　杭菊 3 克　炒鸡金 4.7
克　大麦冬 6 克　川贝母 2.6 克　蒌仁 3.6 克　黄芩 3.7 克

引用至圣保元丹 1 丸,分冲。

11 月 26 日六诊:再以清肺化滞热消积之剂。

使君子肉 4.6 克　炒稻麦芽各 6 克　桃仁泥 3 克　云茯苓 4.6 克　金银花 4.7 克　麦冬 6 克　鲜生地 10 克　军咀 2 克

引用镇惊丸 1 丸,分冲。

此后继用健脾散调治而愈。

按语:本例肺疳,为疳积日久,又染咳嗽,以清肃肺金,理脾消滞为法。初以双花、杭菊清解上焦;浙贝母、桃仁泥清化痰热,消瘀润燥;生地、天冬、麦冬清热养阴;炒鸡金、炒槟榔、炒麦芽消滞运脾。继则据症变化,或用蚵蚾虫、使君子肉加强祛虫之力,或配以蒌仁加强祛痰之功,或选用石斛、知母,重在清热益津。调理月余,肺疳渐愈,继以健脾散调治。

消化不良

【论治】

消化不良是乳食不消，水谷不化，胃肠道功能紊乱，以腹泻为特征的儿科常见病，一年四季都可发生，夏秋季尤多。

根据消化不良的证候特点和临床体会，将此病分成九类。

1. 伤乳泻：症见宿乳内蓄，肠胃积滞，不思饮食，大便清浊相混，稀水夹有奶块，口干，出气有酸臭味，脘腹胀满，烦啼，舌苔白厚湿润。

治宜：平胃散佐消导之剂。

处方：苍术5克　川朴3克　炒麦芽6克　甘草3克　陈皮5克　黄芩6克　炒鸡金10克

2. 伤食泻：为喂养不当，或骤然断奶，改换食品；或荤腥较多，暴饮暴食过伤脾胃。食滞夹湿化热，热结旁流，泻下腐臭，腹部灼热，腹痛拒按，喜凉多渴，烦啼，呃逆倒饱，舌苔垢腻且干，指纹紫。

治宜：导滞清热利湿，保和丸加减主之。

神曲6克　川连10克　焦楂6克　茯苓10克　半夏3克　陈皮3克　莱菔子6克　车前子6克

3. 风泻：因风邪袭表，郁于腠理，或感冒后，饮食不节，风热相搏，下迫作泻。

症见恶风发热，微咳有汗，头痛恶心，纳食不香，或吐泻交作。舌苔薄白，指纹淡紫。

治宜：祛风解表，调理肠胃。

方选：藿香正气汤加减。

藿香 10 克　苏叶 3 克　陈皮 6 克　苍术 5 克　白术 6 克腹皮 6 克　甘草 3 克　赤苓 10 克　半夏 3 克　桔梗 5 克　川朴 3 克　鲜姜 2 片

4. 洞泻：又名飧泻，因风寒湿侵，寒湿相聚，水谷不分，洞下稀水，完谷不化。舌苔白滑，脉象沉弱。

治宜：分清化浊，调理脾胃。

方选：胃苓汤加减。

苍术 3 克　川朴 3 克　陈皮 6 克　甘草 3 克　茯苓 10 克猪苓 10 克　桂枝 3 克　泽泻 6 克

5. 惊泻：因于惊恐，乳食不化，清浊不分，泻下生冷矣。

临床可见睡眠不实，时有惊悸，泻多稠粘，色青绿如苔。

治宜：益脾平肝镇惊。

方选：益脾镇惊散加减。

人参 24 克　白术 6 克　茯神 10 克　朱砂 1.5 克　钩藤 3 克　甘草 3 克

6. 热泻：乃因宿滞化热，与湿交搏，小便不利，热结旁流，暴迫下注。

临床可见发病急，身热目赤，气粗口干，腹满拒按，烦啼不宁，肛门灼热，泻下粘滞，色黄绿，杂有泡沫，舌苔黄垢，指纹深紫。

治宜：清热化湿泻脾胃火法。

方选：泻黄散加减：

藿香 6 克　神曲 6 克　生石膏 24 克　泽泻 6 克　木通 6

克　炒栀子6克　生草3克　猪苓10克　炒麦芽10克

7. 寒泻：因受凉伤脾胃之阳，不能腐熟水谷，以致便溏清冷，完谷不化，神倦疲乏，恶寒，身痛，腹痛，甚至四肢不温，舌淡，脉迟。

治宜：温脾散寒法。

方选：附子理中汤加减：

附子6克　炒白术10克　人参3克　炮姜5克　炙甘草3克　云苓10克　伏龙肝10克

8. 暑泻：病发于盛暑，泻下如注，身热烦渴，肠鸣腹痛，面垢有汗。若伴有壮热烦躁，便泻不畅，黏腻秽味触人，均可转致津脱液竭，甚或抽搐。

早期可用黄连香薷饮（黄连1.5克，香薷6克，川朴3克，连翘10克，银花10克，扁豆花6克，生草3克）治疗。若壮热躁扰，可用葛根芩连汤加滑石、淡竹叶、扁豆花、银花等治疗。若暑湿秽浊过盛，深陷营阴，可采用清营汤加息风饮。

广犀角2.4克　竹叶6克　麦冬10克　钩藤3克　银花10克　大生地10克　连翘6克　玄参6克　川连1.5克全蝎1.5克

也可加用紫雪散之类，以助退热。

9. 疳积泻：详见疳积，肾疳治疗。

如果泻泄伴呕吐，汤药难下，可用陈醋、明矾、面粉各适量，调匀成糊状，敷两足心，半小时可见效。

在调整小儿消化功能过程中，用消导通滞法以运脾为主，忌滥用补法。常用的药物是：小儿百寿丹，每服1丸，日2次。小儿健脾片，每服2片，日2次，同服。

【病案】

1. 周某，男，3个半月，病历号186774。

高烧两天，热退后出现腹泻，日7~8次，泻多稀水伴有奶块，有时兼有黏液，便时哭闹，夜睡不安，舌质微红，无苔，指纹紫。诊为消化不良。乃因胃肠素有积湿，复感表邪化热，邪热移于大肠则作泻。

立法：清其积热，兼渗湿利水，佐以健脾和中。

方药：藿香6克　炒麦芽6克　麦冬10克　云苓6克　炒白术5克　神曲12克　黄芩6克　猪苓5克　分心木2.4克　炮姜3克

服药3剂，腹泻大减，哭闹已安，但大便仍有黏滞，指纹淡，舌无苔，再拟前法加减。

神曲12克　炒白术6克　炒麦芽10克　车前草10克　麦冬10克　黄芩6克　云苓10克　怀山药6克　大腹皮5克　甘草3克

上方服后腹泻愈。

按语：消化不良症，经谓"湿多成五泻。"盖因胃中水湿不利，并入于大肠；宿乳内蓄，久而伤脾，兼感时气之邪，湿滞内阻，清浊混淆水道不利，而致频泻不已。本例患儿舌质微红、无苔，夜卧不安，泻下有奶块，诊为胃肠素有积湿，复感表邪化热，热移大肠而作泻。治以清其积热而兼渗湿利水，佐以健脾和中。三剂后腹泻大减，哭闹已安，继进数剂而痊愈。

2. 陈某，女，7个月，病历号90236。

两月来腹泻不止，日5~6次，状如泡沫，夹有黏滞奶块，厌食欲呕，体弱盗汗，消瘦，经土霉素等药治疗无效，仍腹泻不减，小溲短赤。面色㿠白，舌苔薄白，指纹淡紫。

诊为迁延性消化不良，证属乳食内蓄，久而伤脾。

立法：利水和肺，佐以导滞。

方药：焦楂榔各 5 克　炒鸡内金 10 克　胡连 1 克　分心木 3 克　伏龙肝 10 克　车前子 6 克　土炒白术 6 克　浮小麦 6 克　煅牡蛎 6 克　诃子肉 3 克

原方加减，服药五剂，腹泻渐减轻，每日 3～4 次，软黄便，无黏滞奶块，食欲好转，夜眠安静，仍宗原方化裁，善后调治。

土炒白术 10 克　山药 10 克　枳壳 3 克　浮小麦 6 克伏龙肝 10 克　猪苓 6 克　分心木 2.4 克　煅牡蛎 6 克　炒鸡金 10 克

定搐化风锭三分之二丸，日服 3 次。

继服上方三剂，病愈。

按语：此证为脾虚夹湿作泻，但由于宿乳停滞，乃正虚邪实，采用攻补兼施而愈。

赵老认为此种患儿，纯系宿乳内蓄，夹湿伤脾所致。增加营养，适得其反，且易增呕逆。所谓消化不良症，即是乳食不消，水谷不化，清浊混淆，水道不利，而致频泻不已，致使全身消瘦，厌奶欲吐，所以临床遇此病儿，务必嘱其家属定时定量地喂养，是为至要。

3. 王某，女，1 岁，病历号 82837。

腹泻 3 个月，先后两次住某院共两个半月。出院后仍大便日 7～8 次，溏薄不化，周身肌肉不丰，面色萎黄不泽，口干少津，小溲短赤，舌淡无苔，指纹淡紫，考虑湿热内郁，脾失健运，久泻不止。

立法：健脾利湿，清热分泻。

方药：云苓 10 克　车前子 10 克　诃子肉 5 克　分心木

3克　焦麦芽6克　焦槟榔5克　黄芩5克　木通3克　泽泻6克　川连1克

定搐化风锭2/3丸，日服3次。

服药两剂，腹泻止，一周后复感风寒，饮食失调，腹泻复发，日2～3次，指纹淡紫，仍宗前方化裁。

云苓6克　木通3克　焦麦芽6克　诃子肉3克　怀山药10克　黄芩5克　神曲6克　陈皮3克

定搐化风锭2/3丸，日服3次。

药进二剂，腹泻停止。

按语：本案腹泻三个月，完谷不化，日行7～8次，面黄肌瘦，口干津少，纯属湿浊内阻，脾虚不运所致。治以健脾利湿，清热分泻，两剂即止。继而复感风寒，饮食失调，重复作泻，原方去川连之苦寒收敛，及泽泻、车前子利尿逐湿，增加健脾益胃之山药、神曲、陈皮，因之继服两剂，病势即愈。

4. 曹某，男，1岁，病历号188268。

三个月来纳差，腹泻日1～2次，伴有不消化食物，近来面黄身瘦发枯，饮食仍不佳，便次增多达5～6次，色黄，水样便，指纹隐伏，舌无苔，证属乳食伤脾，脾失健运。

立法：逐湿和脾，佐以调胃。

方药：党参6克　茯苓6克　白术10克　淮山药10克　炒鸡金10克　神曲10克　使君子10克　雷丸6克　甘草3克

服药二剂，腹泻止，大便成形，但尚有不消化样物，饮食仍差，汗多，舌净，指纹淡。再拟前法加减：

使君子10克　土炒白术6克　云苓10克　党参6克　炒鸡金10克　炒麦芽6克　猪苓6克　雷丸6克　神曲10

克　大枣 4 枚

共服药七剂，病痊愈。

按语：赵老治疗小儿腹泻，常考虑为肠道功能紊乱，临证评辨寒热虚实，如是否泻下酸臭，腹部是否灼热，腹部喜按否，口干喜饮否等，认为这是治疗腹泻的关键。本例由饮食不节，伤及脾胃所致，故以健脾为主，佐以渗湿消导，收到满意的效果。

5. 兰某，女，1 岁，病历号 86573。

腹泻两个月不止，日行 2～4 次，便溏多黏滞及不消化之物，精神欠佳，烦急不宁，时有自汗出，曾经抗生素治疗不效。

诊断：迁延性消化不良。

辨证：舌尖微红无垢，脉象缓滑，为湿热内阻，脾失健运，因之久泻。

立法：理脾化湿。

方药：车前草 10 克　胡连 1.8 克　炒苡仁 10 克　泽泻 6 克　野于术 6 克　焦麦芽 10 克　炒枳壳 5 克　砂仁 1.5 克

镇惊丸，每服 1 丸，日服 2 次。

治疗经过：服药两剂，大便减至每日 1 次，消化稍差，精神食欲正常，乃予原方加苍术 3 克，陈皮 3 克，继服三剂，以巩固之。

按语：小儿腹泻，屡治不效，迁延多日，泻下稀绿夹有奶块者，则应以健脾分解，止泻化滞为宜，同时佐以镇惊消热之品，相辅相成，疗效更佳。

6. 张某，男，1 岁半，病历号 5995。

腹泻半天，发热、泄泻频繁，泻稀水样便，哭闹不安，舌质略红，苔薄黄，指纹淡紫。证属表邪未解，浊热夹湿之象。

立法：解表退热，生津分利。

方药：藿香10克　杭菊花10克　薄荷2.4克　六一散（包）10克　黄芩2.4克　扁豆花1.5克　连翘10克　车前草6克　炒枳壳1.5克　炮姜2克

镇惊丸1丸，日服3次。

服药三剂，身热已退，周身有汗，精神食纳好，大便次数减少，舌无垢苔，脉象略滑。再以健脾逐湿，善后调理之剂。

广藿香10克　广陈皮4.5克　云苓10克　焦麦芽10克　滑石粉10克　川黄连1.5克　焦槟榔5克　炒鸡内金10克　银花10克　生甘草3克

三剂药后痊愈出院。

按语：发热、腹泻半天，泄泻频数，病后势急，为湿热内蕴大肠，兼感时邪。故用藿香、菊花、薄荷、连翘清热芳化疏表，六一散、黄芩、车前草、扁豆，生津分利、燥湿止泻而告愈。

急性肾炎

【论治】

急性肾小球肾炎，多因湿热由表达里，陷于血分，伤及络脉所致。症见尿少、血尿，眩晕，血压增高，浮肿等。

在初期表邪未罢者，应以辛散透达为主，使血分邪热得以外出，可考虑麻黄汤加大小蓟、木通、生地、白茅根、败酱草等，此时切忌分利，耗其真阴。

表证已解，余焰未尽者，可用清热凉血法，使火不蒸腾，营血静谧，而血尿自除，可重用丹皮、侧柏、生地、白茅根；血热毒盛可加紫草、赤芍、大青叶等凉血解毒之品。若因血瘀下焦，腰以下肿，或小腹痛，大便秘结，血尿严重者，可予疏利通达，泻热化瘀之导赤散加大黄、栀子、丹皮、牛膝、赤芍等。若为肝肾阴虚，水不涵木，肝阳偏亢，以致头晕、目眩、血压升高者，可用生地、玄参、女贞子、黄柏、五味子、知母、牛膝、菊花等滋阴降火，以及磁石、石决明、紫石英、生牡蛎等平肝潜阳。肝经热盛者，选用龙胆泻肝汤加羚羊粉、夏枯草、钩藤等。若病发于疮疡之后，湿热蕴郁血分，气机受阻，弥漫三焦，泛于肌肤，发现血燥壅遏，阳实燥结者，可予龙胆泻肝汤和调胃承气汤，以通利气机，涤荡湿热浊邪，三焦热除，则肿症自消。

待至后期血压下降，血尿，浮肿消失，可用理脾滋阴法善后。理脾则用参苓白术散，滋阴则可选用知柏地黄丸，两者交替服用。

为了进一步研究急性肾炎辨证施治规律，下面再介绍分型治疗体会。临床上通常分为5种类型。

1. 风湿型：主要由于风邪外袭肌表，素蕴湿邪，使之肌肤腠理郁闭不宣，影响水道通达，形成水肿。症状特点是：发热或无热，微恶风寒，头眩，头痛，咳嗽，疲倦乏力，浮肿以颜面及上身为显著，小便少，脉浮数或浮滑，舌苔薄白。治宜辛温解表，通阳利湿。方选越婢汤和苏叶茯苓汤加减。

麻黄3克　生石膏15克　生草3克　生姜6克　大枣3枚　苏叶6克　茯苓10克　腹皮10克

方中越婢汤外解表邪，内清里热，使阳气外达，调整三焦气化功能，以消水肿。苏叶、生姜温散行水，腹皮、大枣调整肺脾，使水湿停滞所出现的浮肿消失。

2. 风热型：因积热内潜，又加新感，或由感寒化热，致使肺脏被邪热阻郁，升降失司，三焦气机不利，水道不行而为肿。症状特点是发热恶风，有汗或汗出不多，口干喜饮，或面赤气粗，咳喘或有发憋，小便短赤，一身尽肿，上身尤甚。舌苔黄或腻，脉浮数或滑。治宜辛凉宣肺利水之剂。方选麻杏石甘汤和五皮饮加减。

麻黄3克　炒杏仁6克　生石膏24克　甘草3克　陈皮6克　桑白皮10克　大腹皮10克　姜皮3克　茯苓皮10克

方中麻黄、陈皮、桑白皮、姜皮以开降肺气，疏散外邪，大腹皮、茯苓皮、杏仁以利水肃肺，生石膏、甘草辛凉解热，和诸药以甘寒消肿。

3. 湿毒型：由于湿毒内郁血分，血郁则气机受阻，若湿毒发于肤腠则为疮疡脓肿，内蓄膀胱则为小便短赤，甚至血尿。其症状特点是水肿，常发生于疮疡之后，伴大便秘结，头晕头痛，肢倦，舌苔黄腻，脉象多滑。治宜清热解毒，利湿消肿。方选黄连解毒汤和四苓散加减。

川连2.4克　黄柏5克　黄芩10克　猪苓10克　白术10克　泽泻10克　蒲公英10克　滑石12克　木通6克　生草3克　海金沙10克

方中连、柏、芩、蒲公英解毒清热；海金沙、泽泻、猪苓、木通可清利膀胱止血尿；滑石、甘草、白术健脾行水。

4. 肝亢型：由于肝阳素亢，血热内郁，升降失调，临床除水肿、血尿、蛋白尿外，血压高是其特点。脉多弦滑有力，舌苔白腻，舌质尖边赤。治宜清热凉血，平肝降逆。方选龙胆泻肝汤加减。

龙胆草6克　通草3克　泽泻10克　柴胡5克　车前子10克　生地12克　当归6克　生草3克　栀子6克　黄芩6克

方中龙胆草、柴胡、当归、栀子以平肝降逆；通草、泽泻、车前、生地利水清营；黄芩、甘草辅助清肝经之热。

5. 发斑型：发斑继发血尿，为此型的特点。常有腹痛，呕逆，舌苔多白腻，脉多弦滑有力，此乃血瘀营分，充于肌表，下移膀胱。治宜清营凉血，逐瘀理气。方选小蓟饮子和消斑青黛饮加减。

大小蓟各10克　青黛6克　丹皮6克　蒲黄炭6克　茜草6克　连翘10克　生地10克　赤苓10克　桃仁5克　白茅根10克　阿胶6克

方中大小蓟、茜草、丹皮、蒲黄以清营凉血止血；生地、青黛、茅根、桃仁以消斑逐瘀和血；阿胶、赤苓、连翘解毒兼益脾。

【病案】

1. 张某，男，8岁，病历号56592。

一天来壮热，轻微咳嗽，头痛，颈部不适，面目微肿，小溲短赤，大便两日未行。血压110/65毫米汞柱，心、肺、腹未见异常。化验尿蛋白（＋＋＋），红血球（＋＋），管型0～1。血沉第1小时28毫米，第2小时58毫米。舌苔薄黄，脉滑。诊为急性肾炎。

证属：邪热郁闭，内伤阴络。

立法：清宣泻热化瘀。

方药：银花10克　连翘10克　荆芥10克　枯芩6克　赤芍10克　丹皮6克　白茅根15克　败酱草12克　大青叶10克　大黄2.4克　炒栀子10克

服药 3 剂，肺气得宣，汗出尿增，诸症大减，病有转机，又继服 3 剂。面目肿已消，咳嗽，壮热俱平，诸症悉无，仅尿化验尚有轻微异常。继以金匮肾气丸调治，月余而愈，各项化验均正常。

按语：小儿急性肾炎多属阳、实、热证，治疗时应辨证施治，不可一概套用水肿症治法。本案舌苔黄，大便秘，小溲赤，均为一派实热之象，所谓阳证多实。且《内经》有肾为水之本，肺为水之标之论，诚以肾能滤水而肺能行水之故。若肺气不宣，气滞则水不行，水客于肺，流溢肌肤而浮肿。赵老初用清宣泻热化瘀之法治之，收效迅速，后期则以肾气丸巩固，乃仿益火之源以消阴翳，俾使阴以阳化，三焦决渎有权，水道得以通利，溲多肿消，月余而愈。

2. 吴某，女，2 岁，病历号 105296。

两月来身染疮疾，20 日来颜面浮肿，头痛，发热，精神食欲减低，大便溏薄，一日 2～3 次，小便短赤。入院时血压正常，面部及下肢浮肿，周身局部有脓疱疮，心肺腹大致正常。化验尿蛋白（＋＋＋），红血球（＋＋）。血压 76/41 毫米汞柱。酚红试验第 1 小时 35%，第 2 小时 15%，血生化检查正常。

诊断：①急性肾小球肾炎；②脓疱疮。

辨证：面色萎黄，舌苔黄，脉象缓滑，为风湿毒热内侵，脾为湿困之候。

立法：清热解毒，健脾渗湿，佐以疏风解表。

处方：龙胆草 10 克　黄芩 10 克　车前草 10 克　木通 3 克　炒白术 6 克　茯苓 6 克　银花 10 克　荆芥 6 克　防风 3 克　连翘 6 克　苍术 6 克　焦三仙 6 克

治疗经过：服药 5 剂，浮肿全消，疮疾已愈，尿化验显著好转，食欲二便如常，舌苔退，脉缓，湿热已退，再投健脾渗湿之剂。

生熟地各6克　党参10克　炒白术6克　云苓6克　陈皮3克　车前子5克　泽泻5克　白茅根10克　甘草3克　丹皮5克　焦三仙各6克

又服6剂，诸症悉无，化验尿蛋白（－），红细胞偶见，其他化验均正常，痊愈出院。

按语：疮疾之后，周身浮肿者，多因湿热熏蒸肌表浸淫作痒，久而不愈，内郁困脾，因而发生浮肿。治以健脾疏风化湿，既可疏上焦之气机化中焦之湿滞，又可去有形之浮肿，则无形之风热自易消散。

3. 张某，女，12岁，病历号75925。

周身长疮已月余，瘙痒溃烂，渐有下肢浮肿，延及周身。一日来头晕，小溲短赤，大便正常。血压130/68毫米汞柱，化验尿蛋白（＋＋＋），红细胞3～4/HP，颗粒管型0～1/HP，舌苔黄，脉缓，诊为急性肾炎。此乃湿郁化热，湿热困脾。湿走肌表则肿，热迫下焦则血尿。

立法：健脾利湿，清热逐风。

方药：白术10克　甘草5克　砂仁2.4克　神曲10克　麦芽10克　芥穗10克　防风6克　姜黄连2.4克　蔓荆子6克　赤芍6克　泽泻6克

并加用青霉素及利血平。

服上方5剂，浮肿消失，血压平稳，身无不适，尿化验尚有轻微异常，继以原方加减调治，旬余尿化验正常，诸证悉无，体检及化验均正常，住院16日病愈出院。

按语：本案周身疮疾月余，瘙痒溃烂，为湿郁成毒，转致浮肿。是知急性肾炎为肺不得化，反为水所凌，因之气息不匀，时有头晕周身浮肿，皆阴盛之为害也。经谓，膀胱主藏津液，气化则能出，否则火衰不得蒸动命门而水湿不化。

4. 董某，女，7岁，病历号180283。

三周前眼泡浮肿，血压120/80毫米汞柱，化验尿蛋白（＋＋＋），红细胞（＋＋），白细胞（＋＋），管型0～1/HP，脉滑，苔黄腻，诊为急性肾炎，证属脾失健运，外感风邪所致。曾以健脾利湿，疏散风邪，清热凉血立法。以麻黄连翘赤小豆汤化裁，共进16剂后，化验尿蛋白（＋），白细胞4～6/HP，红细胞80～100/HP，上皮细胞1～3/HP，管型0～1/HP，随请赵老会诊。

诊时脉象滑数，舌无苔，此系表证已解，脾湿渐利，血热稍平，再以补脾益肾，佐以清热之剂。

熟地12克　泽泻10克　山萸10克　杜仲10克　菟丝子10克　党参10克　黄芪12克　云苓12克　侧柏10克

肾宁散1.5克，日服2次。

上药加减共进14剂，肿象已消，化验尿蛋白微量，红细胞0～1/HP，白细胞0～1/HP，无管型，基本治愈。

按语：本病为脾失健运，外感风邪。治以麻黄连翘赤小豆汤加减，病势已有好转。考虑脾虚则运化失职，肾气弱则气化不及州都，则肾炎缠绵，故应温肾阳，佐以健脾清热，从本根治。

5. 陶某，男，11岁，病历号10480。

患儿因肉眼血尿1月余入院，入院时轻度眼睑浮肿，尿量少，色如酱油，大便感觉不畅，每日1次，舌光无垢，质略红。尿常规：蛋白（＋＋＋），红细胞60～80/HP，白细胞1～2/HP。

辨证为治节失权，三焦气机不利，血热下移所致。治疗用清营润降，兼利膀胱之剂。

大小蓟各12克　茜草9克　蒲黄炭6克　生地炭12克　丹皮6克　生侧柏6克　泽泻6克　车前子9克　黄芪12克　神曲12克　黄柏4.5克　白茅根15克

服药1周，患儿眼睑浮肿消退，尿色变浅，但常手足心热，夜间多口干思饮，小便仍偏少，唇略红，舌光无苔，脉象微缓数。再以清利膀胱、凉营益肾之剂。

车前子9克　猪苓9克　生地炭12克　棕炭6克　花粉9克　木通6克　神曲9克　菊花12克　大小蓟各12克　茜草6克　藕节炭9克　白茅根9克

于服本方第6剂时，患儿复感外邪，症见高热，血尿复明显，大便如球状，伴恶心，胸中时感憋闷，舌光无苔边红，脉象浮滑，证属感染风热表邪，内潜湿浊，法宜先治其标，清膀胱而化湿浊。

淡豆豉9克　银花12克　连翘9克　大生地12克　杭菊9克　茜草9克　生石膏24克　麻黄3克　生草6克　猪苓9克　冬瓜皮9克　大小蓟各12克

服药3剂后，高热已退，时有低热，尿色变浅，但仍头晕，恶心，食欲差，神识萎软；舌淡红，苔润，脉象濡数。再以清利膀胱、化风热之剂。

杭菊9克　连翘9克　麻黄3克　赤小豆9克　茜草9克　冬瓜皮9克　藁本6克　滑石12克　大小蓟各12克　神曲12克　白茅根12克

又服4剂，发热尽退，仍有恶心，头昏，食欲差，尿偏少，大便干，舌光微红，脉象细数，肉眼血尿已不明显或时呈淡茶色，尿常规仍有较多红细胞及尿蛋白（＋＋～＋＋＋）。再以逐湿健脾，调整肾功能之剂。

　　云苓12克　猪苓9克　泽泻9克　炒栀子4.5克　黄芩9克　茜草6克　大小蓟各9克　神曲9克　赤小豆9克连翘9克　生石膏18克　炮姜4.5克

　　本方服用10剂后，患儿诸临床症状消失，唯尿常规检红细胞较多30～40/HP，尿蛋白（＋＋），舌尖红，脉滑数。

　　以清泄膀胱湿热为法，兼温阳助膀胱之气化，以化湿浊。

　　茯苓皮12克　大腹皮9克　桂枝6克　炮姜4.5克　猪苓9克　泽泻9克　木通6克　大小蓟各12克　棕炭6克萹蓄9克　瞿麦9克　茜草6克

　　服本方3剂后，精神、食纳均好，仍尿蛋白多，舌质红，脉沉滑。以八正散清利之。

　　萹蓄9克　瞿麦9克　车前子9克　滑石12克　赤苓9克　炒栀子4.5克　泽泻9克　木通6克　茜草6克　丹皮6克　神曲12克　广木香2.4克

　　又服4剂，患儿自诉有时觉中脘发热思凉，大便仍干，舌质微红，无垢腻苔，脉象滑数。考虑本病仍为热灼膀胱，伤及肾阴之象，上方加大熟地2.4克，枸杞子9克；减赤苓、木香。用本方1周后，患儿热象大减，再用本方加减调理月余，病情明显好转出院。出院时尿常规：蛋白（＋），红细胞4～6/HP，白细胞1～2/HP。

　　按语：急性肾炎以血尿为主者，赵老认为系感受湿热邪气，由表达里，湿热并重，热入营血，湿蕴膀胱，故见诸症。主张早期治宜清营凉血为主，兼利膀胱湿热。如对本病例的早期治疗，方中以大量清营凉血，止血之品如丹皮、生地炭、大小蓟、茜草、蒲黄炭、生侧柏、白茅根。待营血分热邪将尽之时，又以清利膀胱湿热为主。在化湿治疗时不忘健脾以助水湿之运化，以减少内湿的化生。同时又因"湿为阴邪，非温不化"，赵老在祛膀胱湿热的同时，少佐温热之品炮姜以助温化水湿之功。此外，在清利膀胱湿热时加大熟地、枸杞子以滋肾阴，既能防邪热灼伤膀胱而伤及肾阴，同时又起到滋阴降火之功，可见赵老遣方用药丝丝入扣，非常灵活。

慢性肾炎与肾病综合征

【论治】

慢性肾小球肾炎与肾病综合征，西医诊断有异，而中医辨证施治相同。都是以水肿为主症。而儿科最常见者是肾病综合征。下面谈一些体会。

抓住主症辨证施治，腰以上水肿属风水，宜用宣散疏泻利水之剂，如越婢汤加浮萍、猪苓、泽泻、云苓等；若体质壮实者，尚可酌加逐水之药，如牵牛、葶苈、腹皮等，汗利兼施；若腰以下水肿者，宜五苓散合五皮饮治之，偏于寒湿者宜苓桂术甘或实脾饮。水气实者宜大圣浚川散、舟车神佑丸；若脾土衰弱，运化呆滞，唇淡息弱，脉象迟缓，就当培元健脾，温运脾阳，用金匮防己黄芪汤；若肾虚寒重之体，可加用附子、杜仲；若脾阳、肾阳俱虚者，水肿久不消退，面色灰黄，少腹肿满，阴囊潮湿，舌苔淡白，脉象沉迟，治宜温肾阳，用金匮肾气丸化裁。此方补而不滞，利而不伤，肺脾肾三脏同治之法。

总之，肾病综合征、慢性肾炎治疗比较复杂，必须根据临床所见，加以辨证施治，以整体观念出发，掌握和分析邪正两者交争的对立关系，抓住不同阶段的特点，因人而异，因症而异，既掌握原则性，又要有一定的灵活性，把辨证与辨病紧密结合起来，不断提高疗效。

下面再着重谈谈肾病的分型论治。

1. 寒湿型：由于久感寒湿，脾土受困，中阳不振，水湿难化，皮肤腠理闭塞而浮肿，病起缓慢，且多始于下肢，周身倦怠，颜面㿠白，苔白滑或灰腻，脉多沉迟。治宜辛温理脾，通阳利湿。方选苓桂术甘汤合五皮饮加减。

云苓10克　肉桂5克　炒白术10克　炙草6克　泽泻10克　陈皮6克　姜皮3克　大腹皮8克　附子6克　冬瓜皮10克

2. 脾虚型：因脾阳不足，不能制水，水湿泛滥而肿胀，并见大便溏薄，面色萎黄，下肢肿甚，腹胀痛，形寒肢冷，苔淡白，脉沉缓。治宜温阳益气、健脾逐湿。方选实脾饮合六君子汤加味。

云苓10克　白术6克　木瓜6克　大腹皮6克　附子10克　川朴5克　炮姜6克　木香3克　砂仁3克　党参10克　草蔻3克　炙草6克

3. 肾虚型：肾阳不足，不能温助三焦，而致水湿弥漫，溢于皮肤而为肿。症见颜面㿠白，唇淡不渴，浮肿或轻或重，气微神倦，大便常溏。治宜温肾利水。方选桂附地黄汤和五皮饮加减。

肉桂3克　附子6克　山萸肉10克　山药10克　熟地12克　云苓10克　泽泻6克　冬瓜皮10克　肉苁蓉10克　姜皮5克　大腹皮6克

4. 脾肾两虚型：因为肾阳虚损，命门火衰，火不生土，因之脾虚不能制水，造成水湿泛滥成肿。症见身肿腹胀满，甚则青筋暴露，阴囊肿大，神倦食呆，便溏尿少，面色㿠白，唇淡，脉沉细。治宜温肾通阳、健脾利水。方选济生肾气丸佐薏米赤小豆粥。

车前子 10 克　川牛膝 10 克　肉桂 6 克　附子 6 克　熟地 12 克　山萸肉 10 克　炒白术 6 克　山药 10 克　丹皮 6 克　云苓 10 克　泽泻 10 克

薏米赤小豆粥方：

生薏米 120 克　赤小豆 180 克　黄米 180 克　神曲 120 克　猪肝 1 具　用竹刀切煮粥服

在临床实践中，赵老曾用下面两种方法治疗肾病高度水肿，收到显著效果。

（1）内服桂附越婢汤，加用猪肝薏米粥，外用葱熨脐。

（2）内服疏凿饮子加姜、附，兼服鲤鱼汤。鲤鱼汤即活鲤鱼 1 尾（约 500 克重），葱白 30 克，生姜 24 克，米醋 30 克，赤小豆 30 克，煎汤服。

【病案】

1. 刘某，4 岁，男，秦皇岛河东中学家属。患儿 2 年来反复浮肿，血尿，蛋白尿，当地诊为"肾病综合征""慢性肾炎？"。1972 年 3 月来诊，查尿蛋白（＋＋＋），红细胞满视野。赵老拟方如下：

白茅根 10 克　生熟地各 6 克　黄芪 6 克　丹皮 6 克　炒白术 6 克　山药 6 克　云苓 10 克　党参 6 克　泽泻 6 克　炒薏仁 10 克　黄柏 6 克

水煎服，每日 1 剂，上药 10 剂后复查，尿蛋白（－），红细胞偶见。

按语：本例摘自赵老笔记之中（药量已新用现代剂量）虽未写明四诊所见，但方宗脾肾两虚型治疗，而且脾虚为主，以党参、黄芪、白术、云苓、苡仁、泽泻健脾化湿，但方中有知柏地黄之意，去知母加茅根，清肾经虚热，益肾凉血。辨证灵活，思路清晰，疗效颇佳，便于后人效仿。

2. 任某，女，8岁，病历号60638。

一年半来周身反复浮肿，曾有腹水，血尿，先后在外院住院4次，用过氮芥、激素和中西药治疗，病情反复恶化，血尿愈重，一个月前出院时浮肿虽消，而肾功能及各项化验仍无好转，乃转诊来我院。

住院检查：血压130/90毫米汞柱，面色苍白，微有浮肿，心、肺、腹大致正常。皮肤可见荨麻疹，化验尿蛋白（＋＋＋＋），红细胞（＋），管型1～3/HP，酚红排泄试验，第1小时20%，第2小时5%，血色素8.4克%，红细胞376万/立方毫米，白细胞14300/立方毫米，血沉第1小时20毫米，第2小时41毫米，血胆固醇270毫克%，白蛋白3.3克%，球蛋白2.7克%，非蛋白氮20毫克%，舌苔白腻，脉缓。诊为肾病综合征；荨麻疹。

证属：湿热伤脾，三焦气化失司，兼之冒风伤营。

立法：健脾利湿，疏风清热。

方药：茯苓皮10克　炙桑皮6克　大腹皮10克　姜皮5克　芥穗6克　蝉蜕6克　生地10克　车前子10克　苏叶5克　赤芍6克　木通5克　焦槟榔6克

住院期间曾加用青霉素。

上方加减，调治月余，浮肿消退，已无自觉不适。查体正常，尿化验亦显著好转，仅尿蛋白微量，无细胞及管型，酚红排泄试验2小时为75%，舌洁无垢苔，脉象缓和，经以健脾利湿扶元之剂调理之。

方药：怀山药12克　炒薏仁10克　茯苓皮10克　野

于术 6 克　车前草 10 克　木通 5 克　猪苓 10 克　焦麦芽 10 克　黄芪 10 克　炮姜 5 克　生地 10 克

病情稳定，两个月后因头生疖肿，嬉戏过劳，浮肿复发，尿蛋白又增至（＋＋＋＋），舌苔中心薄黄，脉滑数，湿浊未净。心肺热盛，再予清热利膀胱之剂。

方药：车前子 10 克　云苓 12 克　白蒺藜 12 克　菊花 10 克　炒栀衣 5 克　黄芩 6 克　木通 5 克　猪苓 10 克　苏梗 6 克　槟榔 6 克　灯心 2.4 克　竹叶 5 克

服药后浮肿渐消，继服清热利湿，滋阴降火之剂，两月后尿蛋白消失，无细胞及管型，血生化检查正常，肾功能复查亦正常，继续观察 3 个月，无自觉不适，查体正常。尿化验及肾功能、血生化检查均正常，乃出院调养，随访观察 7 年，未再复发。

按语：本案先后住院数次，反复恶化，乃属顽固较难治疗之肾病综合征。考虑脾阳不振，宿滞内阻，水湿泛滥横溢，浸淫三焦，复冒风邪，面目浮肿。初以急则治标，开鬼门而洁净府，月余得效；继而缓则治其本，投以健脾利湿，扶元之剂，俾壮其命门真火，以消阴翳，自能巩固肾气而元阳自充。不料途中生变，头部生疖，嘻戏过劳，病情反复，再投清利膀胱兼化浊热之剂，终获痊愈。

3，关某，男，4 岁，病历号 10464。

患儿一年来反复水肿，经诊断为肾病综合征，在外已用中西医结合治疗。病情不稳定，来本院就诊时患儿仍水肿，尿少，尿蛋白（＋＋＋＋），用强的松治疗。请赵老会诊后认为：患儿虽经服药，仍浮肿时轻时重，尿量特少而黄混，化验尿常规结果蛋白（＋＋＋＋），脉象滑缓，舌部微有薄苔多津，考虑证属中阳不振，水湿难化，腠理闭塞而时见浮肿，处以温阳利水，兼辛凉之剂。

方药：麻黄 4.5 克　生草 4.5 克　炒白术 9 克　制附子 9 克　云苓 12 克　生石膏 24 克　猪苓 9 克　党参 9 克　川朴 4.5 克　干姜 3 克　大腹皮 6 克　草蔻 1.8 克

服药 1 周后，患儿浮肿较明显，尿量特少，舌光无苔，脉象沉缓而尺弱，尿少而肿增，为脾肾阳虚，水湿难化。再以温阳益气，化湿浊之剂。

方药：茯苓 9 克　炒白术 9 克　宣木瓜 6 克　大腹皮 9 克　附子 9 克　炮姜 3 克　黄芪 12 克　猪苓 9 克　广木香 1.5 克　赤小豆 9 克　神曲 12 克　车前子 9 克　肉桂 3 克

本方服用 3 剂后，患儿浮肿稍减，但仍属相当严重，舌洁无垢，脉象缓滑尺弱，仍宜益气温阳逐湿之剂。上方再服 6 剂后，患儿周身浮肿已减退，舌光无垢，质嫩红，神识尚可，两脉缓弱，考虑仍须温阳健脾益气调治。

方药：党参 9 克　附子 9 克　草蔻 1.5 克　黄芪 12 克　神曲 12 克　赤小豆 9 克　白术 6 克　云苓 9 克　广木香 2.4 克　川朴 4.5 克　车前子 6 克　猪苓 9 克

本方服用 5 剂，患儿周身无明显浮肿，腹胀不明显，尿化验尿蛋白（＋），RBC3～10/HP，WBC0～1/HP，上皮3～5/HP，病势趋于好转，守方继进 5 剂，然因于饮食不调，大便曾作泻已止，精神食纳尚可，舌洁脉微弱，再按原方加减调治。

方药：党参 9 克　赤小豆 9 克　云苓 12 克　猪苓 9 克　川朴 6 克　炒鸡金 9 克　神曲 9 克　黄芪 12 克　白术 6 克　山药 9 克　附子 9 克　木香 2.4 克

服药 7 剂，患儿已无浮肿，尿量如常，但经常有汗，食纳尚好，大便略干，口不渴，舌苔白滑，尖略红，脉象沉弱，原方继服 5 剂。患儿精神食纳已正常，手心略热，舌有黄苔，脉象沉缓，考虑逐步减激素观察。原方再服 10 剂后尿常规化验已进步，尿蛋白（＋＋），RBC0～2/HP，WBC 0～1/HP。精神食纳好，舌苔薄黄，脉象稳缓，精神、食纳均好，二便调，原方加减调理 2 月余，病情稳定出院。

按语：患儿病水肿年余，浮肿时轻时重。赵老认为其反复水肿，是因为肾阳虚衰，不能温运脾土，脾土虚弱，不能运化水湿，水湿泛滥于肌肤而成水肿。然水肿之病，"其标在肺，其制在脾，其本在肾。"故赵老在治疗该患儿时总以健脾助运，温肾化气为主，佐以宣利肺气，淡渗利湿，使水湿得化，化而能出。在具体用药时，多用党参、白术、云苓、黄芪等以健脾助运，用附子、肉桂、干姜温阳化气以利水，在治病之初尚用麻黄、猪苓、腹皮以宣肺利湿等。待病情稳定之后，则以健脾温肾为基本原则，随证加减，使水湿得化而无从生，则患儿顽疾渐除矣。

泌尿系感染

【论治】

本病主要症状是小便少，排出困难，尿痛，尿急，尿道感觉灼热，或有沙石现象。

主要原因是心经浊热，下移膀胱，久之得病。治宜化湿浊，利膀胱，清心热之剂。

冬葵子 10 克　萹蓄 6 克　瞿麦 10 克　木通 6 克　石韦 6 克　车前子 10 克　萆薢 10 克　黄芩 6 克　桃仁 5 克　生地 12 克　滑石 10 克　山栀 5 克

方中萹蓄、瞿麦、木通、车前子通淋利尿；黄芩、冬葵子、石韦清利膀胱湿热；桃仁、滑石、萆薢清营活血而逐湿；生地益肾；栀子有清心之功。

【病案】

姚某，男，4岁，病历号0427。

半月来尿少次频，时时欲尿，尿或黄或清，尿时无痛感，夜暖则尿少。乃肾气不固，无以摄水，而致小便淋沥，治以温补肾气。

熟地13克　山药10克　山萸肉10克　丹皮6克　泽泻6克　茯苓6克　肉桂1.3克　制附子1.6克

四剂后二诊：仍有尿频，但无淋沥之现象，脉缓，舌无苔。原方加桑螵蛸13克，益智仁10克，继用四剂。

三诊，尿频减少，脉、舌平，能大量排尿，原方去桂、附，再服二剂获愈出院。

按语：泌尿系感染，多因下焦湿热，清化湿浊为其治疗大法。本案例赵老抓住"夜暖则尿少"辨证为肾气不固，用金匮肾气丸。症状缓解获效后，及时去桂、附温热之品，继用益肾收涩之剂而愈。赵老不拘一方，灵活多变的临床辨证指导思想清晰可见。

癫　痫

【论治】

中医认为癫、痫、狂是三种病。

癫是疯疯癫癫，说话语无伦次，颠三倒四，处境不分秽洁，言语不懂善恶，时悲时笑，神识不正常，是精神病的一种。

狂是猖狂刚暴，妄见妄言，漫骂不避亲疏，抵触不畏水火，逾垣上房，素所不能，是一种精神分裂症。

痫是平时一如常人，但病来突然昏仆倒地，肢体抽搐，胸背强直，口眼相引，叫吼吐涎，犹如羊鸣。

本处所说癫痫是西医病名，即中医的痫症。有大发作、小发作之分。癫痫大发作症状特点，在意识丧失前可有自觉眩晕或肢体麻木感觉等先兆症状；继之昏倒在地，出现抽搐，口吐白沫，舌唇咬破，时间长短不等，后即进入嗜睡状态，醒后对发作无所记忆。

中医分析癫痫之因主要是痰浊夹肝风上蒙清窍所致，也有因为肾中相火上升，夹热夹惊的。治疗癫痫一定要抓住清痰、逐瘀、平肝息风、镇痉止搐等为主要治法，息风要注意活血，因为"血行风自灭"。赵老常用下列两方：

方一：青礞石 10 克　石决明 12 克　天麻 6 克　天竺黄 10 克　胆南星 6 克　钩藤 3 克　全蝎 2.4 克　僵蚕 6 克　代赭石 10 克　南红花 5 克　桃仁 3 克　法夏 5 克

方中青礞石、天竺黄、胆星、法夏，豁痰、逐痰，兼有宣窍之力；石决明、代赭石、天麻、钩藤，有平肝、镇肝息风之功；佐用桃仁、红花，活血以助息风之效；全蝎、僵蚕镇痉止搐。

根据上述原则，临床上还可以随证加减。

方二：生石决明 12 克　天麻 6 克　蜈蚣 2 条　广郁金 10 克　南红花 5 克　菖蒲 6 克　僵蚕 6 克　胆草 5 克　神曲 10 克　桑枝 10 克　全蝎 3 克　朱砂 1.2 克（分冲）

此方与上方比较，开窍醒神镇痉止抽之力加强，方中天麻、僵蚕、蜈蚣、全蝎息风止抽化痫；石决明、龙胆草、桑枝清肝利络；郁金、菖蒲舒郁开窍；红花活血以助息风；朱砂安神以助镇静；神曲健胃醒脾。

方一，痰火盛者用之宜，即阳痫、痰痫之类；方二，肝风盛者用之宜，即惊痫、羊痫。

为了进一步研究癫痫的治疗规律，可以分成如下 4 型讨论。

1. 胆火型：痫发直视，吐沫肢抽，平时易急躁，脉多滑弦。治宜息风平肝。方选天麻钩藤饮加减：

天麻 6 克　钩藤 5 克　羚羊角粉 1 克（分冲）　银柴胡 5 克　全蝎 2.4 克　胆草 6 克　石决明 12 克　僵蚕 6 克

2. 抽搐型：平时夜寐不安，病发痫搐，醒后精神呆痴，或有惊搐史，脉弦或滑。治宜定搐镇惊化痰。选方如下：

莲子心 5 克　铁粉 10 克　广木香 3 克　天麻 6 克　乌梢蛇 10 克　全蝎 2.4 克　僵蚕 6 克　朱砂 1.2 克（分冲）茯神 12 克　胆星 6 克　桃仁 3 克

3. 痰热型：痫搐发作痰多漉漉，声吼吐沫。治宜豁痰清心止搐。选方如下：

青礞石 10 克　僵蚕 6 克　天竺黄 10 克　黄芩 6 克　川黄连 2.4 克　全蝎 3 克　大黄 5 克　竹沥汁 24 克（分兑）

4. 正虚型：发作不典型，痫搐发作时易遗尿，唇淡，舌质淡，脉多芤无力。治宜安神定志化痫。方选如下：

人参 6 克　茯神 10 克　远志 6 克　黄芪 15 克　煅牡蛎 12 克　天麻 5 克　炒枣仁 10 克　僵蚕 6 克　煅龙骨 12 克珍珠母 10 克

以上谈的是治疗癫痫大发作。下面简单介绍治疗癫痫小发作。

癫痫小发作多见于儿童，为短暂的意识障碍，目呆直视或头向前倾。《幼科证治准绳》描述本病说："发则旋晕颠倒，口眼相引，目睛上摇，手足搐搦，脊背强直，食倾乃苏。"

治用息风止痉，疏络活血之剂。

钩藤5克　法夏3克　全蝎1.5克　南红花5克　桃仁3克　天麻6克　僵蚕6克　生侧柏10克，珍珠母10克　煅牡蛎10克　远志6克

也可用成方定搐化风锭或医痫无双丸。

定搐化风锭配方如下：

全蝎20个　桔梗10克　黄连10克　蝉蜕15克　甘草10克　防风15克　羌活15克　大黄15克　僵蚕15克　法夏15克　麻黄3克

上药除全蝎外，共轧细面，再将全蝎混入，再轧过罗，每300克面兑朱砂30克，牛黄5克，麝香5克，冰片10克，共研匀，蜜为丸，重3克，每服1~2丸，日2次。

医痫无双丸配方：

全蝎10克　天南星30克　蜈蚣2条　白矾30克　生白附子15克　法夏60克　猪牙皂60克　僵蚕15克　乌梢蛇30克

上药共轧细面，兑麝香1.8克，雄黄5克，凉开水为丸，每丸重3克，每次服半丸至1丸，日2次。

【病案】

1. 孙某，女，1岁，病历号1331，1965年12月27日初诊。

患儿一个半月前的一个夜晚突然哭醒，随即两眼上翻，四肢抽动，面色发青，持续约十多分钟方止，抽前无感冒发烧等病史。八天后又在夜间抽搐，曾在北京某医院诊断为癫

痫，于治疗中，昨日又犯病。

平素睡眠不安，时有惊悸，舌质微红，无垢苔，脉象沉数。

诊断：癫痫（大发作型）。

辨证：肝风夹惊。

治则：平肝息风，清热镇惊。

处方：牛黄镇惊丸，每次半丸，日服 2 次；降压一号丸，每次半丸，日服 2 次。

治疗经过：用上两种丸药治疗，至 1967 年 9 月 21 日止，共二年十个月未犯病，达到临床缓解。

按语：赵老根据中医基本理论和多年临床经验，将癫痫分为 3 个证型——肝风偏盛、痰火偏盛、正气偏虚。并总结了息风止痉，活血凉血，平肝镇惊，行气化痰，清热泻火，益气补血几种治疗法及治痫一号方、治痫二号方、降压一号丸、化风锭、化痫饼五个主方（见《中医中药治疗 40 例癫痫初步分析》）。本案属于肝风夹惊证，用平肝息风，清热镇惊法处理，选用成方降压一号丸、牛黄镇惊丸，共观察二年零十个月未犯病，收到了一定的效果。

降压一号丸是赵老与郭士魁老大夫合订的经验方，原来用于治疗高血压患者，因其有清肝降火、活血化瘀、祛风通络等作用，所以赵老用来治疗癫痫和其他神经系统疾病，只要对证，往往收到较好的疗效。

2. 喻某，男，6 岁半，病历号 167005，1967 年 3 月 6 日初诊。

患儿数月前开始局部抽动，逐渐加重，十天或半月抽动一次，抽时流涎，牙关紧闭，不能吞咽，持续数秒钟，发作前有先兆，发作中无意识丧失，经某医院等诊断为局限性运动性癫痫。

脉弦细数，舌质淡红，无垢苔。

诊断：局限性运动性癫痫。

辨证：肝风内扰。

治则：平肝息风，活血通络。

处方：僵蚕6克　桃仁3克　全蝎2.4克　南红花3克 天麻3克　生地9克　钩藤3克

治疗经过：服上方六剂，月余未发作，后加青礞石6克，天竺黄6克，秦艽4.5克，威灵仙4.5克。配用化风锭每次1丸，日服2次；降压一号丸每次1丸，日服2次。治疗一年多未犯病，达到临床缓解。

按语：本案西医诊断为局限性运动性癫痫，赵老根据面部抽动、牙关紧闭、流涎、不能吞咽，但无意识丧失等证候特点，认为肝风内扰，用平肝息风法为主，使以活血通络。选用天麻、全蝎、钩藤、僵蚕为主药，辅助桃仁、红花等其他药物，并长期服用降压一号丸、化风锭，使此疾病获效。

化风锭有散风镇惊、清热化痰的功效，是赵老治疗癫痫和痰热惊风最常用的成药。

3. 陈某，男，1岁半，住院号8772，1960年3月23日入院。

患儿十个月前突然高烧40℃，抽风一次，经治疗烧退，抽风即止。四日后未烧，两目凝视，双手握拳，神志不清，四技抽搐，持续约2分钟缓解。以后逐渐频发，每日7～8次。在山东某部队医院检查，确诊为癫痫，用苯妥英纳、鲁米那治疗两天未能控制发作，转来我院住院。

查体：发育营养好，神志清楚，心肺腹无异常，颈软，无病理性神经反射。

脉滑，苔白。

诊断：癫痫（大发作型）。

辨证：肝风内动，痰火内扰。

治则：平肝息风，清火化痰，活血化瘀。

处方：天麻 2.4 克　钩藤 3 克　僵蚕 6 克　全蝎 2.4 克　天竺黄 4.5 克　南红花 2.4 克　生地 6 克　桃仁 3 克　法夏 3 克　焦军 3 克

牛黄镇惊丸每服半丸，日服 2 次；

化风锭每服 1 丸，日服 2 次。

治疗经过：经以上处理，抽搐由每日 7~8 次减少到 3~4 次，但持续时间长（约四分钟）。口吐白沫，面色青紫，四肢抽动，与西药共服，改用降压一号丸治疗，每次服 1 丸，一日服 2 次。第二天抽搐即止，十天未再抽，出院一直服用降压一号丸，至 1967 年 8 月 25 日，一年零五个月未犯病，回原籍调养。

按语：此案西医诊断为大发作型癫痫，发作时既有抽搐又有神志不清，辨证为肝风夹痰火，用平肝息风、清火化痰、活血化瘀法治疗，除选用天麻、钩藤、僵蚕、全蝎、天竺黄、桃仁、红花、生地、法半夏等药物外，加用了牛黄镇惊丸和化风锭。

牛黄镇惊丸来源于《古方医鉴》抱龙丸加减，有息风镇惊、解毒清热、化痰开窍的功效，用于肝风夹痰火证型较宜。痫证须长期服药，丸剂缓调较宜。

4. 邢某，男，2 岁半，病历号 208795，1975 年 12 月 2 日初诊。

月余前高烧 39.8℃，经治疗渐退；同年 11 月 2 日，发现患儿口角、眼角抽动，两眼发直，日十数次至数十次，伴烦急，睡时易惊，手足抖动。

指纹淡紫，舌无垢苔。

诊断：癫痫（小发作型）。

辨证：肝风内扰。

治则：平肝息风，佐以清热镇惊。

处方：磁石9克　钩藤4.5克　南红花3克　生石决明12克　桃仁3克　蝉衣4.5克　全蝎3克　地龙4.5克　青礞石9克　茯苓9克　远志4.5克

化风锭每次1丸，一日2次。

治疗经过：以上方为主，连续治疗三个多月，颜面抽搐由频发逐渐减少，至1976年3月完全不抽，停药观察一年半未复发，达到临床缓解。1978年8月随访，患儿病情稳定，无反复。

按语：此案西医诊断为小发作型癫痫，以颜面抽动为主症，属肝风内动证型，用平肝息风、清热镇惊法治疗，三日余即控制了发作，停药观察一年半未发。经过随访远期疗效也较好。

5. 杨某，男，11岁，病历号105110，1965年10月4日初诊。

患儿1962年底患病毒性肝炎后即发抽搐，每月一次，多在夜晚发作。曾到西医医院经脑电图检查确诊为癫痫，长期服用苯妥英钠、鲁米那，曾一度控制了发作，但停药后病情加重。发病时突然晕倒，四肢抽搐，口吐痰沫，持续十多分钟，连续两日大发作，且每日嘴角抽动。再服苯妥英钠鲁米那治疗，但无效。

赵老诊视：脉沉弦，舌质边红，无垢苔。

诊断：癫痫（大发作型）。

辨证：痰热内蕴，中焦阻滞。

治则：清热化痰，通里导滞。

处方：用验方化痫饼治疗。

青礞石 18 克　法半夏 24 克　天南星 21 克　海浮石 18 克　沉香 9 克　生熟二丑各 45 克　炒建曲 120 克

共研细末，每用 250 克细末加 625 克面粉，用水调拌，烙成三十张薄饼，每日早晨空腹服一张。

治疗经过：连续服用化痫饼半年，癫痫一直未发作，随访一年零九个月无反复。

按语：此病发生于痰热内蕴，肝胃不和（病毒性肝炎）之后。临床表现为突然晕倒，口吐痰沫，四肢抽搐，脉沉弦，舌质边红，无垢苔。辨证为痰热内蕴，中焦阻滞，用验方化痫饼治疗。方中青礞石坠痰清热，专治积痰惊痫，与半夏、南星、海浮石、沉香配伍，其内外之痰皆可荡涤，兼有生、熟二丑、炒建曲通里消导，断痰之源。用面粉相拌烙饼既便于服用，又能理中，所以空腹服无副作用。用药半年，使此顽固之疾获得临床缓解。

6. 李某，男，8 岁，病历号 121917，1964 年 6 月 20 日初诊。

患儿于 1958 年冬从二楼跌下，经抢救脱险。1960 年 4 月开始抽搐，周期性发作，一日十多次跌倒，四肢抽搐，口吐痰沫，每次发作 3～10 日乃止。每间隔两到三个月又发，发病四年，经服鲁米那、苯妥英钠等抗癫痫药物无效，专程由外省来京请赵老医治。脉弦，无垢苔。

诊断：癫痫（大发作）。

辨证：惊风伤肝，痰热上扰。

治则：平肝镇惊、息风止痉，兼清痰火。

处方：降压一号丸每服 1 丸，日服 2 次；化风锭每服 1 丸，日服 2 次。

治疗经过：用上两种丸药，坚持治疗两年零七个月。鲁米那、苯妥英钠在半年内逐渐停用，只一次因服山道年驱虫诱发抽搐数次外，一直未犯病。

按语：此大发作型癫痫，单用降压一号丸、化风锭治疗两年零七个月，基本控制了抽搐发作，疗效显著。赵老强调癫痫病人如长期服用西药治疗，效果不够理想，增服中药时，切不可骤停西药，否则恐其抽搐加剧，必须逐步减量。本例采用丸剂治疗，乃因久病宜缓法调理。

7. 王某，男，11 岁，病历号 199884，1973 年 1 月 22 日初诊。

患癫痫八年，经多方治疗未愈。初时每年发作 1～3 次，犯病时四肢抽搐，牙关紧闭，口吐白沫，不省人事；近日发作较频，抽搐时间较长，注射鲁米那方能缓解。发作后感觉头痛，睡眠不安，时有烦急。脉偏弦缓，舌质边红，无垢苔。

诊断：癫痫（大发作型）。

辨证：肝风内动，痰火扰心。

治则：息风止痉、清热化痰、活血镇惊。

处方：全蝎 3 克　钩藤 4.5 克　地龙 6 克　青礞石 6 克　天竺黄 6 克　橘红 6 克　磁石 9 克　龙胆草 6 克　桃仁 4.5 克，生侧柏 9 克　红花 3 克　焦山楂 9 克

化风锭每次 1 丸，日服 2 次。

治疗经过：以上方为主，后随证加入黄芩、生地、代赭石、胆星、法夏，先后服用汤药 44 剂，化风锭 80 丸，癫痫一直未发作。以后守方治疗，至 1973 年 5 月 22 日改用医痫

无双丸（每次 1 丸，日服 2 次）、礞石滚痰丸（每次 1.5 克，日服 2 次）常服，坚持治疗一年。1978 年 5 月随访，患者已六年多未犯病，智力良好。

按语：此大发作型癫痫，病程长，西药抗癫痫药物控制不理想。赵老根据犯病时四肢抽搐，牙关紧闭，不省人事，口吐白沫；发作后头痛，睡眠不安，烦急，脉弦缓，舌质边红，辨证为肝风夹痰火。用息风止痉、清热化痰、活血镇静诸法治疗，很快控制了发作。后改用医痫无双丸、礞石滚痰丸常服，使此顽固之疾获愈。至今已六年未犯病，而且智力良好。

医痫无双丸见于《沈氏尊生》书中，有息风化痰、安神定搐之效，对各类癫痫均有一定效果。

礞石滚痰丸来源于《景岳全书》，有降气坠痰，消热泻火的功效，对痰火证型癫痫有较好的疗效。

8. 陈某，男，3 岁半，病历号 116217，1963 年 6 月 15 日初诊。

患儿 1962 年 12 月开始起发烧抽风，逐渐加重，以后不发烧亦抽，每日数次至十数次。每次发作时左侧上下肢抖动，握拳，口眼㖞斜，持续 3～5 分钟，先后曾在原籍治疗，病情不见好转。1963 年 6 月来京，经某医院脑电图等检查，发现脑广泛病变，结合病史（生后 11 个月开始智力低下，不能言语，不能站立）、家族史（其姐有同类病史），初步诊断为退行性脑病与癫痫，介绍至我院由赵老治疗。因抽搐严重，于 1963 年 7 月 17 日收住院。

入院时不会说话，不能坐立，左侧肢体抽搐明显。查体：发音迟缓，表情痴呆，右鼻唇沟稍浅，心肺腹无特殊，腱反射存在，腹壁及提睾反射消失，布氏征（±），巴氏征

（－），脉左弦右数，舌苔薄黄。

诊断：①退行性脑病；②癫痫。

辨证：痰热蒙闭清窍，肝风内动抽搐。

治则：息风止痉，清心开窍，化痰清热。

处方：石菖蒲6克　天竺黄4.5克　桃杏仁各4.5克　全蝎2.4克　钩藤3克　生石决明9克　化橘红6克　知母4.5克　蝉衣4.5克　僵蚕6克　藕节6克

化风锭每服1丸，日2次。

治疗经过：以上方为主，共治疗半个月，抽搐止，病情有所好转出院。出院后服降压一号丸（每服1丸，日2次）、化风锭（每次1丸，日2次）。坚持治疗七个月，患儿一直未抽搐，并能叫"妈妈""爸爸"，会坐，扶着能站立和走路。后改用滋养肝肾、清心开窍法善后。处方：

熟地9克　怀山药9克　粉丹皮3克　泽泻6克　山萸肉9克　枸杞子6克　石菖蒲3克　菊花6克　化橘红3克　桃仁3克　忍冬藤15克　络石藤6克

按语：此案病情复杂，既有抽搐，又有运动障碍、进行性智力减退，治疗难度较大。赵老根据证候特点，辨证为痰热蒙闭清窍，兼有肝风内动，用息风止痉，清心开窍，化痰清热诸法治疗。选用降压一号丸、化风锭为主方，坚持治疗七个月而获显效，后改用滋养肝肾、清心开窍法巩固之。因系外地患者，未能追访远期效果，但近期效果是肯定的。

9. 王某，男，11岁，病历号199884。

患儿在八年前患癫痫至今未愈，现每年发作一至三次，多在晚间发作，发作时口吐痰沫，牙关紧闭，不省人事。近日发作较勤，抽搐时间较长，服苯妥英钠或注射镇静药后方解，发作后感觉头痛，睡眠不安，时有烦急。曾在各医院治疗无效，故来门诊，诊为痰痫。为平素痰热内伏，复受惊恐，扰及厥阴所致。

立法：清热化痰，镇惊定搐，活血息风。

方药：生侧柏10克　天竺黄6克　胆草6克　地龙6克青石10克　橘红6克　磁石10克　红花3克　桃仁5克钩藤5克　全蝎3克　焦楂10克

化风锭1丸，日2次。

上方加减共进三十六剂，症状平稳，唯痰多，纳差，舌无苔，脉弦缓，再拟前法化裁。

钩藤5克　青礞石12克　法夏5克　桃仁5克　红花6克　磁石10克　全蝎3克　地龙10克　化橘红6克　胆草6克　神曲10克　炒麦芽10克

化风锭1丸，日2次。

上方加减又进三十六剂，症状平稳，惟痰多，纳差，舌无苔，脉弦缓，再拟前法化裁。

钩藤5克　青礞石12克　法夏5克　桃仁5克　红花6克　磁石10克　全蝎3克　地龙10克　化橘红6克　胆草6克　神曲10克　炒麦芽10克

化风锭一丸，每日二次。

上药又进十六剂，合化风锭二十丸后，三周来门诊诉服药后再未发作抽搐，继续治疗四个月后，用礞石滚痰丸和医痫无双丸交替服用，巩固疗效。一年后来门诊，痫搐基本痊愈。

按语：赵老治疗痫证，大法以逐痰、镇惊、清心安神、平肝定抽、通经活络为大法。痫证不论哪一类型，都有痰蒙心包，心失所养的病机，所以凡属因惊夹热，炼液生痰，阻于心窍，即有突发昏仆搐搦之象。待痰外泻，卫气苏回，则神清搐止。赵老在治各种类型的痫证时，都不能缺少豁痰、祛痰类药物，如半夏、竹沥、胆南星、天竺黄、杏仁等。此例，以痰热为主，故除重用豁痰药物外，还配以通经活血的生侧柏、红花、桃仁，镇静定搐，平肝息风的胆草、钩藤、全蝎等，疗效较满意。

10. 陈某，男，9 岁，病历号 196213。

一年前突然发作昏仆抽搐，每次发作持续约十分钟，口吐涎沫，诊时脉弦细，舌质微红，诊为惊痫，乃因惊夹热，痰阻空窍，故突发昏仆抽搐。须迫痰排泻，卫气苏回，则搐始止。

立法：清热开窍，活血息风，镇惊定搐。

方药：红花 5 克　生地 12 克　菖蒲 6 克　礞石 12 克桃仁 3 克　钩藤 6 克　全虫 3 克　天麻 6 克　磁石 12 克　珍珠母 15 克　神曲 12 克　黄芩 6 克

服上药后数月未发作，但劳累又复犯病，当时抽搐流涎，尿失禁，持续半小时，舌洁，脉弦细，再按前法加减为治。

礞石 10 克　地龙 6 克　钩藤 5 克　全虫 5 克　桃仁 6 克红花 3 克　生侧柏 10 克　桑枝 10 克　天竺黄 10 克　神曲 10 克　菖蒲 10 克　天麻 6 克

化风锭每服 1 丸，日 2 次。

服上药加减三月，余症基本痊愈，未再复发。

按语：此案治疗采用镇惊定搐，开窍息风，活血行血法，则收到明显效果。方中磁石、礞石、珍珠母，有平肝镇惊之效，钩藤、天麻、全虫、地龙有息风止抽之力，妙在桃仁、侧柏活血行血，以增强息风止抽之功。这些用药特点，都是赵老多年临床实践的结晶。

11. 于某，男，11岁，病历号210545。

1973年10月19日初诊：患儿于1971年1月开始，左手擅动，渐发为惊痫抽搐，一至二月发作一次，每次发作约30~40分钟，神识昏迷，呼吸有时窒息，醒后疲乏无力，经某医院诊断为癫痫，嘱服鲁米那和苯妥英钠，每次各1片，日服3次。现已服药一年半，至今未见明显效果。舌质微红，脉弦沉。证属惊热伤肝，脑络受损，而致惊痫之候。

生石决明12克　青礞石12克　全蝎5克　红花3克　地龙6克　生侧柏10克　桃仁5克　蜈蚣1条　天竺黄10克　橘络10克　代赭石10克　生草3克

1974年1月11日，家长代述服药六剂，痫搐仅发作一次，约20分钟，大便正常，舌质微红，仍按原方加减。

钩藤5克　菖蒲10克　代赭石10克　全蝎3克　生石决明12克　红花5克　桃仁泥3克　天麻6克　天竺黄10克　茯神10克　煅牡蛎10克　青礞石10克

1974年1月29日三诊：全身轻松，已不困乏，心烦手未颤，西药逐渐减少，现已停用。舌质如常，脉缓，仍服前方六剂。

1974年2月11日四诊：经赵老治疗后，未发现痫搐。曾于2月7日早晨感觉手指发麻，但未见抽搐发作，自诉停西药20天以上，精神无不适，要求丸药常服。

丸药处方：

代赭石10克　煅牡蛎12克　云苓12克　青礞石15克　钩藤6克　桃仁5克　南红花5克　珍珠母24克　地龙6克　磁石10克　生侧柏10克　橘红6克　蜈蚣2条　天麻6克

以上药五剂，共轧细末，蜜丸，丸重10克，每服1丸，日服 2 次。

按语：《素问·至真要大论》谓"诸风掉眩，皆属于肝"，故有风气通于肝之说。风动则木摇，头项强直震颤，皆风之为患。采取息风镇痉如天麻、蜈蚣、全蝎、地龙等品，以止抽。礞石、竺黄、石决明、橘络以疏络化痰；桃仁、红花、侧柏、钩藤用以活血止风，可以达到定搐息风、镇惊消痰的作用。

12. 田某，男，4 岁半，病历号 208876。

1973 年 7 月 12 日初诊：1970 年 3 月发现癫痫，症见头向左倾，不能走路，意识清楚，四肢无抽搐，此后一个月左右发病一次，出麻疹和高烧时抽风二次，在某医院诊为癫痫。曾以鲁米那、利眠宁治疗，三个月未发作。近来常因扁桃体发炎红肿，大便干燥诱发痫证。目前咳嗽，有痰，舌质边红，脉弦。证属肝风内动，痰热扰心。

立法：息风，清热，化痰，佐以活血。

方药：天竺黄 10 克　南红花 3 克　磁石 10 克　青礞石 10 克　神曲 12 克　钩藤 5 克　地龙 6 克　桃仁 6 克　生侧柏 10 克　全蝎 5 克　天麻 5 克　生甘草 3 克

二诊：1973 年 7 月 24 日，癫痫未发，舌质无特殊，微有薄白苔，脉弦缓。再以清热息风定搐。

忍冬藤 10 克　黑玄参 6 克　青礞石 10 克　神曲 6 克　桃仁 5 克　生侧柏 6 克　全蝎 3 克　磁石 10 克　地龙 5 克　麦冬 10 克　连翘 6 克　生甘草 3 克

三诊：1973 年 8 月 16 日，痫未再发，近日大便又干，口有糜烂，再以清热润肠息风之剂。

天竺黄 10 克　忍冬花 10 克　钩藤 3 克　全蝎 3 克　黄芩 6 克　生地 10 克　神曲 10 克　蝉蜕 5 克　地龙 6 克　炒

栀子5克　连翘10克　生甘草3克

四诊：1973年9月13日，服药期间扁桃体化脓，发烧，但癫痫未发，苔微黄，脉滑数。

钩藤5克　青礞石10克　神曲10克　全虫3克　地龙5克　蝉蜕5克　生侧柏6克　生地10克　黄芩6克　麦冬10克　连翘10克　生甘草3克

五诊：1973年10月11日，扁桃体摘除，近日头部太阳穴处疼，有伤风表现，治疗疏风解表止痛。

杭菊10克　白芷6克　蔓荆子10克　薄荷2.4克　使君子10克　荆芥穗3克　淡豆豉5克　银花藤10克　炒鸡内金10克　神曲10克

六诊：1973年11月13日，代诉痫搐已7个月未发，近日微有咽红，咳嗽声重，浊痰多。再以清肺化痰止搐药五剂，配服丸药。

另：医痫无双丸10袋，每服三分之二袋，每日1次。

按语：本病治疗时首先采用清热息风定搐，经过数次治疗，病势始终未见发作，在扁桃体化脓、高烧、感冒等情况下，都未见癫痫发作，近期疗效满意。

13. 吕某，女，2岁半，病历号201070。

1973年1月30日初诊：患癫痫一年半，发作时面赤，两手握持不放，两足拘急，发憋，每晚睡前发作，经其他医院治疗不效，来我院求治。赵老初诊时脉沉数，苔薄黄，诊为癫痫。属于肝火上升，肝风内扰。

立法：清肝，定搐，活血，息风。

方药：代赭石6克　龙胆草5克　钩藤3克　红花3克　桃仁5克　全蝎3克　黄芩10克　伸筋草10克　磁石10克　生地12克　神曲10克　焦军3克　天麻6克

服药九剂，随访半年未再发作。

按语：此例痫搐因肝火上升，肝风内扰所致，所以治疗以清肝、镇肝息风为主，药选龙胆草、代赭石、磁石、天麻、钩藤、全蝎等，合用桃仁、红花等以活血，并有增强息风的作用，取其"治风先治血，血行风自灭"之理，这也是赵老治疗癫痫常用的大法。

14. 刘男，8岁，病历号68185。

三岁时患麻疹，高烧抽风，此后始发癫痫，五年来每日发作一次，每次约3～20分钟，发作时两目上吊，牙关紧闭，手足抽动，时有啼叫，夜间尤甚，发作后入睡，醒后不知发作时情形，屡经外院治疗，不见好转，乃来我院求治。诊时舌苔黄腻，脉平。此乃病后痰热不清，肝阳偏亢之痫症。

立法：涤痰镇惊，清肝息风。

方药：当归6克　朱茯神6克　朱远志6克　炒杏仁6克　钩藤6克　化橘红6克　清水蝎3克　僵蚕6克　甘草5克

服药三剂未再发作，夜睡安静，一直守方治疗，三年后随访，一直未再发作。

按语：本案麻疹高烧抽风后继发癫痫，乃因痰热不清，肝阳偏亢，重用涤痰镇惊、清肝息风法而获效。

15. 黄女，10岁，病历号209995。

1973年9月7日初诊：1971年由惊吓后抽搐，在某某等医院诊治，均诊为癫痫。服鲁米那、苯妥英钠、僵蛹等未能很好控制。1972年6月抽搐频发，即来我院就诊。按脉弦细，观舌质微红，无垢苔。诊断为癫痫，法以镇惊息风、化痰止搐为治。

方药：天竺黄 10 克　青礞石 10 克　钩藤 5 克　生侧柏 10 克　地龙 6 克　蝉蜕 5 克　南红花 10 克　磁石 6 克　桃仁 3 克　茯神 10 克　全蝎 3 克　蜈蚣 1 条

1973 年 9 月 14 日复诊：痫搐未发作，但仍烦躁痰多。舌质微红，脉象沉细。守上方加减。

方药：青礞石 12 克　化橘红 6 克　地龙 6 克　全蝎 3 克　桃仁 5 克　菖蒲 6 克　茯神 10 克　南红花 5 克　钩藤 5 克　生侧柏 10 克　神曲 10 克　生甘草 3 克

1973 年 9 月 21 日复诊：急躁轻减，痰少眠安，镇静剂减半，未发病，舌脉同前，仍按前法加减续服。

钩藤 5 克　生侧柏 10 克　青礞石 10 克　蜈蚣 1 条　南红花 3 克　桃仁泥 5 克　地龙 6 克　全蝎 3 克　法夏 3 克　橘络 5 克　生地 10 克　生草 3 克

1973 年 10 月 12 日复诊：镇静药已全停，病未犯。脉沉缓，舌无垢苔。继服下方：

青礞石 10 克　南红花 5 克　菖蒲 6 克　全蝎 3 克　生侧柏 10 克　钩藤 5 克　茯神 10 克　地龙 6 克　橘络 5 克　胆草 6 克　黄柏 3 克　生草 3 克

连续治疗半年，随访一年，病一直未犯。

按语：癫痫实属顽固之疾，每易复发，治疗务必耐心、持久，特别是在使用西药镇静剂的情况下，不可骤然停药，要在中药有疗效后逐渐减量。

本案用镇惊息风，化痰止搐之法缓解，其中天竺黄、青礞石、磁石、全蝎、蜈蚣、钩藤、蝉蜕、桃仁、红花、生侧柏是赵老治疗癫痫最常用的药物。

16. 王某，男，28 岁，病例号 103750。

1963 年 3 月初诊：8 年前午睡时突发喊叫，抽搐 4 ~ 5 分钟，昏迷约 1 小时方醒，醒后疲乏甚，以后约每年发作数次，大多在夜间发作，吐沫，无咬舌，小便失禁，但常从床上跌下。1958年劳累后发作次数增多，至去年几乎每月发作一次，今年九个月发作十二次，近二个月更频。与上二次发作相隔只九天，外地医院诊为癫痫。近服苯妥英钠0.5片，每日2次，已一个半月，病后头痛，精神差，嗜睡，记忆减退，阅读不耐久，纳佳，便调。既往健康。出生时情况无记忆，无外伤、脑炎、脑膜炎史，无慢性咳嗽、咯血史，无生食动物性食物史。二十岁前患伤寒、疟疾。父及妹甲状腺大，同乡亦有类似病人。查体一般情况佳。血压115/75毫米汞柱，甲状腺大，活动。心肺腹均无异常，膝反射钝，腿不肿。脉弦小滑，舌尖红，苔薄腻，即给予牛黄清心丸10丸，每日睡前服1丸。

上药服完后转赵老诊治。

诊时自诉服上药后尚平稳，近日尚未发作。唯仍感神倦嗜睡，偶有轻度头痛，烦急较减，舌无垢苔，脉象弦数，再以和肝，定搐，降痰热之剂。

广郁金10克　钩藤3克　全蝎3克　南红花5克　生石决明12克　杭菊10克　白芷10克　大生地12克　胆草6克　通草5克　丹皮6克　代赭石6克

1963年3月20日二诊：服前药癫痫尚未发作，仍有头眩晕，睡眠不安，梦多，脉象沉缓，舌苔黄白相杂，津少，痰热虽减，但仍心血不足，再以养心血、安神和肝之剂。

当归10克　生熟地各10克　酸枣仁10克　白芷6克　杭菊10克　肥知母6克　柏子仁6克　远志5克　丹参6克　云苓10克　五味子1.5克

1963年3月25日三诊：服前药后仍感疲乏，常有头眩头痛，食后欲寐，脉象沉缓，舌质边红，中心苔薄黄。证属心血不足，脾运功能减弱，肝阳上冲之候，再以和肝健脾，定搐清头眩之剂。

怀山药 10 克　焦麦稻芽各 10 克　杭菊 12 克　生熟地各 10 克　全蝎 2.4 克　南红花 5 克　川芎 6 克　朱远志 6 克　酒胆草 6 克　代赭石 6 克　白芷 6 克　生石决明 12 克

降压一号丸，100 丸，每服 2 丸，日 2 次。

化风锭，50 丸，每服 1 丸，日 2 次。

1963 年 3 月 29 日四诊：服前方尚平稳，头眩痛减轻，偶有口干，尿短黄，舌尖略红，舌苔薄黄，脉象左弦右缓。

继服前方加用炒栀衣 5 克，山萸肉 10 克。

1964 年 6 月 17 日五诊：自服上药后，已一年余病未犯。近又感觉周身疲倦乏力，饭后多思困睡，如睡不好，则体力支持不了工作。舌质边微红，苔薄黄，脉象左弦缓右滑。证恐因于脾虚则肢倦，子病累及母则肝阳易亢。法以健脾和肝止搐之剂。

云苓 10 克　炒白术 6 克　炒薏仁 12 克　神曲 10 克　炒枣仁 10 克　山萸肉 10 克　泽泻 6 克　钩藤 3 克　生石决明 10 克　鹿角胶 6 克　人参 6 克

降压一号丸，60 丸，每服 2 丸，日服 2 次。

化风锭，30 丸，每服 1 丸，日服 2 次。

1965 年 2 月 5 日六诊：1964 年 10 月 1 日发病一次，约 2～3 分钟，主要为白日劳动过剧，睡眠较晚所致。现经常感觉疲乏无力，多思睡眠，舌苔无垢，脉象沉细。恐为脾肾不足所致。法以丸剂滋益之。

九转黄精丹，180 克，每服 10 克，日服二次。

1965 年 2 月 10 日六诊：服前丸药后，感觉周身拘紧，仍多疲倦思睡，食纳尚好，脉象芤数，再以健脾和肝宁神之剂。

怀山药 10 克　炒白术 6 克　龙胆草 5 克　生石决明 12

克　桃仁泥 5 克　龟板胶 10 克　煅牡蛎 10 克　银柴胡 5 克
生熟地各 6 克　当归 6 克　通草 3 克

降压一号丸，120 丸，每服 2 丸，日 1 次。

化风锭，60 丸，每服 1 丸，日 1 次。

先后治疗近两年而愈。

按语：此病近十年，标实本虚，开始用清热化痰、平肝止搐之剂治其标，继用养血安神、健脾益气之品培补其本，历时两年，此顽固之疾获愈。

17. 郑某，男，3 个月，病历号 215511。

1976 年 10 月 10 日初诊：患儿于妊娠期四月，其母曾行子宫浆膜下肌瘤切除术，于足月行计划性剖腹产。出生后十天即开始左半身抽搐，逐渐加重，于五十八天后发展到每日抽搐五至七次，在某医院诊断为小儿癫痫，用鲁米那及安定治疗，症状得到控制。在患儿七十天时，家长自动减药，抽搐又犯，日五次。指纹隐伏，舌无垢苔。

此乃胎前蕴热，热动肝风而为痫搐。治重清热息风，活血止抽。

方药：钩藤 3 克　天竺黄 6 克　全蝎 1 克　天麻 3 克
莲子心 3 克　麦冬 10 克　南红花 1.5 克　黄芩 5 克

并加用化风锭。

治疗经过，以上方为主，随方加入珍珠母 6 克，胆南星 2.4 克，磁石 10 克，蝉蜕 2.4 克，僵蚕面 2.4 克等共治疗四十天，抽搐一直未犯，鲁米那等药由减量到全部停用，近期疗效明显。

按语：此案抓住胎前蕴热，热动肝风这个证候特点，用黄芩、莲子心、麦冬等清热；天麻、钩藤、全蝎、化风锭等息风；红花活血，治疗四十天而获愈。

大脑发育不全

【论治】

大脑发育不全是先天疾患，其临床表现各有不同，大体可分为下列几种情况。

1. 智力障碍：痴呆无语，不懂人事，但口内知觉存在，遇有好吃食物可以咀嚼吞咽，若遇有不好吃食物或泥沙类可以自动吐出。中医认为此症病在心，所谓"心气盛者，则伶俐多言笑，形神清而多发；气怯者，则性痴而迟语，发久不出。"故治疗应重清心醒脑益智兼降痰。方选泻心导赤汤和珍珠散化裁：

生地 10 克　川连 3 克　甘草 5 克　麦冬 10 克　茯神 12 克　当归 6 克　羚羊粉 1.2 克　大黄 3 克　雄黄 6 克　珍珠 5 粒（研冲）　朱砂 1.5 克（分冲）

2. 癫痫小发作：轻度脑发育不全常伴癫痫小发作，如头摇目斜，前仰后栽，肢体抽动，须臾即可缓解。兼有呆痴表现，治疗可服定搐化风锭，每次 1 丸，日 2 次。汤剂用全蝎散加减：

全蝎 2.4 克　僵蚕 6 克　甘草 3 克　黄芩 6 克　羚羊粉 1 克　赤芍 6 克　桂枝 5 克　天麻 5 克　钩藤 6 克

3. 运动功能障碍，临床可见单瘫或偏瘫，或全身瘫痪。若属于强直性瘫痪者，多因痰热循经入络，独阳少阴，水不涵木，血不荣筋所致。法宜滋阴抑阳，平肝息风。方选独活寄生汤，加用桃仁、全蝎、侧柏、木瓜、松节等。

88

另一类为弛缓性瘫痪，大多与肾气不足有关，治疗应以补益肾气为主，佐以强筋骨，利关节之剂，可选用小续命汤加伸筋草、杜仲、红花、黄芪、续断之类。

总起来说，此病治疗颇为困难，赵老的体会，凡是脑发育不全，但部分知觉尚好的，这样疗效好，如果全部知觉失灵，则中药疗效也较困难。治疗此病主要是从心、肝、脾、肾论治，因为心主神明，心之声为言，故凡思维、智力、语言障碍者，多责之于心，肾为先天之本，藏精主智，肝主筋，主风，凡属运动功能障碍者多以肝治，脾为后天之本，精神、体力的增强非后天壮实不可，所以治疗时也不能忽视。但治疗重点在清心开窍，醒神利脑，赵老常用的方药是：

菖蒲6克　石决明12克　珍珠母10克　玳瑁10克　蝉蜕6克　桃仁3克　南红花5克　全蝎3克　僵蚕10克　莲心5克　天竺黄10克　牛黄0.6克（分兑）（或用熊胆0.6克）

可以根据临床证候特点加减。

【病案】

1. 郑某，男，12岁，病历号215378，1975年11月26日初诊。

其母妊娠期间患甲状腺肿，加上年高体弱，营养差，全身浮肿比较明显，曾服多种药物治疗，产后逐渐发现患儿智力低下，坐立、说话、行走都较迟；至7岁还发音不清；现已12岁，生活尚不能自理，好歹不分，打人毁物，乱跑乱动，不避危险，说话不清楚，更不会数数。脉沉弦，舌苔薄黄。

诊断：大脑发育不全。

辨证：肝火炽盛，痰阻包络。

治则：清肝泻火，清心化痰。

处方：磁石12克　通草3克　红花4.5克　石菖蒲9克　莲子心6克　桃仁4.5克　蝉衣6克　龙胆草6克　炒山栀4.5克　生地12克　生甘草3克　神曲6克

治疗经过：以上方为主治疗三个月，患儿智力略见恢复，开始知道好坏，会说简单话（如："我要吃饭"，"把东西给我"），并能回答一般问题，稍安静，但仍好动多言，而语言不清。继用平肝镇惊、清心醒脑之剂。处方：

石菖蒲9克　莲子心6克　麦冬心6克　玳瑁6克　茯神12克　桃仁4.5克　天花粉9克　连翘9克　益智仁9克　龙胆草6克　生甘草3克

化风锭每次1丸，一日2次。

至1976年9月1日，经治九个月，患儿智力又有所好转，能认、写简单的字，精神较前安定，可帮助家庭做点小事（如扫地、擦桌子），生活基本能够自理，但仍时而多言好动，夜寐肢体抽动，守上法治疗。

益智仁9克　石菖蒲9克　茯神9克　远志9克　当归9克　莲子心3克　麦冬9克　生石决明30克　代赭石30克　磁石30克　僵蚕9克　珍珠母30克

连续治疗两年，患儿智力明显进步，语言较前清楚，对话明白，能认、写一些字，并能算简单算术和上街买菜。但此病究系先天疾患，智力仍十分低下。现继续用上方加减治疗，并加用头针治疗。1979年8月31日随访，患儿已能拿着妈妈写的纸条到商店选购东西，看完电影能说出某些片断内容，说话也稍有逻辑性。

按语：大脑发育不全以智力低下为主，也兼有精神异常、癫痫发作、运动障碍或失语失明等等。中医儿科学称之为"五软""五迟"，一般按虚证处理。赵老根据"心主神明""肝主风"和"诸风掉眩皆属于肝"的理论，结合多年临床实践，认为此病主要原因是心神受损和肝风内动，也兼有肾气不足，脾气虚弱的因素。所以，他常用清心开窍、安神醒脑、平肝息风的治法。

本例患儿智力低下兼有精神异常。赵老认证为肝火炽盛、痰阻包络。用磁石、龙胆草、玳瑁、生石决明等清肝平肝；用莲子心、山栀子、麦冬、连翘清心泻火；用石菖蒲、茯神、远志等安神醒脑，化痰开窍；用桃仁、红花、生地活血凉血，取其"治风先治血，血行风自灭"之意，目的是加强平肝息风之力；用化风锭、蝉衣镇惊息风；佐益智仁，既益脾胃又理元气，赵老认为有增强益智安神的作用。连续治疗两年，取得一定的效果。

2. 胡某，女，8 岁，病历号 137401，1966 年 6 月 16 日初诊。

患儿为难产，出生后不会吮奶，不会哭，4 岁才开始学走路，至今 8 岁仍走路不稳，经常跌倒，两手拿东西不灵活，不能端水碗，说话不清楚，只能讲简单话，不能回答提问。表情如 2～3 岁儿童。经多方治疗未见明显效果。脉象沉弦，舌质正常，无苔。

诊断：大脑发育不全。

辨证：心肾两虚，筋骨失养，经络不通。

治则：首重滋益心肾，继用舒经通络、强壮筋骨之品。

处方：黄精9克　朱茯神9克　鹿角霜6克　杭白芍9克　枸杞子6克　石菖蒲4.5克　生熟地各9克　益智仁6克　潼蒺藜6克　银柴胡4.5克　龙胆草4.5克

治疗经过：上方治疗一个月以后，改用丸药治疗。

痿痹通络丹每次1丸，1日2次；降压一号丸每次半丸，日服2次。痿痹通络丹是赵老的经验方，有舒筋活血，疏风通络，通利关节的功效。

用上两种丸药坚持治疗七个月，行路稳，已不跌倒，说话清楚，一般话能讲，但较慢，手持物较前进步，但欠灵活。再继续服用上述两种丸药半年，至1976年8月8日，患儿一般情况好，智力明显进步，上肢活动也灵活，改用益肾补精，强壮筋骨之剂常服。

熟地60克　怀山药60克　茯苓60克　泽泻30克　山萸肉30克　川牛膝30克　鸡血藤30克　虎胫骨15克　石菖蒲15克　菟丝子60克　鹿角胶15克　龟板30克

共研细末，蜜为丸，每丸重6克，每次服1丸，日服2次。

按语：此案智力低下兼肢体软弱无力，为心肾两虚、筋骨失养、经络不通的证候。赵老先后采用滋益心肾，舒经通络、强壮筋骨的治疗原则，用黄精、潼蒺藜、鹿角霜、枸杞子、熟地等补精益肾，用朱茯神、石菖蒲、益智仁等益心醒脑，用痿痹通络丹舒经活络，通利关节。此方专治下肢痿软无力，步履艰难，是赵老多年临床经验的结晶。另外，本案方中还加用了龙胆草、银柴胡、生地、白芍和降压一号丸（此丸药有清肝降火的功用）等清肝平肝凉血清热之品。可见，赵老治疗此类疾病十分注意清火平肝抑木，用意是慎防

"肝风内动"。这个临床经验是以小儿"肝常有余"的理论为指导的。

3. 李某，男，3 岁，病历号 139473，1965 年 6 月 11 日初诊。

患儿初生时难产，加用产钳致使颅内出血，影响大脑发育而智力低下，现已 3 岁，还不会说话，不会走路，双目活动不灵活，口斜多涎。脉偏弦滑，舌苔白。

诊断：大脑发育不全。

辨证：肝经风热，筋骨失养。

治则：平肝息风，强壮筋骨，兼通经活络。

处方：石菖蒲 6 克　木瓜 6 克　牛膝 9 克　红花 3 克
伸筋草 6 克　僵蚕 6 克　全蝎 2.4 克　蝉衣 3 克

降压一号丸，每次服半丸，日服 2 次；

痿痹通络丹，每次服 1 丸，日服 2 次。

治疗经过：用以上方药治疗五个月，至 1965 年 11 月 17 日，患儿双目活动已灵活，口斜多涎消失，可以喊叫，但吐字不清，已能单独行走几步。脉沉涩，舌质红，白苔，单用丸药治疗。

降压一号丸每次半丸，日服 2 次；

礞石滚痰丸每次 2 克，日服 2 次。

再治 4 个月，患儿已能独自行走，听觉、视觉均好转，能讲简单话，但不清楚。继续用上述丸药治疗。

按语：赵老抓住本案口斜多涎、双目活动不灵和脉弦偏滑的证候特点辨证为肝经风热；又根据不会走路、不会说话的特点，认证为筋骨失养，经络不通。所以赵老用降压一号丸、全蝎、僵蚕、蝉衣清热平肝息风；用牛膝、木瓜、伸筋草和痿痹通络丹等舒经活络、强壮筋骨；略佐红花活血，石菖蒲开窍，并在以后的治疗中加用礞石滚痰丸清热坠痰。所用药物并无补益之品，而以"清、消"两法为主。治疗九个月而获一定疗效，可见治疗大脑发育不全，并非一定要用"补"法。

4. 史某，男，半岁，病历号 126519，1964 年 6 月 1 日初诊。

出生后即抽风，一日发作 4～5 次，犯病时两眼上翻，口吐白沫，四肢抽动，持续约 8～15 分钟始缓解。患儿表情呆痴，对任何刺激无反应。

指纹隐紫，舌苔厚腻剥脱。

诊断：①脑发育不全；②癫痫。

辨证：肝风内动，痰蒙心窍。

治则：平肝息风，活血化痰，佐以消导。

对方：钩藤 8 克　僵蚕 6 克　桃仁 4.5 克　南红花 2.4 克　全蝎 3 克　天麻 3 克　龙胆草 4.5 克　生侧柏 6 克　化橘红 3 克　天竺黄 6 克　焦军 3 克　焦麦芽 6 克

牛黄镇惊丸每次半丸，日服 2 次。

治疗经过：经治两个月，抽搐由每日 4～5 次减少至 1 次，持续时间明显缩短，两眼较前灵活，已较懂事，想玩。再治三个月。第一个月内未见抽搐，下肢时有震颤，大便带黏液，小便黄，脉略数，舌苔薄黄可见剥脱。仍守上方加减治疗。

钩藤 3 克　生龙牡各 6 克　南红花 3 克　桃仁泥 6 克　僵蚕 6 克　化橘红 4.5 克　全蝎 3 克　天竺黄 6 克　黄芩 3 克　焦军 3 克　生甘草 3 克

牛黄镇惊丸每次半丸，日服 2 次。

至 1966 年 3 月 9 日，患儿一直未再抽搐，智力亦有所进步，能够玩耍。

按语：此案为脑发育不全，兼有癫痫发作。赵老认证为肝风内动，痰蒙心窍。用平肝息风、活血化痰法为主治疗，目的是止抽搐。坚持治疗三个月而抽搐止，智力也因此有所进步，可见治疗此类病人并非要补肾为主，可以考虑怪病多痰瘀的治疗规律。

5. 段女，8 岁，病历号 188146。

1972 年 10 月 20 日初诊：智力发育不良，发烧抽风已四年。四年前突然发烧、抽风，经本地卫生站，西城区某医院注射镇静剂转某医院。住院 7 天，出院后，每遇发烧（38.5℃）即患抽风，一个月或三个月发作一次，智力低下，语言不利，记忆力差，数字概念不清，脉沉弦有力，舌苔薄黄，证属毒热灼伤脑络，劫动肝风。法以醒脑开窍，平肝活血之剂。

菖蒲 10 克　莲子心 5 克　生地 10 克　广橘红 6 克　杭菊 6 克　蒲公英 10 克　天竺黄 10 克　代赭石 10 克　南红花 3 克　玳瑁 6 克　生甘草 3 克

1972 年 11 月 17 日复诊：上方加减共服二十二剂，在此期间曾三次发烧达 38℃，未见抽风。患儿较前安静，智力有所好转，仍守前法。

珍珠母 10 克　炒栀子 5 克　菖蒲 10 克　桃仁 5 克　南红花 3 克　钩藤 6 克　焦楂 6 克　寒水石 12 克　代赭石 10 克　蝉蜕 6 克　玳瑁 6 克　莲心 5 克

1972 年 12 月 1 日复诊：服前药智力好转，但较常人差，曾掉入泥坑后发烧也未抽搐，舌苔薄黄，脉弦有力，再以清心醒脑降痰热之剂。

广橘红 6 克　代赭石 10 克　珍珠母 10 克　焦楂 6 克　生侧柏 6 克　南红花 3 克　桃仁 5 克　生地 10 克　花粉 10 克　寒水石 12 克　蝉蜕 6 克　生草 3 克

1973 年 2 月 9 日复诊：上方加减治疗两个月余，多次发烧未犯抽搐，且感冒后体温不至立即增高，智力好转，脉弦数，无垢苔，再以醒神开窍，清脑之剂。

龙胆草 6 克　代赭石 10 克　生石膏 18 克　菖蒲 10 克　钩藤 5 克　益智仁 10 克　麦冬 10 克　茯神 10 克　蝉蜕 5 克　银花 10 克　珍珠母 10 克　桃仁 5 克

以上方为主加减治疗并配合使用降压一号丸，共治疗一年余，患儿抽搐已止，智力明显好转，能独立思考，可以算算术，可讲清楚的普通话。

按语：此类病人，究其致病因素，不外热伤脑络，劫动肝风。首先使用息风、醒脑、解毒、清热的药物，继而采用清心降痰，醒窍安神方剂，促使疗效巩固。同时加用活血行血之品，以促使生机转化，寓泻于补，使患儿高烧抽风得愈，智力也见好转。

中毒性脑病和脑炎后遗症

【论治】

本病的临床症状表现与大脑发育不全有相似之处，其不同者多属继发病，疗效一般比前者好，处理原则与前者大同小异。此病中医认为是温热邪毒蒙闭中宫，心阴受到严重损害，直冲犯脑，造成呆痴，语言不清，智力低下，运动障碍，抽搐等。

治疗时重用醒脑息风，同时要解毒，活血，化痰。赵老常用的经验方如下：

钩藤6克　莲子心5克　紫地丁10克　蝉蜕6克　连翘10克　僵蚕6克　菖蒲6克　红花3克　桃仁3克　全蝎2.4克　地龙6克　熊胆1.5克（分兑）

可以随症加减，如有发烧、腹泻、呕吐、痉挛等临时症状，应当急则治标，治疗时切勿拘泥一方一法。

【病案】

1. 张某，女，8岁，住院号2909，1959年4月21日入院。

发烧一天，伴轻咳，汗多，呕吐。今日频发抽风，一小时抽搐五次，共抽风十五次，昏睡谵语。大便数日未行，小便少。

入院检查：体温38.4℃，嗜睡状，面色苍白，颈稍硬，肺叩诊右侧稍浊，可闻少许小水泡音，心腹未见异常，膝腱反射正常，右足蹠反射阳性，克氏征阳性。

脑脊液检查：潘氏试验阳性，糖第2管以上阳性，白细胞数3个/立方毫米，未见细菌。

血常规化验：血色素14.9克，红细胞537万/立方毫米，白细胞总数67500/立方毫米，嗜中性粒细胞91%，淋巴细胞9%。

X线透视检查：右肺下野呈片状模糊阴影，两肺纹理普遍增厚。

赵老视诊：面色萎黄无泽，口中恶臭，舌苔黄腻，两脉沉伏，左脉较弦细。

诊断：①大叶性肺炎，②中毒性脑病。

辨证：热毒内蕴肺胃，积滞不化。

治则：清热解毒，导滞化湿。

处方：香薷9克　扁豆花6克　厚朴花4.5克　金银花12克　连翘9克　杭菊12克　苏叶3克　龙胆草6克　姜黄连3克　广犀角3克　生石膏24克

紫雪散1克/次，日服2次，冲服。

西药用青霉素10万单位/次，每日2次，肌注；并临时加用鲁米那0.1克/次，肌注。

治疗经过：第二天，抽搐明显减少，神识较前清楚；仍呕吐，灌肠通便（便色黑，恶臭），小便不利，舌苔黄腻，脉左弦右滑。肠胃积热较盛，于上方中酌加消导清热之品：焦山楂6克，焦槟榔6克，焦军6克，黄芩9克，鲜生地12克，淡竹叶3克；去掉苏叶、厚朴花、广犀角。服一剂体温完全正常，神识清楚，可以坐起，不抽搐，未呕吐，能喝米汤；唯有大便闭结，小便短赤，口干，渴思凉饮，舌苔老黄厚腻，脉沉数。再予滋阴润肠，通腑导滞法。

鲜生地12克　鲜石斛9克　元明粉3克　生大黄7.5克　炒枳壳6克　滑石块12克　焦楂榔各4.5克　黄芩6克　银花9克　连翘6克　藿香9克

用壬金散1克，分两次冲服。

仅服一剂大便通下，小便通利，精神较好，纳食增加，偶有咳嗽，腻苔减，脉稍滑数。改用清解余热、消导积滞法善后。住院第七天，肺部啰音消失。第九天X线胸透仅右肺下野纹理增厚，血象检查正常，痊愈出院。

按语：本案西医诊断为大叶性肺炎合并中毒性脑病。赵老根据发烧，呕吐，口中臭恶，大便数日不行，小便少，舌苔黄腻，两脉沉伏等主要症状特点，辨证为热毒内蕴肺胃，积滞不化；虽有抽风、昏睡、谵语等症状，赵老都责之为热毒内壅上扰神明所致，故治疗着重清热解毒、消积导滞。因积久必生湿，所以佐以化湿。方中广犀角、生石膏、黄连、龙胆草、银花、连翘、紫雪散均为清热解毒之品，酌加香薷、苏叶、扁豆花、厚朴花等既能消积滞，又能化湿浊之品。但通降之力不够，所以在以后方中加入焦山楂、焦槟榔、焦军、生大黄、元明粉等通下之品。处理过程中无一味止痉之品而抽止，随证选方而肺炎愈。说明了中医治病"必求其本"和"辨证施治"的重要性。

2. 刘某，男，3岁，门诊号161361，1966年10月22日初诊。

患儿八个月前患病毒性脑炎，使左下肢拘挛，不能站立，乃致左半身运动失灵，渐见失语，不会哭，右眼歪斜；但智力尚佳，曾在当地（黑龙江佳木斯市）和北京某医院诊疗未见效。来诊时检查：智力尚佳，不会言语，右眼歪斜，左上下肢肌张力增强，膝腱反射稍亢进。全身有散在性出血点，心肺腹未见异常。脉象沉数有力，舌无垢苔。

血象检查：血色素12.6克，白细胞总数6700/立方毫米，嗜中性粒细胞48%，淋巴细胞52%，出血时间7.5分钟，凝血时间9分钟，血小板4.8万/立方毫米。

诊断：①病毒性脑炎后遗症；②血小板减少性紫癜。

辨证：肝风内动，瘀痰阻络。

治则：平肝息风，活血化痰，舒筋活络。

处方：当归6克　生地9克　僵蚕6克　杭菊6克　天竺黄6克　伸筋草6克　连翘9克

降压一号丸每次1丸，日服2次。

治疗经过：以上方为基础，后适当加入活血凉血药物，如桃仁3克，丹皮4.5克，生侧柏9克；祛风止痉药物，如天麻3克、钩藤4.5克，全蝎3克，蝉衣4.5克；强壮筋骨药物，如川牛膝、杜仲。以及化风锭每次1丸，日服2次；痿痹通络丹（见经验方选）每次1丸，日服2次。先后治疗近三个月，患儿逐渐能够说话、唱歌，右眼不斜视，并能够站立。全身出血点、斑明显减少，血小板数目增加至7.1万/立方毫米。收到较好的临床效果，带上方药返乡调养。

按语：此案病情复杂，既有脑炎后遗症，又有血小板减少性紫癜。赵老从错综复杂的证候中，抓住左侧肢体拘挛、右眼歪斜、不会言语，兼见全身出血点，认证为肝风内动、瘀痰阻络。"拘挛""斜视"是肝风内动的表现。《素问·至真要大论》中载"诸风掉眩，皆属于肝"；"诸暴强直，皆属于风"。肝风属于内风，形成原因很多。历代医家侧重于内脏的失调和肝脏本身的病变；赵老从临床实践出发，认为肝风与经络的通达，气血的流通有很密切的关系。临床表现为拘挛、震颤、抽动、强直、歪斜等症状，多有经络受阻，气血不通，筋脉失养，即所谓内风时起，乘巅袭络的现象。所以平肝息风一定要与活血化瘀，舒经通络，强壮筋骨诸法合用，以达相辅相成的治疗目的，改善新陈代谢，增强机体抗病机能。本案的治疗就是范例。处方中降压一号丸、化风锭、菊花、天麻、僵蚕、全蝎、钩藤、蝉衣，重在平肝息风；当归、生地、桃仁、丹皮、生侧柏叶，活血凉血，止血化瘀；天竺黄、连翘，清热化痰；川牛膝、杜仲、伸筋草、痿痹通络丹，舒经通络，强壮筋骨。配方时药物可以增加，但治法必不可少。这些是赵老多年积累的宝贵经验。

3. 陈某，男，4岁，病历号215373，1976年6月9日初诊。

患儿于6个月前高烧，呕吐。烧退、吐止之后，逐渐发

100

现左眼视力丧失，左耳聋，左侧肢体活动不灵，不能自动前行。在本地区（牡丹江市）和北京某医院诊断为病毒性脑炎后遗症，经治无效，转来我院治疗。

赵老诊视：舌质微红，无垢苔，脉沉弦。

诊断：脑炎后遗症。

辨证：风热伤肝，筋脉失养。

治则：清肝明目，活血散风，舒筋通脉。

处方：白蒺藜9克　生石决明15克　羌活4.5克　桑枝12克　钩藤6克　南红花4.5克　大生地15克　生侧柏叶9克　连翘9克　木瓜9克　川牛膝9克

治疗经过：以上为基本方，后随证继用清肝明目之品如谷精草9克，石斛9克，杭菊9克，羚羊粉1.2克，以及祛风止痉，舒筋活络之品如僵蚕6克，蜈蚣1条，伸筋草6克等，共治疗一个月。视力、听觉逐渐恢复，可以自动步行，达到临床明显好转，带下方返乡调养。

茺蔚子6克　白蒺藜9克　生石决明12克　磁石12克生熟地各9克　杭芍6克　生侧柏9克　蜈蚣1条　南红花3克　杭菊9克　生甘草3克　银柴胡3克　羚羊粉0.6克（分2次冲服）

按：此脑炎后遗症患者主要是左眼视觉、左耳听觉丧失，兼有左侧肢体运动障碍。赵老认证为风热伤肝，筋脉失养，治疗以清肝明目为主，选用白蒺藜、生石决明、谷精草、石斛、杭菊、羚羊角诸药，但也合用了祛风止痉、活血化瘀、舒筋通络等治疗原则。使此疑难之病，治疗一个月恢复了视力、听觉，并可自动行走。临床效果是明显的。

4. 陈某，男，2岁，病历号115572，1963年6月22日初诊。

患儿六个月前患百日咳，并发肺炎合并中毒性脑病。百日咳、肺炎治愈后，目不能视，失语，左侧上下肢瘫痪，右侧肢体抖动，颈项强直，烦急呻吟，夜寐不安。

检查：神识不清，颈硬，目斜视，仅有光感，左上下肢强直性痉挛，右上下肢肌肉紧张，腱反射减弱。

赵老视诊：唇红，舌质红，脉象沉涩。

诊断：脑病后遗症。

辨证：热毒深陷厥阴，瘀血内阻经络。

处方：钩藤3克　全蝎3克　天竺黄6克　玳瑁6克　南红花3克　鲜生地9克　僵蚕6克　化橘红4.5克　桃仁3克　伸筋草6克　金银花藤9克

用千金散每服0.6克，日服2次，冲服。

治疗经过：在服上方的同时，加服降压一号丸（每服1丸，日服2次）、化风锭（每服1丸，日服2次），共治疗一个月。1963年7月24日来诊：目无斜视，右上肢已能屈伸，右手能持物，已对刺激有反应，会笑，饮食、二便均正常；但仍无视觉，舌质红，有糜烂点，脉象沉涩。守上方加重清肝明目之品。

羚羊粉0.3克（冲服）　生石决明12克　白蒺藜6克　僵蚕6克　桃仁泥4.5克　全蝎2.4克　钩藤3克　蜈蚣1条　生地9克　黄芩4.5克　金银花藤6克　焦军3.6克

再治疗二十天，1963年8月16日诊治，左半身肢体已可自主活动，虽有视觉但视物模糊，多烦急，智力仍差。舌质微红，脉象沉涩。守上法，酌加开窍醒脑之品：

菖蒲6克　川郁金6克　玳瑁4.5克　桃仁泥4.5克　龙胆草3克　银柴胡4.5克　生地9克　赤芍3克　生侧柏6克　僵蚕6克　全蝎2.4克

用壬金散每次 0.5 克冲服，日服 2 次。连续治疗三个月。

至 1963 年 12 月 4 日，患儿智力明显恢复，可以学挤眼，学羞人，四肢可以自由活动，视力明显好转，但不会行走。改用痿痹通络丹、降压一号丸、化风锭缓调，交替服用，每次 1 丸，1 日 2 次。

先后治疗一年零一个月。至 1964 年 7 月 24 日，患儿已能走路，眼睛完全复明，智力良好，临床基本治愈，随访三年，一切正常。

按语：赵老认为形成脑炎后遗症的主要原因是热毒未能外解内清，深陷于足厥阴，侵犯脑髓，阻塞经络，影响气血之运行，筋骨之濡养。故产生呆痴、失语、失明、失聪、抽搐、瘫痪、癫狂等病证。治疗时可根据不同的表现用药，呆痴者要益智醒脑；失语者要活络通窍；失明者要清肝明目；失聪者要补肾养肝；抽搐者要平肝息风；瘫痪者要通经活络、强壮筋骨；癫狂者要镇静安神。同时要配合活血凉血、清热泻火的治疗法则。本案既有神识不清、失明失语，又有瘫痪，肢抽，烦急不寐，治疗颇为困难。赵老抓住热毒深陷厥阴、瘀血内阻经络的证候特点，用壬金散清热解毒透邪，用玳瑁、钩藤、全蝎、僵蚕等药平肝息风，佐用红花、桃仁、伸筋草、银花藤、生地、天竺黄、化橘红等活血通络化痰之品，使此顽固之疾治疗一个月而神识清，肢体活动转佳。由于仍无视觉，随即重用羚羊角、生石决明、白蒺藜等清肝明目的药物。最后终获治愈，并有较好的远期疗效。

5. 袁某，女，5 岁，病历号 134157，1965 年 1 月 18 日初诊。

患儿一岁时患重型中毒性痢疾，在北京某医院住院治疗。痢疾愈后而智力低下，不会言语，不懂话，表情痴呆，睡眠不安，大便干结。脉沉弦细，舌质微红，无垢苔。

诊断：中毒性脑病后遗症。

辨证：热伤脑髓，蒙闭心窍。

治则：清心醒脑，活血开窍。

处方：石菖蒲 6 克　玳瑁 6 克　生石决明 9 克　南红花 3 克　花粉 9 克　连翘 9 克　全蝎 3 克　天竺黄 6 克　蝉衣 4.5 克　莲子心 3 克　酒军 4.5 克　花粉 9 克

牛黄抱龙丸每次服 1 丸半，日服 2 次。

治疗经过：以上方为主，后随证加入钩藤、远志、僵蚕、桃仁、元参、生地、郁金、龙胆草等品，治疗两个半月。患儿可以喊爸爸、妈妈，并可以说简单的话，能听懂一般语言。再配合降压一号丸（每次 1 丸，日服 2 次）牛黄清心丸（每次半丸，日服 2 次），治疗两个半月。至 1965 年 6 月 6 日，患儿已能回答问题，能与小朋友打闹，但语言不清楚，睡眠不安适，脉弦数有力，舌苔中心黄。继用清心醒脑，凉血活血，祛风安神法。

炒栀仁 4.5 克　白茅根 9 克　生地 9 克　莲子心 4.5 克　大小蓟各 9 克　僵蚕 6 克　全蝎 2.4 克　桃仁泥 4.5 克　银花 9 克　朱茯神 9 克　朱远志 9 克

牛黄镇惊丸每次 1 丸，日服 2 次。

1965 年 11 月 12 日再诊，患儿生活已能自理，能与小朋友玩耍，但较同龄儿童智力仍是低下，继予醒神益智涤痰之剂常服。

石菖蒲 6 克　天竺黄 4.5 克　蝉衣 3 克　化橘红 3 克　僵蚕 6 克　杭菊 6 克

经三年多随访，智力逐步恢复，一般情况均好。

按语：本案主要症状为呆痴、失语，所以治疗重用清心醒脑、活血开窍法，选用牛黄抱龙丸、牛黄清心丸、石菖蒲、莲子心、连翘、红花、桃仁、生地、郁金等方药为主治疗。但也同时使用了平肝息风（生石决明、玳瑁、蝉衣、钩藤），清热化痰（龙胆草、栀仁、白茅根、天竺黄），镇静安神（远志、茯神、牛黄镇惊丸）等治法。赵老认为，治疗中毒性脑病后遗症这样一类顽固、慢性病患要有方有守。清代吴鞠通吸取前人经验，创立大小定风珠、三甲复脉汤诸方，育阴潜阳之法始被广泛使用。赵老重用清心醒脑法外，又采用了活血行瘀开窍之法，推动血行，以清热息风，增强机体抗病机能，以达智力逐渐恢复。治疗中不宜随便改方，同时要坚持治疗。

6. 陶某，女，3岁，病历号82638。

1961年6月26日初诊：半年前因烫伤继发感染，高烧达41℃，合并脑膜炎，反复抽风十余次，经治疗感染控制，但后遗抽风，每遇发烧发作更甚，伴有头痛、呕吐、颈项强直等症状，先后住院九次，未能治愈。近日饮食欠佳，夜眠尚可，大小便正常，舌质微红，指纹隐紫，脉细数，系表邪之后，余毒未净，热犯厥阴。

立法：清肝热，化余毒，息风止痉。

方药：钩藤2.4克　桃仁3克　杏仁3克　银花10克僵蚕5克　麦冬10克　浙贝6克　焦麦稻芽各6克　焦军3克　连翘6克　生草2.4克

化风锭，每服1丸，日服3次。

6月30日来诊：服药2剂，诸症平稳，未再抽搐，原方加减继服三剂。

钩藤3克　银花10克　天竺黄5克　广橘红5克　麦冬

10 克　浙贝 6 克　知母 5 克　焦麦芽 10 克　桃仁 3 克　焦军 3 克

化风锭，每服 1 丸，日服 2 次。

经治疗四十日，未再抽风，精神食欲均好，乃予原方化裁巩固之。

按语：患儿病后遗留抽搐动风，究其原因，不外患儿本身内热过盛，灼伤肝络。《内经》上载："诸风掉眩，皆属于肝。"解除这类病儿的痛苦，都应当采用清肝热息风止痉，为治疗上的主要对策。化风锭为清热息风、镇惊止抽之良方，适用于脑膜炎、脑炎后遗症。

7. 李某，男，2 岁 8 个月，病历号 212129。

1974 年 5 月 10 日初诊：半年前因患病毒性脑炎，留有后遗症，经常抽搐，每日约有二十余次，双目失明，说话不清，脉沉弦稍数，舌苔净，证系平素肝阳偏亢，复感温毒，伤及脑络所致。

立法：清热平肝，活血息风，佐以开窍。

方药：菖蒲 6 克　蝉蜕 5 克　生地 10 克　生石决明 12 克　生寒水石 12 克　桃仁泥 3 克　知母 5 克　钩藤 5 克　全蝎 2.4 克　珍珠母 10 克　神曲 10 克　生草 3 克

以上方为主，随证加减治疗五十五天，抽搐由一日二十余次减为十天左右抽搐五至六次，双目已能视物，但智力仍差，说话不利。仍宗前法加减调治。

钩藤 5 克　白蒺藜 10 克　生石决明 12 克　全蝎 3 克　南红花 5 克　桃仁泥 3 克　生石膏 24 克　蝉蜕 6 克　生侧柏 10 克　金银藤 10 克　天竺黄 10 克　生草 3 克

再治三个半月，抽搐止，视觉恢复，说话较前清楚，智力有所进步。但仍烦躁起急，欲动不静。此肝热不清，肝阳上亢，再重用清热平肝，镇惊活血之法。

钩藤5克　天麻6克　龙胆草5克　山栀子6克　生石决明15克　煅牡蛎12克　生地12克　桃仁3克　南红花3克　莲子心5克　地龙6克　蜈蚣2条

按语：本例病毒性脑炎后遗症既有抽搐，又有失明，赵老从肝论治，重清肝热平肝阳，用石决明、珍珠母、龙胆草之类，兼用活血息风之品，共治半年，获得较满意的临床效果。

8. 袁某，女，5岁，病历号134157。

患儿在一岁时患中毒痢合并中毒性脑病，经某医院治疗，留有语言迟钝，智力低下，两眼发直，视物模糊等症。大便干，舌质微红，苔薄黄，脉沉数。证系温毒灼伤脑络，犯扰厥阴心包所致。

立法：清心解毒，醒脑和肝，活血息风。

方药：莲子心1.5克　连翘10克　天竺黄6克　花粉10克　酒军3克　菖蒲6克　远志6克　生石决明10克　石斛10克　玳瑁10克　桃仁6克　僵蚕6克　全蝎3克

上方加减共调治二月余，病情有好转，两目视物较前灵活，语言较前流利，智力亦有进步，大便转软，舌质微红，苔薄黄，脉弦细，再拟前法加减。

龙胆草6克　南红花5克　生石决明12克　僵蚕6克　连翘10克　炒栀子6克　焦楂榔各10克　生地炭6克　菖蒲5克　川郁金6克　生草3克

上方继服用两月，病情逐渐好转，效果基本巩固。

按语：赵老治疗此类患儿的指导思想，首先认为病毒脑炎，乃温毒邪热，深入脑络、厥阴，瘀积凝滞，蒙蔽心窍。当时治疗应重用解毒化秽，芳香醒窍，否则邪毒缠绵深入，由实转虚，内陷营血，可造成后遗顽固不治之症。治疗后遗症之法，除用一般醒脑开窍，息风化浊之剂外，且多与清其虚热，解毒活血和肝之品相配伍。

如本例患儿患中毒痢后遗脑病，语言迟钝，智力呆痴，两目视物呆板。经服用中药清心解毒、醒脑和肝、活血息风之剂，很快使病情有好转。这种视觉、听觉、智力迟钝，语言能力低下，皆属因病损害了小儿神经中枢，使脑发育障碍。赵老从临床经验中体会到，凡是脑病，如果部分知觉尚好，这样治疗希望比较大，设若全部知觉失灵，则中药效果也不甚理想。

9. 周某，女，10 岁，病历号 87661。

1961 年 9 月 27 日初诊：生后十个月，曾患重病，高烧抽风，病后目光呆滞，视而不见，精神异常，不能讲话，哭笑无常，左上下肢运动障碍，手不能握物，走路横行，步态不稳，脉沉弦数，舌无垢苔，诊为中毒脑病后遗症，视神经萎缩，乃邪入脑髓，损及经络所致。

立法：益智，和肝，舒络，开窍。

方药：菖蒲 6 克　远志 5 克　连心麦冬 10 克　桃仁泥 5 克　玳瑁 6 克　炒栀衣 5 克　大生地 10 克　化橘红 6 克　焦楂肉 10 克　木通 5 克　生草 5 克

10 月 4 日服药后变化不大，继以益智、开窍之剂治之。

益智仁 6 克　朱远志 6 克　连心麦冬 12 克　菖蒲 6 克　玳瑁 6 克　知母 6 克　化橘红 5 克　伸筋草 6 克　南红花 3 克　大生地 10 克

上方服十余剂，诸症稍见进步，舌苔垢腻，脉沉细缓，继以原方加减，拟开窍、益智、清心，佐以涤痰之剂。

益智仁 6 克　玳瑁 6 克　连心麦冬 10 克　菖蒲 6 克　南

红花 3 克　焦麦芽 10 克　生地 10 克　礞石 3 克　化橘红 5 克　瓜蒌 12 克　生草 5 克

一周后来诊，诸症见好转，以丸剂缓调之。

降压一号丸，六十丸，每服一丸半，日二次。

1962 年 1 月 12 日再诊：经服药，走路已能辨识途径，语言较清楚，但记忆力仍差，理解力慢。

舌无垢苔，舌质略红，脉象沉细。再拟清心开窍，滋益之剂。

菖蒲 6 克　益智仁 10 克　朱寸冬 6 克　南沙参 10 克钩藤 3 克　丝瓜络 10 克　桃仁 3 克　莲子心 3 克　玄参 6 克

服药十余剂，现神识较前有进步，记忆力尚差，继以前方加减。

菖蒲 6 克　生石决明 12 克　煅牡蛎 10 克　朱远志 6 克　玳瑁 6 克　朱寸冬 10 克　莲子心 5 克　化橘红 6 克　天竺黄 6 克　石斛 10 克　生草 3 克

上方服十余剂后，视力见好转，目视灵活，视野扩大，言语如前，步行稳健些。

至 4 月 18 日来诊，诉分析事物能力稍有好转，舌无垢苔，脉尚迟缓，仍以益智开窍和中之剂。

益智仁 10 克　石菖蒲 6 克　生石决明 12 克　莲子心 5 克　石斛 6 克　天竺黄 6 克　浙贝母 10 克　炒杏仁 5 克　茯神 10 克　生草 3 克　生龟板 10 克

服上方一月后，患儿来诊，家长诉智力有所好转，可以认识一般的物品，精神食欲尚好，舌无垢苔，脉濡细，仍以前方加减。

败龟板 10 克　益智仁 10 克　石菖蒲 6 克　莲子心 5 克盐黄柏 5 克　石斛 10 克　远志 6 克　木通 5 克　白通草 3 克

南红花 3 克　杭芍 6 克

因患儿病情重，经服药后诸症有进步，对一般事物能记忆，但只维持几分钟，目能视，但平衡控制差，动作不协调，以后以针灸、电疗等治疗。

按语：《灵枢·大惑论》指出，"五脏六腑之精气，皆上注于目……"本案为邪毒犯脑，温热蒙蔽中宫，心阴受损，视而不见，以至精神异常，肢体活动失灵。心阴蒙蔽，则哭笑无常，脑部受损，则肢体有所障碍。治疗采用开窍、清心、疏络、和肝，致使这顽固疾患，治疗后有所好转。

10. 韩某，女，5 岁半，病历号 183691。

一周来因右上、下肢震颤，头向左倾，口角向左歪斜，于 1976 年 6 月 28 日住北京某医院儿科。入院前两周，曾有发烧、咳嗽、流涕，经治三天烧退，但较易疲乏。入院后查体：右鼻唇沟浅，口角略向左歪，舌正中，右上肢肌张力高，伴不自主震颤，右侧腹壁反射（－），右侧巴彬斯基氏征（＋），踝阵挛（＋）。脑脊液检查：白细胞 2 个/立方毫米，蛋白 65 毫克％，糖 68 毫克％，氯化物 655 毫克％。血色素 13 克％，白细胞 10550/立方毫米，中性 68％，淋巴 27％，单核 5％，血沉 7 毫米/1 小时。超声波检查；中线波有移位。当即请另一医院神经外科会诊：根据曾有发热，起病较快，目前表现右侧轻瘫，伴肢体震颤，复查超声波中线向右移位，考虑左半球较深部病变，性质待定，不除外占位性病变，建议查同位素、脑扫描，必要时做左颈动脉造影。1976 年 7 月 12 日来门诊治疗。症状如上述，舌质微红，无垢腻苔，脉沉缓。诊为风中经络，劫动肝风之候。治以祛风活络、平肝息风法。

方药：防风 6 克　羌活 3 克　蝉蜕 5 克　桑枝 10 克　全

蝎3克　地龙6克　丝瓜络6克　生石决明12克　天竺黄10克　南红花5克　生侧柏10克

服上方9剂，病情稳定，未再恶化，精神，食纳转好。建议家长在继续服用中药的同时，进一步检查，以便明确诊断。

1976年7月23日在某医院作脑同位素扫描发现：前后位、左侧位、右侧位均见在中线稍偏左部有明显的放射性浓集区，提示为占位性病变；但脑血管造影未提示占位性病变。

由于唐山一带强烈地震，患儿中断了一段时间检查治疗，仅服用上方12剂。

1976年9月13日二诊：检查神清，右上、下肢不全瘫，伴不自主震颤，眼底出现早期水肿。脉象沉数，舌质略红。仍系风中经络、肝风未熄之候。治重平肝息风、活血通络，并佐人参益气生津，意在扶正祛邪。

方药：生石决明10克　僵蚕面3克（冲）　钩藤6克地龙6克　橘络5克　桑枝10克　银花藤10克　南红花5克　桃仁3克　生侧柏10克　当归6克　人参1.5克

1976年10月8日三诊：连服上方二十余剂，右侧肢体活动恢复，震颤明显减轻，仅觉夜间右上肢发麻，搓揉则好转。风邪渐除，肝风渐平，但血脉不畅，经络失养，故见麻木。治重养血活血、通经活络，佐息风之品。

方药：当归10克　杭芍6克　大生地12克　桃仁5克南红花3克　生侧柏10克　桑枝12克　橘络6克　伸筋草10克　地龙6克　淡竹叶6克　生甘草3克

1976年10月15日四诊：经以上处理麻木消失，已无明显自觉症状，仅右手在用力握物时略感颤动。脉沉缓，舌正常。用益气通络、调和营卫之法善后。

方药：生黄芪 12 克　党参 10 克　枸杞子 10 克　桂枝尖 5 克　杭白芍 5 克　炙甘草 3 克　钩藤 6 克　地龙 6 克　橘络 5 克　生石决明 15 克　煅牡蛎 15 克　生侧柏 15 克

1976 年 10 月 30 日五诊：患儿跑跳如常，无自觉症状。在北京某医院复查同位素扫描，结果前后位、左侧位、右侧位均未见到放射性异常浓聚。

按语：现代医学根据发病前有感冒发烧史，起病较快，脑脊液检查蛋白增高，氯化物降低，糖正常，脑血管造影及脑同位素扫描复查结果除外了脑部占位性病变，最后诊断为病毒性脑炎。根据口角歪斜、半身不遂等症状特点相当于中医学的中风范畴。

有关中风的病因病机，历代医家论述颇多，但众说不一，有主风，有主火，有主气，有主痰。有分真中、类中；有分内风、外风。赵老认为本例患儿中风主要是外感风邪，中于经络，引动肝风。赵老责之为机体气血本虚。正如《灵枢·百病始生》记载："卒然逢疾风暴雨而不病者，盖无虚，故邪不能独伤人。此必因虚邪之风，与其身形，两虚相得，乃客其形。"由于气血虚，经络失养，易为邪风所中；由于肝藏血，血虚不能养肝，容易导致肝风内动。所以，气血虚是内因，风邪是外因，内因是发病的依据，外因是发病的条件，外因通过内因而起作用。赵老根据这个认识，在治疗此类疾病过程中既注意祛外邪，又注重扶正气。一般情况下，早期以祛邪为主；中期于祛邪的同时，佐以扶正；疾病恢复期以扶正为主。本例患儿的治疗，开始针对邪风，以治风为主，重用防风、羌活、蝉蜕等散风药物；同时加用全蝎、地龙、生石决明等药平肝息风，佐红花、生侧柏活血，意在加强祛风之力。赵老的经验是：有邪先祛邪，用药恰当不仅不伤正，相反可以起到邪除正安之效。实践证明，在邪盛正未衰的情况下，祛邪愈彻底，疗效更快，后遗症更少。但到了一定阶段，邪势已减之后，就可加入扶正之品，本例在第二诊加入人参、当归益气养血即本此意；病到恢复期，邪去而正气未复，就重用扶正之品，赵老根据本病气血虚为内因的认识，用黄芪、党参补气，当归、白芍补血，以巩固疗效。

惊　风

【论治】

小儿惊风没有季节的限制，多因宿乳停滞，内蕴化热，感染外邪，夹触惊悸，所以发则突然高烧，烦躁不安，神倦多眠。若见睡不实、唇干、鼻窝口角色青，是惊风的先兆症状。惊风发生则痰壅漉漉，气粗不匀，手脚瘈疭，或口眼相引，项背强直等。

中医治疗惊风主要采用清心镇肝、除痰解热、息风止痉的原则。常用的成方有：定搐化风锭、小儿急惊粉、牛黄抱龙丸、蛇胆陈皮、保元丹、牛黄镇惊丸、琥珀抱龙丸、小儿脐风散等。

赵老常用的经验方是天麻钩藤饮加减。

天麻3克　钩藤6克　银花10克　桃仁3克　炒栀子3克　天竺黄10克　僵蚕6克　全蝎2.4克　薄荷1.5克　芥穗3克

并加用定搐化风锭。每服1丸，日2次。

方中天麻、钩藤、全蝎、僵蚕为息风止痉、解毒清热，银花、芥穗、薄荷、炒栀子疏散表邪、清解邪热，桃仁以行血，天竺黄以豁痰。

赵老常用的药物有：

钩藤——惊痫瘈疭，抽搐肝风。石决明——入肝软坚，明目止搐。天麻——息风止痉，眩晕拘挛。珍珠母——镇心坠痰，安魂退翳。磁石——潜阳镇静，安神止眩。羚羊——清肝解热，醒神祛风。全蝎——息风镇痉，止搐解毒。僵蚕——散风解热，息风祛痰。地龙——高热抽风，通经利水。蜈蚣——搜风定搐，结节肿毒。玳瑁——清脑醒神，解毒息风。白附子——中风麻痹，散寒祛痰。熊胆——退热明目，功归肝胆。胆星——痉痫风疾，善走肝胆。

附：慢惊风

此病主要因为津血枯损，筋脉失荣，外邪久羁，化燥动风；加之元阳不足，气阴两伤，治宜扶正止抽，固气息风。用固真汤加减：

人参3克　白术6克　肉桂2.4克　黄芪10克　阿胶6克　炙草3克　橘红5克　僵蚕6克　云苓10克　天麻5克

方中人参、黄芪、白术、肉桂为峻补元气；僵蚕、天麻、阿胶可息风救逆；橘红、云苓以益胃，炙草以和脾。此方对于形体瘦弱、小抽无力、阴虚液亏、元阳欲脱的慢惊风症有一定效果。

【病案】

1. 许某，女，3岁，住北京西黄城根56号，1953年2月25日初诊。

　　高烧壮热，惊风抽搐，鼻窝口角色青，呕呃上逆，关纹紫长，为急惊风症。

　　黄芩6克　钩藤1.3克　双花6克　桃杏仁各3克　朱寸冬6克　军咀4.7克　鲜生地10克　薄荷1.3克

　　另引用镇惊丸1丸，分化。

　　服上方二剂，药后体温降，未再发抽搐，再进药一剂。

　　双花4.7克　鲜生地10克　僵蚕1.6克　桃仁泥3克钩藤1.6克　橘络3克　军咀3克　朱茯神4.7克

　　半月后患儿重染外感，午夜增烧，睡眠不实，脉纹紫长。但未发抽搐。

　　鲜生地10克　杭菊3克　桃杏仁各2.6克　黄芩4.7克银花3克　军咀4.7克　钩藤1.3克

　　引用薄荷1克，化风锭2丸分冲。

　　二剂后热退病愈。

　　按语：小儿急惊风，症状表现有热、痰、风、惊四大症。热邪为主，热极则生痰生风，热甚则耗津劫液，伤阴动风。赵老用黄芩清上焦肺胃之热，双花清热解毒，军咀（生大黄片）直泻热毒。钩藤、薄荷入肝经疏风清热、息风定惊，桃杏仁合用润燥祛痰。妙在用麦冬润肺清心、养胃生津，生地清热养阴。正如清·叶天士所说："温邪从阴，里热为病，清热必以存阴为务耳。"赵老处方中处处顾护阴液，故而使病儿转危为安。

　　赵老常以中成药为引。本案用牛黄镇惊丸及化风锭，目的在于加强息风定惊之力。

　　2. 韩某，女，8个月，住西直门南关36号，1953年2月27日就诊。

突发高热，惊风抽搐，关纹紫。

桃仁泥2.6克　钩藤1.3克　焦麦芽4.7克　银花3克
杭菊3克　朱寸冬4.7克　僵蚕1克

引用化毒散0.7克，化风锭1丸，分别冲化服用。

用药一剂，热退痉止。

按语：本案赵老以钩藤除热息风定惊，银花清热解毒，杭菊清肝热，用桃仁泥活血散瘀，有"血行风自灭"之理，僵蚕化痰散结，息风定惊。焦麦芽以消食行滞，使胃腑得通，食滞得以化解而不生热，仍用麦冬以养胃生津，清心养阴。组方丝丝入扣，一剂而获愈。

3. 陈某，男，4岁，住天桥西市场41号，1953年3月1日初诊。

午夜高热，惊风抽搐，来势凶猛，纹紫长，以息风、清热、退热之剂挽治。

双花4.7克　清水蝎1个　桃杏仁各2.6克　浙贝母4.7克　寸冬6克　黄芩3克　天竺黄2.6克

引用牛黄镇惊丸2丸，分化服用。

服药二剂而愈。

按语：本案以除痰止痉为要旨。从病案记录中有"惊风抽搐，来势凶猛"字句，推断本例抽搐较重，故而用清水蝎息风止痉，浙贝母、天竺黄清化痰热，桃杏仁润肠通便，使热邪外泄，桃仁尚有润燥祛瘀之力，化解热郁瘀滞而不伤阴。组方中仍用麦冬清心益胃生津，再次体现赵老处处顾护阴液的学术思想。

病毒性心肌炎

【论治】

病毒性心肌炎轻重悬殊，病情复杂，病程又长，很难用一法一方治疗。中医主要根据其临床症状特点、病人素质、外界气候变化进行辨证施治。赵老认为：危重病例（如心力衰竭、心源性休克等），一定要中西医结合抢救。急性病毒性心肌炎，症见低烧，自汗，心悸，气短，烦躁不安，面色苍白。脉细数无力，舌质红，苔白或黄。此多因热邪内扰，心气受损，肺阴有伤。

治宜清热生津，养心益气。

方选竹叶石膏汤合生脉散加减：

淡竹叶6克　生石膏15克　麦冬10克　清半夏3克五味子10克　人参6克　连翘10克　远志6克　柏子仁6克

方中竹叶、石膏、连翘清热不伤气阴；人参、麦冬、五味子益气生脉，能使心神有所养；远志、柏子仁、半夏安神定志，且祛有形之痰，以防痰热搏结凌心犯肺；生甘草调和诸药。

有表证应解表；里热重者要清里；痰热盛者清化痰热。总应辨证施治，不能拘泥一法一方。

慢性病毒性心肌炎患者，要注意辨别心气虚还是心阴虚。

1. 心气虚：症见心慌气短，倦怠乏力，动则尤甚。周身浮肿，下肢较剧，纳谷不香，胸腹满闷，大便不调，脉细无力或结代,舌质淡,苔白。

治宜益气强心,补脾肃肺。

经验方:

人参(或党参)6克　云苓10克　法夏3克　麦冬10克　远志5克　炒鸡内金10克　炒麦芽6克　炒白术6克　阿胶10克　炙甘草6克　川贝3克

2. 心阴虚:心动悸,烦躁不安,睡眠多梦,五心发热,午后尤甚。脉细数,舌质红,苔少。

治宜养心阴,降虚火。

处方:

麦冬10克　五味子6克　生熟地各10克　丹皮6克　山萸肉10克　茯神10克　泽泻6克　远志6克　人参6克　阿胶6克　玉竹6克　沙参6克

在治疗病毒性心肌炎的过程中,切忌大苦大寒、辛燥雄烈等伤津耗气之品,以甘淡、甘平之品缓调为妥。

【病案】

赵某,男,2岁。

患儿于三个月前颜面及周身浮肿,喘息抬肩,大便不润,小便量少。纳食不佳,肝脾肿大,经某医院诊为心肌炎,住院治疗三个月,症无改善,反而加重,故来我院就诊。

赵老认为患儿平素饮食伤脾,手太阴失肃,因之肺气壅塞,故喘息浮肿,不思纳食,子病及母,心气不足。治宜补脾肃肺,调和脾胃,益气强心。

党参6克　云苓6克　炒鸡金6克　炒麦芽6克　法夏3克　冬花6克　川贝3克　炒杏仁6克　炙桑皮10克　麦冬10克　瓜蒌10克　熟地10克

化风锭每服1丸，日2次。

上方加减共进二十剂，诸症大减，喘息已平，饮食大增，精神亦佳，活动如常，肝脾明显缩小，浮肿渐消，大便稍干，面色不泽，再拟健脾清肺滋阴调治。

党参10克　云苓10克　炒鸡金10克　神曲10克　麦冬6克　川贝3克　阿胶6克　沙参6克　玄参6克　石斛6克　远志5克　熟地12克

上方八剂后，经某医院检查心肌炎已近正常。症状悉无，精神、食欲、二便均正常，惟舌质微红，脉虚数。再拟清热、滋阴、除虚热，善后调理。

大麦冬10克　蒲公英6克　桃仁3克　川贝3克　青蒿10克　炒麦芽6克　煅牡蛎10克　黄芩10克　神曲10克　玉竹6克　银花10克　生草3克

按：赵老根据患儿脉症，认为是脾土虚弱，不能生金，肺气壅塞则使胃不纳气，三焦气机不利，故患儿食纳不佳，喘促浮肿，采用补脾、肃肺、滋阴等法，伴服化风锭以清热定喘，收效满意。

风湿性关节炎与类风湿性关节炎

【论治】

风湿性关节炎与类风湿性关节炎，西医诊断不同，中医称痹症，从《内经》谓"风寒湿三气杂至，合而为痹也"，说明此病致病的原因是外邪风、寒、湿。

风寒湿三邪达于经络，凝滞气血，而致关节肿痛，步履艰难，游走疼痛，治疗应以疏风活络、利关节、活血之剂，处方如下。

嫩桑枝 10 克　青海风藤各 10　克南红花 6 克　生侧柏 10 克　川牛膝 10 克　桃仁 6 克　伸筋草 10 克　松节 6 克　桂枝 6 克　威灵仙 6 克　寻骨风 6 克　秦艽 6 克

方中秦艽、桂枝、威灵仙、松节为散风活络、逐湿祛寒，红花、桃仁、桑枝、生侧柏有活血行瘀利关节之效，青海风藤、川牛膝、寻骨风、伸筋草则祛风疏络，兼利腰膝。

若关节肿痛而皮色不变，按之软绵绵者，多属虚候，应于上方中加益气之品。

若肿痛色赤，掀热作痛者多实证，应于上方中加清热解毒疏散之品。

若起病急，关节疼痛或局部灼热红肿，伴有发热烦躁，此为热痹之象，治用黄柏、防己、忍冬藤清热解毒；桂枝、桑枝、续断散风活络利关节，苍术、牛膝燥湿，兼强健腰腿。

若腰背串痛或下肢不利属于偏风气重者，治宜祛风活血通络，用桂枝、羌活、秦艽散风祛湿；桑枝、木瓜、丝瓜络疏风通络，当归、牛膝、香附、地龙入营走血。

若湿热并重，腰腿沉痛，行动不利，可用防己、威灵仙、红花、草薢活血逐风兼祛湿，木通、泽泻清利膀胱，续断、牛膝、地龙强腰腿而疏络。

在治疗此病时，还可根据男、女之别选用不同治法。男性患者可用二陈汤为主，加以大秦艽汤或二妙汤，痛甚者加乳、没、川草乌（去半夏）、松节。腰腿重者加木瓜、牛膝、地龙、千年健、杜仲、青海风藤、伸筋草、豨莶草、仙灵脾等；女性患者加用四物汤、陈黄酒、丝瓜络等。

下面再介绍一个外洗方和一个有较好疗效的经验方。

外洗方：

羌活 6 克　荆芥 6 克　独活 6 克　防风 10 克　白芷 6 克
红花 6 克　透骨草 12 克

加盐、酒、葱，煎水洗患处。

经验方：

僵蚕　川牛膝　甘草　苍术　麻黄　全蝎　乳香　没药

每味 36 克，外加马钱子 300 克。

制法：

①将乳、没用新干瓦炒至不起泡沫；

②下余六味用砂锅炒成黄色；

③马钱子先用砂锅煮，内放一把绿豆煮至开花时，剥去
马钱子外衣，用刀切成薄片，晒 2～3 天后，再用砂土炒成
黑色，连前药共轧成细面，白水送服。初服 0.3 克，渐增到
0.9 克。

主治腰腿痛，臂痛，全身或局部麻木等。

【病案】

1. 郑某，女，13 岁，1976 年 7 月 26 日门诊。

患儿近一年余指、腕、肩、膝、踝关节疼痛，时有肿
胀。体检：心肺腹无殊，右第一掌骨近端肿胀，压痛，血沉
5 毫米/第 1 小时，类风湿聚集试验阴性。经会诊，临床上符
合类风湿性关节炎，于 1976 年 7 月 26 日来我院请赵老诊
治。处方如下：

宣木瓜 6 克　桂枝尖 5 克　秦艽 6 克　伸筋草 10 克　生
侧柏 10 克　川牛膝 10 克　川续断 6 克　当归 10 克　防风 6
克　南红花 5 克　生地 12 克　羌活 5 克

药服十余剂，症状明显好转，每遇天气变化，常有反
复。又以：

川牛膝12克 桂枝6克 秦艽10克 当归10克 桃仁5克 南红花5克 生侧柏12克 伸筋草10克 天麻6克 羌活6克 丝瓜络10克 威灵仙6克

共服六剂，关节疼痛大减，关节肿胀消失，要求换方。拟以：

嫩桑枝12克 秦艽6克 木瓜10克 全蝎6克 地龙6克 桃仁5克 南红花5克 威灵仙6克 桂枝6克 川芎6克 生石膏15克 生侧柏10克 金银藤12克 钩藤6克

上药，病者共进八剂，症状全部消失，经半年后追踪访问，患儿症状未见复发。

按语：病患关节疼痛，时有肿胀，中医则多按痹证处理，即依《内经》"风寒湿三气杂至合而为痹"之说。感受寒湿，达于经络，气血凝滞，发为痹证，风湿留恋经络，营卫不得流通，而致关节肿胀，宜采用疏风活络、利关节、行血之剂。秦艽、桂枝、木瓜、羌活能够散风活络，逐散寒湿；红花、桃仁、当归、侧柏，可以活血行瘀，通利关节而止痛；伸筋草、川牛膝、续断、防风、生地则可祛风利络，兼固腰膝。共服药三十剂，痹证已瘥。

2. 何某，女，9岁，病历号81081。

半年前二次感冒均伴有周身关节红肿疼痛，延及四肢及脊柱大小关节，曾住某院诊为类风湿性关节炎。经激素等西药及理疗等治疗，并切除扁桃体，症状稍减，仍关节疼痛。心肺腹无异常，血沉第一小时30毫米，第2小时65毫米，摄片关节腔增宽。

舌无垢苔，两脉濡细，为风湿郁阻经络，串及周身，着于骨节，形成痹证。

立法：除风湿，利关节。

方药：防己10克　秦艽6克　松节6克　生侧柏10克　乳没各2.4克　羌独活各3克　炮姜5克　南红花5克　桂枝尖5克　生地6克　木瓜10克

服药二剂，疼痛稍减，加伸筋草5克，以助活血通络。又3剂，四肢屈伸活动稍有进步，住院10日，经配合针灸和外敷膏药等治疗，诸症稍减，肩关节疼痛仍著，运动受限，舌净，脉濡数，饮食欠佳，大便不调，乃改驱风活络、利关节，佐以止痛之剂。

桂枝尖5克　秦艽6克　生侧柏10克　川牛膝10克　松节6克　乳香3克　南红花5克　宣木瓜10克　桃仁泥10克　生地10克　羌独活各6克　桑枝12克

原方加减，住院一月，双腿可自动屈曲达90°，脊柱等各关节肿疼消失，仅走路时左膝尚疼，乃予前方化裁调治两个月，周身关节已无疼痛，四肢屈伸活动自如，无功能障碍，病情稳定，乃出院调治。

按语：本例乃风湿潜于经络，血液瘀阻不畅，不通则痛。治以除风湿利关节之剂，佐以活血行瘀，致使顽固痼疾，仅两个半月的时间逐渐恢复。

3. 陈某，男，10岁，病历号是11714。

患儿2年来关节疼痛，加重3个月，近5天来咽痛，关节剧痛不止。查体：双扁桃体Ⅰ～Ⅱ度肿大，充血，心尖区Ⅱ级左右收缩期杂音，肝、脾肋下触边，双膝关节肿胀，活动受限，大、小腿肌肉萎缩。赵老会诊，认为双膝胯关节肿胀，活动受限，不适已2年余，近来病势加重，不能起床活动，兼之体温渐高，昨晚达38℃，食欲差，咽肿赤疼痛，大便3日未行，舌苔黄腻糙厚，两脉沉弦数有力。证属风热郁闭经络，羁留已久，致关节不利。近又阳明肠胃，滞热内潜，兼染表邪，以使体温升高，便秘不畅。

治法：宜先治其标，清胃化滞，解表退热。

方药：宣木瓜 10 克　杭菊花 10 克　嫩桑枝 10 克　薄荷 3 克　桃仁泥 1.6 克　生石膏 26 克　焦槟榔各 6 克　川牛膝 6 克　黄芩 6 克　大黄 6 克　炒枳壳 6 克　鲜芦根 13 克

服药 3 剂后，发热稍退，纳差，仍关节痛，苔黄垢已减，脉缓数，大便日 1 行。赵老再诊为风湿郁闭经络，瘀阻作痛，兼之脾胃不和。治宜疏利关节，祛风湿，和胃之剂。处方如下：

桑寄生 10 克　独活 3 克　川牛膝 10 克　伸筋草 6 克　乳没各 3 克　桃仁泥 4.7 克　南红花 3 克　二风藤各 6 克　焦槟榔各 10 克　银花 10 克　焦军 6 克

同时用紫雪丹 1.9 克口服，每日 2 次。

服上方 3 剂，患儿口干喜饮，尚有低热，舌质红，苔黄，此乃标热之象，其痛游走，脉缓滑无力，仍为风寒所致。治宜祛风逐寒，通络定痛，用蠲痹汤、三生饮、乌头汤合用。

黄芪 13 克　防风己各 6 克　桂枝 10 克　生地 13 克　姜黄 6 克　制川乌 1.6 克　白芍 13 克　苡仁 10 克　生姜 1.6 克　大枣 3 枚　附子 6 克

服药 1 剂后，关节疼痛明显减轻，发热消失。赵老又以：

威灵仙 6 克　生姜 1.6 克　附子 6 克　生地 13 克　姜黄 6 克　制川乌 1.6 克　石斛 10 克　川牛膝 10 克　黄芪 13 克　防风己各 6 克　桂枝 10 克　白芍 13 克

服上方 2 周余，病情趋稳定，但仍有关节肿胀，屈伸不利,遇有气候变化,则关节游走性疼痛。赵老认为系由风寒侵入禀虚之体,气血凝滞,不能流历关节,予搜风则游走痛自止,温阳则寒除,气血流通。拟温阳活络、调和营卫之剂。

附子10克　生姜6克　防风6克　苡仁13克　桂枝3克　黄芪10克　白芍13克　没药6克　红花1.6克　桃仁4.7克　当归10克　牛膝13克　土虫6克

本方服用5剂后,赵老认为目前患儿标热大减,本寒渐除,有由阴转阳之趋势,此时用温经蠲寒以治本,佐以清热兼治标,趁热以获其效。拟方:

附子10克　生姜6克　制香附3克　没药6克　红花10克　桃仁泥6克　当归10克　川芎6克　川牛膝10克　地龙6克　黄芪16克　秦艽6克　独活10克　灵仙6克　石斛13克　杜仲10克

同时口服小活络丹1丸,每日2次。

服上药10余剂,患儿病情稳定,关节肿胀减轻,疼痛轻,有时不痛。

再予本方随症加减调理月余,病情稳定出院。

按语:本例患关节肿痛,其病为感受风寒湿邪,邪气痹阻经络,不通则痛,故见关节疼痛。然其病时已久,风湿郁闭,气血不通,久之则成血瘀,瘀血留于关节,故见关节肿胀,屈伸不利;复感热邪,故见关节剧痛不止,肿赤。赵老会诊患儿后,认为患儿之病寒热错杂,虚实互见,法宜先治其标热,待热除痛截之后,逐步展开疏利关节,温经通脉,祛风逐湿。然活血化瘀之法始终贯穿于每个治疗阶段,使顽症丝丝去除,病人逐日向愈。

紫　癜

【论治】

紫癜有两种：一种是过敏性紫癜；另一种是血小板减少性紫癜，现分述如下。

1. 过敏性紫癜：本病的致病原因多因血热壅盛，兼感表邪，初起斑点常呈红色，且可高出皮面，手摸可有触觉，并略有痒感；而后逐渐变为深红色，形成典型的斑点。紫癜多见于下肢，出没无常，有时臀部、上肢也可见，伴关节痛，腹痛，剧者尿血，便血。舌质红，脉滑有力。

治宜散风清热凉血。方药如下：

白茅根 12 克　大生地 12 克　银花 10 克　丹参 6 克　紫草 10 克　防风 3 克　丹皮 6 克　小蓟 10 克　茜草 6 克　桃仁 5 克

方中银花、防风清宣散风解毒；茅根、生地、丹皮、茜草凉血止血生新；丹参、紫草、桃仁、小蓟活血散瘀清热。

如果瘙痒重者，可加用芥穗、蝉蜕各 6 克；便血可加用地榆、槐花各 6 克；腹痛者加广木香、白芍、山楂各 6 克；关节痛者加用川牛膝、秦艽各 6 克，桃仁 5 克；久病不愈者可去散风药，加收敛之品，如牡蛎、山萸肉等。

如紫癜已退，皮疹未见再起，可用芡实 10 克，鸡内金 10 克，生地 12 克，丹皮 6 克，赤芍 6 克，茅根 10 克，茜草 10 克，连翘 10 克，常服善后，以防复发。

2. 血小板减少性紫癜：本病有两种表现，一种是毒热未清，耗伤阴血。多发生在热性病之后，认为是继发病。因其毒热不净，深入血分，壅遏脉络，迫血离经，此种情况既有毒热，又有阴伤，故属于半虚半实的证候。另一种是营血不足，血不归经，这种类型多呈慢性，与热性病关系不大，主要由于体质虚弱，阴血不足而致血不归经，故属虚象。

热证以后身起斑点，其色紫暗，重者兼有鼻衄，齿衄，苔黄干涩，舌质红，脉细数。

治宜清热解毒，滋阴凉血。

大生地 12 克　浙贝母 10 克　花粉 10 克　败酱草 10 克紫地丁 10 克　大青叶 12 克　连翘 12 克　大小蓟各 15 克茜草 10 克　紫草 6 克　白茅根 30 克

方中败酱草、连翘、浙贝、花粉可以解毒清营退热；大小蓟、茜草、生地、茅根为凉血、止血；地丁、大青叶、紫草解毒，寓有清热宁血的作用。

若瘀斑色呈青紫，面色㿠白，疲倦无力，盗汗自汗，手足心热，时有鼻衄，舌质淡，苔白，脉小数。宜用养血补益固敛之品。

阿胶珠 10 克　生熟地各 12 克　杭白芍 10 克　五味子 6 克　藕节 10 克　侧柏叶炭 10 克　麦冬 12 克　炒栀炭 6 克龟板 10 克

方中龟板、阿胶、当归、五味以滋阴补益固敛；生熟地、炒栀炭、侧柏叶炭以清热、凉血、止血；麦冬、白芍、藕节清虚火而兼柔润。

若出血重者可加三七面 3 克，分次冲服；心烦不眠，加炒枣仁 10 克，川连 1.5 克；食欲差者加神曲、炒鸡金各10 克。

根据赵老的临床经验，本症总以热证居多，但虚实之分尤关重要，也就是说同属血热，却有实热和虚热之分。实热

治法去其有余之火，虚热则滋其不足之阴，不过两者都需加用凉血止血之品，虚者还要补血

减退紫癜，下方疗效较好。

青黛 6 克　连翘 10 克　蝉蜕 3 克　蒲公英 10 克　银花 10 克　生地 12 克　大小蓟各 10 克　丹皮 6 克　茜草 10 克　黄芩 6 克　白茅根 10 克

附：便血、衄血、咳血

1. 便血：中医书中之近血病在腑，远血病在脏。由于脾阳失运，痰浊凝结，血不循经而下窜成病。便血时当用清血热而止便红之法。

方药：妙地榆 10 克　妙槐花 6 克　生地炭 12 克　丹皮 6 克　赤芍 6 克　炒猬皮 10 克　伏龙肝 10 克　川连 3 克　棕炭 6 克

血止后，可酌情用归脾摄血法善后。

不论近血、远血，赵老常用地榆、刺猬皮各 30 克，炒黄，共研细面，每服 3 克，红糖水送下，有一定疗效。

2. 衄血：血上逆而出于鼻者为衄。多因热邪迫血妄行，亦有阳虚致衄者，也有久衄伤精血者，当详辨。

因火亢致衄者，治宜清降凉血止血，用地黄饮子加减。

生地 15 克　阿胶 10 克　白芍 10 克　侧柏炭 6 克　地骨皮 6 克　黄芩 6 克　炒栀 5 克　大小蓟各 12 克　三七面 1.5 克（分冲）

阳虚致衄者，宜补气温摄止血。方选温摄四物汤加味：

当归 10 克　炮姜 6 克　白芍 6 克　阿胶 10 克　黄芩 3 克　黄芪 12 克　生熟地各 15 克

久衄者，宜滋养止衄散加减。

黄芪 15 克　当归 10 克　赤芍 6 克　白芍 6 克　生地 12 克　阿胶 10 克　熟地 12 克　茜草 10 克　白茅根 10 克

赵老常用的止衄验方是：鲜小蓟洗净，取汁兑白糖，每日早晚各服一杯。也可用血余炭 10 克，研极细末，吹入鼻中少许，或用童便冲服 3 克，也有效。

3. 咳血：火邪上灼肺金，咳嗽带血，喉痒，鼻干或有发热，头痛（结核病除外），可用桑杏汤合小蓟饮子加减。

桑叶 10 克　杏仁 6 克　沙参 6 克　川贝 3 克　阿胶 6 克　藕节 6 克　黄芩 6 克　大小蓟各 12 克　麦冬 10 克　茜草 10 克　生地炭 15 克

【病案】（过敏性紫癜）

1. 王某，男，9 岁，病历号 90112。

两月余脐周腹痛，阵发不止，大便燥结，周身起风团痒疹，隐没无常。旬余四肢大小关节胀疼痛，游走不定，时有低热，小腿出现紫癜，曾经中西药治疗无效。十余日来两眼浮肿，尿赤如血，腹痛加剧，食欲大减。入院检查：两下肢散在紫癜及斑丘疹，双膝关节胀肿疼痛，运动受限，心尖部可闻杂音，肺、腹未见异常。化验血色素 14.5 克%，红细胞 510 万/立方毫米，白细胞 19000/立方毫米，嗜伊红细胞计数 580/立方毫米，血小板 24 万/立方毫米，尿蛋白（＋＋＋），红细胞满视野，可见管型，血沉正常，酚红排泄试验第一小时 13%，第 2 小时 13%，血生化检查正常。舌苔薄黄，脉沉缓。

诊断：①过敏性紫癜（混合型），并发肾炎；②先天性心脏病（室间膈缺损?）；③蛔虫症。

证属：风湿内潜营分，郁阻经络。

立法：清热凉血，化湿祛风。

方药：大生地 12 克　广犀角 2.4 克　赤芍 6 克　丹皮 6 克　桃仁泥 5 克　旋覆花 10 克　荆芥穗 5 克　炒杏仁 5 克　焦军 6 克　白茅根 15 克　宣木瓜 10 克　焦楂榔各 6 克　藕节 6 克

服药二剂，腹痛已止，膝关节微感不适，行走如常，肿胀消失，下肢紫癜大部消退，半月后仅肾炎未愈，余症悉无。舌质淡，脉缓滑，下焦湿热未净，继予清热利湿之剂。

盐泽泻 6 克　细木通 6 克　桃仁泥 5 克　生杭芍 10 克　蔓荆子 10 克　防风 5 克　大腹皮 10 克　滑石 10 克　大生地 10 克　二丑各 5 克　丹皮 6 克

原方加减，调治一个半月后，仅尿化验尚未正常，已无浮肿等不适，未再出皮疹，乃改服龙胆泻肝丸，出院调治。

按语：本例认为风湿内潜营分，郁阻经络，因之关节作痛，迫血外溢肌表，而致紫癜。治以清热凉血，清化湿浊。服药二剂见效，主要是用犀角、生地、赤芍、茅根、丹皮清营凉血而兼止血；桃仁、焦军、楂、榔、藕节活血通瘀而兼解热化浊；旋覆花、芥穗、木瓜、杏仁宣散透邪，且利肺气，使紫癜消退，继发紫癜肾炎好转。

2. 杨某，女，7 岁，病历号 7425。

旬余两膝肿痛，行动不便，小腿疹点密布，两腕肿痛，皮疹隐没无常，饮食二便尚可。化验嗜伊红细胞升高，出凝血时间，血常规化验均为正常。

诊断：过敏性紫癜（关节型）。

辨证：舌苔白薄，脉缓，热毒蒸于营分，迫血妄行肌表。

立法：清营化斑，解毒凉血。

处方：黑栀仁 10 克　黄连 3 克　玄参 10 克　生地 12 克

连翘15克　青黛6克　知母6克　竹叶10克　银花15克
甘草5克　大青叶6克　丹皮5克

治疗经过：服药三剂，皮疹减少，关节肿痛消失，舌苔薄黄，脉平，原方化裁数剂而愈。

按语：本案完全根据解毒清热化瘀立法治之。前人有谓："斑者，有触目之色，而无碍手之质，或布于胸，或见于四肢，总以鲜红起发者为顺"。赵老根据这种概念，清热解毒化斑，很快得到显效。

3. 王某，女，10岁，病例号14532。

患儿因二十天来周身反复出现红色皮疹，于1977年1月13日入院。入院时检查：双下肢至臀部可见针头到黄豆粒大小、微高起皮肤之出血性皮疹，色紫红，两上肢、前臂也有少量，胸背部仅见稀疏充血性皮诊，心肺腹无殊。

尿化验：蛋白（卌），白细胞4～8，红细胞满布，颗粒管型0～2，诊断为过敏性紫癜合并肾炎。

脉滑数，苔薄黄，舌质红。用清热凉血法治疗，方以犀角地黄汤加减；后又加用强的松每日30毫克，共治疗两个多月而停服。皮疹消退，但尿蛋白一直维持（＋＋＋）不减。

1977年3月4日赵老诊治，舌质微红，脉象缓滑。考虑疗程已久，又长期使用清热凉血之剂，脾肾必虚，故治用温肾实脾法为主，佐用清热凉血之品。

方药：附子6克　肉豆蔻2.4克　茯苓12克　猪苓10克　泽泻10克　桑螵蛸12克　车前子10克　大腹皮10克　当归10克　阿胶珠10克　青黛6克　茜草10克

同时用炒鸡金90克，苡仁60克，芡实30克研粉，每次服1.5克，日服2次。

后随证加用肉豆蔻、熟地等治疗一月余，紫癜未发，无明显自觉症状。尿化验：蛋白从（＋＋＋）减至微量，红细胞从满布减到0~2，获得较好的近期效果。

按语：赵老对过敏性紫癜合并肾炎常用小蓟饮子和消斑青黛饮加减治疗，意在清热凉血，这种治法对急性期、病程短的病人合适，且有较好的疗效。但本例赵老重用温肾实脾法，这主要是考虑到病程已久，又长期使用清法治疗，必伤脾肾，所以以补为主，获得了较好的效果。

4. 甄某，男，13岁，病历号93174。

半月余周身骨节串痛，小腿出现紫癜及荨麻疹，时隐时显，鼻衄四次，经治无效，转来我院。

住院检查：两小腿散在紫癜，右髋及两膝关节活动受限，局部稍肿，心、肺、腹未见异常。化验血色素11克％，红细胞380万/立方毫米，白细胞10200/立方毫米，血小板46万/立方毫米，嗜伊红细胞计数616/立方毫米，尿蛋白（＋），红细胞（＋＋＋），血沉第一小时46毫米，第二小时85毫米，血生化检查正常，右髋关节拍片显示骨质破坏。两脉沉滑，舌质淡红少苔。

诊断：①过敏性紫癜合并肾炎；②右髋关节结核。

辨证：邪热内潜营分，迫血妄行，溢于肌表，下迫膀胱。

立法：清热凉血，化斑解毒。

方药：当归6克　赤芍6克　丹皮6克　生地炭12克白茅根15克　桃仁泥5克　大小蓟各10克　生侧柏6克怀牛膝10克　藕节炭10克　广犀角3克

服药二剂，紫癜减少，尚感头晕，小溲赤，脉细数，舌无垢苔，继予原方加减十剂，诸症悉减，唯尿血尚重，大便不畅，恐血分郁热，下移膀胱，再予清热凉血，利湿通便之剂。

盐泽泻 10 克　木通 6 克　滑石 10 克　猪苓 10 克　炒栀仁 6 克　丹皮 6 克　生地 15 克　赤芍 6 克　桃仁 5 克　火麻仁 12 克　焦军 6 克　藕节炭 10 克　白茅根炭 15 克

住院一个月，紫癜未再出现，头晕消失，尿化验蛋白微量，白细胞偶见，无管型，紫癜、肾炎基本痊愈，乃出院治疗髋关节结核。

按语：血瘀营分，充于肌表，而现紫斑，或为浮肿，或有血尿。升降失调则头眩晕，血热下移则尿血，法以清热凉血化斑解毒之剂调治。方中大小蓟、茅根、生地炭、丹皮可以凉血止血；当归、赤芍、侧柏、桃仁可以活血清营；藕节、犀角、牛膝解毒清热，而使紫癜得愈。

【病案】（血小板减少性紫癜）

1. 孙某，男，8 岁，病历号 24980。

四年来经常便血，1 年余鼻衄，每周一次，约出血 30 毫升，半年前曾出血半日不止，达 500 毫升，三日内共出血 1500 毫升左右，血小板 3100/立方毫米，血色素 6 克%，红细胞 194 万/立方毫米，经输血后脱险，其后仍不断吐血、鼻衄，六日来又大量鼻衄不止，面色萎黄，五心潮热，急来院就诊。两脉细数，舌淡无苔。

辨证：邪热久羁，耗伤营阴，迫血妄行。

立法：清营宁血，佐以化瘀。

方药：当归 10 克　生地 12 克　赤芍 6 克　丹皮 6 克白茅根 30 克　大小蓟各 12 克　桃仁泥 5 克　黑栀仁 6 克侧柏炭 12 克　藕节 10 克

服药三剂，呕血鼻衄均止，皮肤无出血点，病情好转，再予原方加减。

当归身 10 克　赤芍 6 克　大生地 12 克　丹皮 6 克　白

茅根 30 克　大小蓟各 12 克　侧柏炭 12 克　藕节 10 克　丹参 10 克　桃仁泥 5 克

继服三剂后，血小板 246600/立方毫米，血色素 13.4克%，红细胞 411 万/立方毫米，病情显著好转，继予原方化裁巩固之。

按语：本例为邪热久羁，耗伤营阴，迫血妄行。采用清营宁血，佐以化瘀，前后共服十余剂，而获满意疗效。说明阴血不足，血不归经，热毒深入，耗伤阴血之血小板减少症，采用清营宁血，活血化瘀，乃属对证。

2. 朱某，女，3 岁半，病历号 215510。

1976 年 10 月 18 日初诊：患儿自 1974 年 3 月出现鼻衄，断续多次，上下肢同时可见出血点和紫癜，每遇外伤可起青紫大包。曾在某某等院住院治疗，确诊为血小板减少症。经治好转，但每遇外感又复发，血小板数最低达到 5100/立方毫米。来诊时查血小板为 5 万/立方毫米。

此类病儿因肺气不清，热毒内潜，因之血液不宁，妄行于外。治重清金化热为主，佐以养血育阴潜阳之品。

方药：黄芩 10 克　桑叶 10 克　枇杷叶 10 克　瓜蒌 12克　南沙参 6 克　川贝 5 克　阿胶珠 10 克　当归 6 克　生熟地各 12 克　龟板胶 6 克　神曲 10 克

以上方为主，随证加用紫河车 5 克，麦冬 10 克，连续治疗二十多天，血小板数持续上升，最后达到 14 万/立方毫米，一般情况转好。

按语：本例血小板减少属于继发性，赵老抓住血小板减少每遇外感发生的这个特点，从清肺气、化热毒着手，重用黄芩、桑叶、杷叶、贝母类药物，同时配合养血育阴之品，如阿胶、沙参、当归、生熟地、龟板胶等。既可补肺，又可宁血，对于增强正气，防止外邪，治疗已病都有好处。

3. 孟某，女，2 岁半，病历号 10477。

全身皮肤见出血点 5 月余，以血小板减少性紫癜收住我科。病后曾在外院住院治疗，曾用激素、止血药效不明显。住院时血小板 4020/立方毫米，头面、躯干及四肢皮肤均见密集的针尖大小出血点，心、肺、腹无异常。

病儿热入营阴，秽浊内潜，毒素透露于肌表，发为紫癜，兼之血小板减少，脉象细数，舌尖质红。

法以清营凉血益阴。

方药：大小蓟各 9 克　蝉衣 6 克　蒲公英 9 克　青黛 6 克　生地 12 克　桃仁 3 克　杭芍 6 克　芥穗 4.5 克　茜草 6 克　当归 6 克　银花 9 克　白茅根 9 克

服药七剂周身密集出血点已消减，余痕尚存，鼻衄 1 次，量不多。前方去当归，加桑椹 9 克，继服 1 周余。因小儿夜间出汗较多，睡眠不安，喜凉食，舌苔微显薄黄，脉象细数，继以清营凉血补益脾肾之剂治之。

方药：生地炭 12 克　克丹参 6 克　连翘 9 克　桑椹 9 克　炒杜仲 9 克　龟板 9 克　杭芍 6 克　银花 9 克　青黛 9 克　芥穗炭 4.5 克　阿胶 6 克　白茅根 9 克

服前药十剂，多汗已减，血小板仍难上升，脉象缓细，再以温阳佐以清热养阴之剂。

方药：芥穗炭 4.5 克　煅牡蛎 12 克　龟板 9 克　党参 9 克　丹皮 6 克　炒杜仲 9 克　桑螵蛸 9 克　熟地 12 克　杭芍 6 克　丹参 6 克　神曲 12 克

上方加减服半月，小儿皮肤无新的出血点，血小板升至 2.2 万，以养血益气健脾之法调治。

方药：阿胶 9 克　茜草 6 克　仙鹤草 9 克　炒白术 9 克

地榆炭 6 克　生地炭 12 克　大小蓟各 12 克　侧柏 9 克　赤芍 6 克　当归 9 克　茯苓 9 克　白茅根 9 克

因小儿病情尚平稳，故以上方加减调解。

按语：本例初治时赵老因其热入营阴而用清营凉血养阴之法，临床见效。继之因小儿汗多，脉细而清补共施，温凉并用，采用清营凉血补益脾肾之法，终以养血益气健脾诸药调治取得一定临床疗效。

4. 周某，男，5 岁，病历号 10172。

2 月前发热 3 天后皮肤见紫癜，外院诊断为血小板减少性紫癜，并用氢化考的松、输血等法治疗不效就诊我院。住院初经中药治疗血小板由 2 万渐升至 8 万，但尚不稳定，皮肤出血点时有出现，继由赵老经治。

证属：邪毒羁留营分。

立法：清营滋阴宁血。

方药：败龟板 9 克　丹皮 6 克　生熟地各 9 克　黄芪 9 克　连翘 12 克　银花 12 克　阿胶 9 克　当归 9 克　赤芍 6 克　茜草 9 克　大小蓟各 12 克　侧柏 9 克

上药服十剂，皮肤再无新的出血性皮疹，血小板 9 万。继用清营益气补血药：

当归 9 克　阿胶 9 克　生地 12 克　仙鹤草 9 克　棕炭 6 克　侧柏 6 克　生黄芪 12 克　大小蓟各 12 克　茜草 9 克　制鳖甲 9 克　神曲 12 克　公英 9 克

治疗过程中患儿外感两次，赵老先治其标，以桑菊饮加减，待鼻窍不利好转，唯有轻微咳嗽后用以下方药治疗，使血小板未因外感而下降，平稳上升至 13 万。

桑叶 9 克　炒杏仁 6 克　黄芩 9 克　枸杞子 9 克　黄芪 12 克　阿胶 9 克　侧柏 9 克　当归 9 克　生熟地各 9 克　茜

草 6 克　丹皮 6 克　白芍 6 克

血小板升至 14.3 万，外院所用强的松全部停用，体格检查无异常，以下药配丸药出院继续服用。

黄精 12 克　当归 15 克　生熟地各 12 克　茜草 9 克　阿胶 9 克　海螵蛸 15 克　黄芪 15 克　丹参 6 克　棕炭 6 克　杭芍 6 克　党参 12 克　连翘 9 克　银花 9 克　枸杞子 9 克　何首乌 9 克

蜜丸，丸重 9 克，每次 1 丸，每日 3 次。

按语：血小板减少性紫癜治疗中，外感往往使病情反复，本病例外感两次，赵老均以桑菊饮加减治其标，但外感症状尚未全部消除就转入治本为主，兼治其标，在清营益气补血基础上酌加桑叶、杏仁以祛余邪，使患儿病情稳定，血小板继续上升，疗效显著。

糖　尿　病

【论治】

糖尿病属于中医消渴症一部分，原因是燥热伤阴，胃中津液不足，肺受燔灼，肾不纳气，而症见多渴善饥，皮毛不泽，消瘦无力，小便频数，尿有脂液。根据症状特点可分上、中、下三消。上消又称膈消，多饮而少食，大便如常，小便清利；中消又称胃消，多渴喜饮且饱食，小便黄，病为热中；下消又名肾消，病在下焦，尿如膏油状，病久则面色黧黑，形瘦如枯，小便浊而有脂。三消症不能截然分开，治疗主要壮水之主以制阳光。方选玉泉丸加减：

花粉 12 克　葛根 10 克　麦冬 15 克　人参 6 克　茯苓

10 克　乌梅 6 克　生草 6 克　生芍 6 克　生熟黄芪各 15 克

再加用煅牡蛎、山萸肉、何首乌、枸杞，效果更好。方中人参、白芍、生熟黄芪温阳益气固阴；花粉、乌梅、葛根、麦冬生津止渴，输布津液；茯苓、生草，利湿清热。

糖尿病中期的治疗，宜采用滋阴清热，健脾益肾之法。用下方：

熟地 24 克　山萸肉 15 克　枸杞子 10 克　天麦冬各 12 克　五味子 6 克　党参 30 克　炒杜仲 15 克　花粉 12 克

方中党参、杜仲、枸杞、熟地为滋阴益肾；五味子、山萸肉为敛阴固中；天麦冬、花粉为清热生津之用。

病到较重阶段，出现"三多"——多饮、多食、多尿，身体疲乏无力，嗜卧，可采用益肾固阴之剂。

煅牡蛎 24 克　生黄芪 30 克　炒杜仲 15 克　桑螵蛸 15 克　花粉 24 克　麦冬 15 克　玄参 10 克　菟丝子 10 克　山药 12 克　茯苓 12 克

方中黄芪、杜仲、牡蛎、菟丝子，能益气、固肾、温阳，固守丹田；桑螵蛸、山药、茯苓、花粉健脾，滋阴固肾；麦冬、玄参增液生津。

如出现恶心呕吐，口干周身痛，血和尿中酮体增高，心跳加速或血压下降，四肢厥逆，或昏迷谵语，可采用养阴柔肝，降逆解毒法。方选生脉散和镇肝息风之剂加减：

人参 6 克　大麦冬 12 克　五味子 6 克　生赭石 10 克　钩藤 6 克　生芍 10 克　菖蒲 6 克　生熟地各 10 克

配合苏合香丸，二丸冲服。

方中人参、熟地、生芍、五味，益气敛阴，温而不燥；麦冬、生地、赭石，滋阴镇肝生液；钩藤、菖蒲、苏合香丸，开窍醒神息风。

【病案】

常某，女，10岁，病历号22641。

半年来烦渴多饮，食量大增，日益消瘦，每夜常需加餐方能入睡，偶有小腿抽搐，曾经住某医院，控制饮食，胰岛素治疗，曾三度出现低血糖休克。经治无效，转诊来院，查心、肺、腹正常，血糖250毫克%，尿糖（＋＋＋＋），定量为165克/24小时，血胆固醇333.3毫克%。舌净，两脉缓滑。

辨证：乃气阴两虚之消渴症。

立法：滋补肺胃。

方药：黄芪12克　寸冬6克　枸杞子10克　野台参12克　北五味子5克　大熟地12克

先后配以桂附地黄丸、阿胶鸡子黄汤。西药胰岛素等治疗，无明显好转，改由赵老诊治。

患儿面色㿠白，心中烦急，时感头痛，心中不适，以知柏地黄汤化裁。

盐黄柏5克　肥知母6克　山萸肉10克　怀山药12克　丹皮6克　泽泻10克　生熟地各10克　花粉12克　茯神12克　川芎6克　鲜石斛12克　龟板胶6克　煅牡蛎10克

调治月余，"三消"症状好转。化验尚无明显好转。脉滑无力，舌无垢苔，大便调，近日遇风时感头痛，继以滋阴潜阳，益气补血之剂。

台党参10克　云苓12克　煅龙骨10克　制龟板6克　菖蒲6克　朱远志6克　归身10克　天花粉12克　桑螵蛸10克　带心麦冬10克

服药三剂，体重渐增，颜面肌肤稍感丰满，原方化裁，又调治月余，体弱头晕逐渐恢复，病情稳定。化验尚未正常，带药出院调理。

按语：糖尿病在儿科比较少见，多属Ⅰ型病例，根治实属困难。本案烦渴多饮，消谷善饥，小便频数，饮一溲二，状若米泔，治以滋益肺液，兼补肾阴，俾其水升火降，阳平阴秘，而得好转。服药多日，三消虽退，而化验进步不大，其后改投知柏地黄加减，但无改善。继而又以滋阴潜阳，补益气血之剂，始得逐步改进。说明阴不敛阳，较难改善，但全部自觉症状消失，唯化验尚未正常，仍属收到一定的治疗效果。

高 血 压

【论治】

一般血压增高，原因多与机体阴阳失调，肝阳亢旺有关，脑溢血多有高血压病史，《内经》中载："血之与气并走于上则为大厥，厥则暴死，气返则生，不返则死。"阳气上冲即有暴死可能，或致肢体转动失灵，肢麻头晕等症状出现，其肝郁火亢，失其平衡而上冲，因之头痛，目眩，乃因肝肾阴虚，常伴有腰酸腿软，夜尿频数，心慌气短，法宜镇肝潜阳益阴之剂。处方：

代赭石　生白芍　珍珠母　生地　紫石英
首乌藤　夏枯草　生龙牡　胆草　黄芪

这种病的治疗，采取辨证论治。金元刘河间说："本症由于将息失宜，心火暴甚，肾水衰微所致。"李东垣说："中风者非外来之风，乃木气自病也。"朱丹溪说："东南之人，多是湿土生痰，痰生热，热生风耳。"又说无痰不作眩也。

近代何廉臣、张寿甫等皆本宋元内风立论，认为肝火化风煽动，激其气并走于上，而肝肾亏虚于下。可分为：

1. 肝阳亢旺，阴不济阳，二者失其平衡，孤阳上越，水火不济，治疗以治标为主。

2. 阴阳两虚造成头晕头眩，夜寐梦多，失眠怔忡等，治疗以治本为主。

治标首先要抑制肝阳亢旺，实则泻其子，泻其心火兼去肝热，继以养阴柔肝，以抑孤阳独盛。方选龙胆泻肝汤或当归龙荟丸等加减。治本之法则要看病人之禀赋，为实为虚，究不离阴阳两损，或虚实夹杂。方选黄连阿胶鸡子黄汤加减。

常用药物：

镇降血压：生杜仲　夏枯草　怀牛膝　生赭石　铁落　茺蔚子　龙胆草

平肝息风：羚羊角（粉）　石决明　珍珠母　生玳瑁　生龙骨　生牡蛎　菊花　紫贝齿　生龙齿　紫石英　白蒺藜　钩藤

潜阳滋阴：龟板胶　磁石　阿胶　黑豆衣　女贞子　生熟地　桑寄生

降火除热：知母　生石膏　炒栀子　丹皮

养心安眠：炒枣仁　柏子仁　夜交藤　茯神　合欢花　远志　秫米

滋阴补肾：生熟地　枸杞　金狗脊　五味子　何首乌　菟丝子　黑芝麻　桑椹　桂圆肉　西洋参

【病案】

本例摘自赵老笔记，曾记有一病例，经常头晕、头胀、眼花、失眠已经多年，10年前即因高血压住院，辨证为阴虚阳旺，肝胃不和。曾用方：

旱莲草　女贞子　炒杜仲　陈皮　法夏　钩藤　川朴

继用天麻钩藤饮、大补阴煎、生铁落饮、当归龙荟丸等方加减，亦采用潜阳益肾等法，血压不降，症状不减。赵老采用引火归原法。

方为：大生地 30 克，盐附子 30 克，共捣，敷涌泉穴；内服磁珠丸、羚羊粉。

夏枯草、桑枝、钩藤、红花、桃仁、女贞子，煎汤送服上药，始生效。

按语：赵老治疗高血压有常法，但常规治疗不效者，寻求其"本"，终以引火归元获效，不仅内服，还加外治，治疗方法丰富。虽然笔记中记载不全，仍能看出赵老治病之巧妙。

持续发热

【论治】

持续多日的发热多为温病。温为阳邪，阳盛则伤阴，故首先郁遏太阴经中之阴气，而为咳嗽、自汗、口渴、头痛、身热等症，为阳盛伤人之阴也。阳盛则热、阴盛则寒，阳盛阴虚汗之可死，阴盛阳虚下之可亡。身烧热度过高，经多种注射仍不能抑制者，可能为病毒感染，此症为温热毒邪所致，最易伤阴，宜清热解毒，以辛凉重剂调治。方选银翘白虎汤加减。

银花　连翘　黄芩　大青叶　知母　生石膏　麦冬　炒枳壳　芦根

若便燥结者加大黄、焦三仙。

若毒热过盛者可加用安宫牛黄丸、局方至宝丹、紫雪散。

若低热持续 37～38℃ 不退者，缠绵日久，多药不效，为病后阴津受损，木火刑金，虚阳外越，营卫失和所致，可考虑滋阴降虚火法。方选青蒿鳖甲地骨皮汤加减

嫩青蒿　制鳖甲　地骨皮　炒栀仁　丹皮　生地　石斛
银柴胡　桃仁　竹叶

如唇焦口干者也可少加生石膏。

【病案】

赵老回忆1956年防治血吸虫病，初到江南某血防第一医院，该院副院长的小孩2岁，生病1个月了，天天发热、哭闹，家人邻居不能入睡。当地医生考虑为结核病，每天吃雷米封，并请赵老诊治。赵老写道："我一诊察，首先看到患儿鼻涕黄稠，又浓又粘，咳嗽声张，高热不退，为火邪灼肺之象，脉搏洪数，舌质红绛，我采用了清燥救肺汤加减，并加用安宫牛黄散，服药一剂，当天夜间即能安眠入睡，身热大减，咳嗽亦轻，共服药4～5剂即告痊愈。"

（摘自赵老笔记）

按语：赵老治疗发热多崇温病原则，对泻火与滋阴极为重视。本例以滋阴润肺之清燥救肺汤并加服安宫牛黄散解毒清热，收效显著。温病中营、卫、气、血的传变，赵老认为是"用以归纳证候群作为辨证论治的一种逻辑工具"。在发热过程中要注意其传变，治疗中以相应的措施，方可获效。

麻疹和麻疹肺炎

【论治】

麻疹在流行季节诊断并不难，凡见小儿发烧，咳嗽，喷嚏，鼻流清涕，眼中含泪，口腔有滑寿氏斑（费－柯氏斑），是出麻疹的象征。

治疗麻疹顺证容易，只要护理得当，可以不药而愈。关键在合并症，其中最主要的是合并肺炎，在这里简单介绍通治麻疹的有效方，重点介绍麻疹肺炎的治疗经验。

麻疹通治方——解毒透疹汤。在疹前期、出疹期和疹后期皆可使用。

蝉蜕 3 克　浙贝 6 克　连翘 10 克　银花 10 克　芥穗 3 克　花粉 6 克　紫草 3 克　芦根 12 克　薄荷 2.4 克　麦冬 10 克　桃杏仁各 3 克

方中蝉蜕、芥穗、芦根、薄荷为解肌透疹，银花、连翘为清热解毒。疹为阳邪，每易上蒸咽喉，故有花粉、麦冬清利咽喉。本病为温邪内郁营分，故有紫草、桃仁引药入血，疏化温毒。麻疹普遍有咳嗽声重，所以有杏仁、浙贝以利肺止咳。故本方有透疹、肃肺、清热、利咽之效。一般麻疹顺证，服药 2~3 剂，约 3 天，疹毒发透，无合并症一周左右痊愈。

麻疹肺炎主要见症是：高烧，喘憋，咳嗽有痰，甚者鼻翼扇动，张口抬肩，昏迷抽风。

导致麻疹转变成肺炎原因有三：①麻疹初出未透，表实郁伏；毒气不得宣泄而内攻。②麻疹正出，复感风寒，而致回靥过紧，疹毒因之内陷。③麻疹出齐，身犹壮热，蒸灼于肺。因之麻疹热毒未能外透内清，加之非时之气袭表与内火相搏，火热刑金，肺失清肃而得病。

下面介绍疹前期、出疹期或麻疹后期合并肺炎患儿的证治规律，供参考。

疹前期症见身烧，喘憋，咳嗽喷嚏，重者鼻翼扇动，嗜睡，精神不振，指纹紫长或隐伏，脉象或浮或数或洪滑。

法以辛凉透表，甘寒清里，肃肺降逆。

银花 10 克　连翘 10 克　蝉蜕 6 克　芥穗 3 克　黄芩 6 克　薄荷 3 克　杏仁 6 克　生石膏 18 克　芦根 12 克　桔梗 6 克

这样可使疹前合并肺炎患儿，因麻疹顺利透出，神识清醒，喘憋咳嗽减轻。其有发热过高，喘憋严重，多渴唇焦，昏迷嗜睡，甚则抽搐动风者，病情危重，可于前方内加羚羊粉 1.2 克，每次兑服 0.6 克。

疹期合并肺炎，咳嗽喘憋，呼吸不匀，鼻翼扇动，痰声漉漉，高烧壮热，昏迷嗜睡，经透视肺内有炎症改变者，可采用辛凉肃肺，透疹息风，解热消炎之剂。

连翘 10 克　银花 10 克　蝉蜕 3 克　浙贝 10 克　生石膏 18 克　花粉 10 克　杏仁 6 克　大青叶 10 克　麦冬 10 克　生草 3 克

这样用药可使疹期合并肺炎患儿，疹易出透，肺部病变减轻，喘憋缓解，神识清醒，为解毒透疹消炎退烧之稳妥方剂。假使患儿疹期高烧，喘憋，引动抽风者，可于前方中加用全蝎 3 克，钩藤 6 克；另用羚羊粉 1.2 克，分 2 次冲服。

至于麻疹后期合并肺炎者，此乃麻疹已见回靥，身犹壮热，肺经邪热未清，毒气熏蒸，因之合并肺炎，喘憋气促，痰壅嗜睡，可采用肃肺生津，芳香除秽，解毒清热之法。

银花10克　连翘10克　大青叶6克　浙贝10克　黄芩6克　知母6克　生石膏15克　麦冬10克　玄参6克　生草3克

病势严重者可加用局方至宝丹1丸，分2次兑服。这样阳明独盛之热，自可减轻，太阴肺经秽浊熏蒸，也可透达于外，兼有生津救液，祛痰醒神的功能。

治疗麻疹肺炎，应以透疹和控制肺炎同时兼顾，肺炎好转，疹自外达。若壮热不解者，应重用清热解毒之剂；神昏唇焦者，重用清心滋液；二便不通者，佐以导滞清肠；若疹出未透，仍须透疹解毒兼顾，临床应根据具体病情灵活掌握。麻疹肺炎病情复杂，变化多端，下列诸法还可随证选用。

1. 辛凉肃肺法：根据临床表现，可选用银翘散、解毒透疹汤、桑杏汤，诸方有芳香透络、辛凉解表、甘寒清里、肃肺解热之功能，适用早期麻疹合并肺炎。疹出未透而出现喘憋，鼻扇，壮热神倦者，古人认为"治疗大法不外辛凉宣透，肃肺化邪，大忌冒风凉遏，犯则肺闭内陷，喘憋而死"。故在治疗时，应着重辛凉透疹与清化肺热同时兼顾，使疹易出顺，肺炎因之得以好转；否则病毒不能外达，表里郁闭，肺热愈炽，热盛伤阴，变生险证。

2. 解热息风法：常用方剂有清营汤、化斑汤、钩藤饮、化风锭和止痉散等，多适用于疹出之后，并发肺炎，高烧40℃左右，喘急痰壅，神识昏愦，唇焦舌绛，头汗如油等重症。此时若不投清热降火之剂，病势必危。清营汤为咸寒苦甘法，专治病邪深陷营分，为通窍护心解毒之良剂。化斑汤走肌肉化斑透疹，有济肾水，救心火，托斑外出，解毒辟秽之力。即《内经》所谓"热淫于内，治以咸寒，佐以苦甘"之良剂。至于钩藤饮、化风锭、止痉散，乃镇痉止抽之方药，运用得当，常获满意疗效。

3. 救液生津法：以增液汤、益胃汤、生脉散、清燥救肺汤等为主方。适用于麻疹肺炎壮热不解，津液被灼，阴津耗竭之症。或因表散太过，邪热郁闭而伤阴；或因毒火壅盛，燔灼胃液有涸竭之势。欲泻阳明独盛之热而保肺之化源者，可加生石膏、知母；欲宣肺气者，可加杏仁、苏子；欲行三焦开邪出路者，可加木通、滑石。

上方之中，增液汤为咸寒苦甘法，适用于阳明热结伤阴，津液干涸之半虚半实证，增水行舟，寓泻于补，为伤津泻下之妙法。吴鞠通认为："阳明温病，下后脉静，身不热，舌上津回，十数日不大便，可与益胃、增液辈，断不可再予承气也。"

益胃汤为甘寒复阴法，滋阴益胃之平剂。生脉散与清燥救肺汤，一为酸甘化阴法，汗多脉数大，喘促欲脱，出现休克或心力衰竭者用之；一为甘寒法，下后无汗，脉不浮而数者，可用增水以制火，表邪未尽也可用。总而言之，麻疹后期，壮热已退而其阴津亏损，虚火尚炽，体力未复者，可选用以上各方。

4. 芳香逐秽法：凡属温毒邪热内攻厥阴心包，热极风动，出现严重脑症状者，均可在汤剂外加用安宫牛黄丸、局方至宝丹、紫雪散、壬金散等。有化秽浊，滋肾水，补心体，清心窍，缓肝急，使心神有主，不为秽浊所困，能使闭涸之温毒邪热透达于外。

由于儿童为稚阳之体，阴液未充，得病常有过卫入营之势，血络受迫，火极动风，万不可乱用辛散攻伐止涩之品，

勿伤津液，使营卫调和而正汗自解

在治疗麻疹肺炎过程中，还应注意如下几点。

（1）麻疹肺炎患儿，体质有所消耗，容易气阴两伤，容易化燥伤津，伤津耗气之品务必慎用。

（2）麻疹究系温热阳毒，与完全风寒束表不同，因此用药宜肃肺清热为主，同时要照顾津液，辛散之品不可过用。

（3）如遇亡阳虚脱，用参附回阳救逆，也不宜过剂，阳气一回，马上要转顾阴液，否则又会助长温毒。在这里要特别注意鉴别热深厥深的真热假寒证。

（4）在邪盛阴伤的情况下，救阴存津的药物也不宜过于滋腻，否则又会使邪热不解，痰浊胶固。

此外，还要注意麻疹患儿出现阴阳两竭的危象。症见面色苍白，肢冷，汗出，气促，脉微欲绝。赵老从临床实践中得出，此种情况大致分为两类。

一类是邪热壅盛，形成热深厥深，肢冷汗出，面色惨淡，脉细重按有力。应采用下方：

人参3克　麦冬10克　五味子5克　煅牡蛎12克　龟板10克　石斛10克　羚羊粉0.6克

方中用人参、煅牡蛎、龟板、五味子益气敛汗，养阴生脉。麦冬、石斛大补阴津。羚羊粉一味，既折亢热，又清肺肝。

另一类是邪热将解，气阴未复，元气欲脱，四肢厥冷，面色惨淡，脉微无力。应采用下方：

人参6克　麦冬10克　五味子6克　山萸肉10克　煅牡蛎12克　附片6克　炙草3克　煅龙骨10克

方中用人参、附片大补元气，固益真阳。牡蛎、龙骨潜阳固气，固表敛汗。山萸肉、五味子、麦冬、炙甘草固益真阴,且滋津液。

【病案】

1. 周某,女,3岁,病历号73866。

七日来高热,涕泪皆流,四日来双手颜面现疹点少许,色淡稀疏,同时伴有咳嗽喘憋,声音嘶哑。一日来面色发青,昏沉嗜睡,饮食难进,口干思饮;大便二日未行,小溲短黄。因病重由某医院转我院住院治疗。体温40.3℃,呼吸60次/分,脉搏160次/分,嗜睡,疹点浅淡稀疏,面色青灰不泽,口唇紫绀,重度呼吸困难,心音钝弱,两肺啰音,腹稍胀,肝肋下4厘米,剑下4.5厘米,脾肋下1厘米;胸片两肺中下肺炎性改变;白细胞32800/立方毫米;咽培养为金黄色葡萄球菌。

诊断:①麻疹;②支气管肺炎;③急性喉炎(轻度)。

症见两脉数急,舌绛苔黄厚,疹隐不透。此邪毒闭肺,喘促不宁,毒热攻喉,声嘶如犬吠,恐有热极动风之势。

立法:宣透止喘,清热解毒。

方药:蝉蜕5克 粉葛根6克 荆芥5克 连翘10克 麦冬10克 炒杏仁6克 芦根12克 焦军3克 炙麻黄1.5克 焦三仙各10克 生草1.5克

用壬金散0.4克,日服3次。

入院后抽风一次,继而进入昏迷状态。因病情重,先后配合氯霉素、金霉素、强的松、洋地黄毒苷等综合治疗,积极抢救。服上药一剂,次晨热减,心音有力,皮疹增多,肝脾回缩,喘促稍减,口唇仍焦乌。再予清热解毒,生津肃肺之剂。

银花10克 连翘10克 蝉蜕6克 丹皮5克 生地10克 浙贝10克 花粉10克 桃杏仁各5克 生石膏10克

黄芩6克　甘草3克

用壬金散0.4克，日服2次。

继服两剂，于住院36小时热退净，呼吸匀，神清寐安，涕泪减少，咳嗽痰浊尚多，两肺啰音减少，肝肋下2.5厘米，舌微红，脉滑数，唇干，口内溃疡，乃胃火上蒸，余热未清之象，予清阳明胃热，化疹后余毒之剂。

肥知母5克　连翘10克　生石膏18克　浙贝10克　桃杏仁各5克　麦冬10克　黄芩6克　川连1.5克　木通5克　生草5克

用壬金散0.3克，日3次。

药服二剂，诸症均减，提前出院，门诊继续调治。

按语：本例合并肺炎、喉炎正值出疹期，所以治疗首重宣透止喘，清热解毒，用葛根、蝉蜕、荆芥之类。宣透有两个目的，一是托毒外出以防内陷；二是宣通肺气以开肺闭。这是赵老在治疗疹前期、出疹期合并肺炎时常用之法，疹出透之后，就要重用清热解毒，生津肃肺，勿再宣透，以防伤津耗液。

2. 潘某，女，1岁，病历号97682。

高烧六日，疹出不透，一日来喘急发憋，声嘶，并见抽风，经外院应用抗生素等治疗无效，而来急诊入院。体温40.1℃，呼吸60次/分，脉搏140次/分，呼吸困难，疹点已部分回靥，两肺啰音密布，心音钝，肝肋下3厘米，脾肋下1厘米，胸片有肺炎改变，脑脊液检查正常，两次咽培养有金黄色葡萄球菌。对多种抗生素耐药。

诊断：①麻疹；②支气管肺炎；③喉炎。

辨证：舌质红，苔黄腻，两脉细数，疹点虽出，毒热尚盛，火极风动，病势凶险。

立法：清热解毒，息风镇惊。

方药：连翘10克　生地10克　桃杏仁各3克　丹皮5克　银花10克　全蝎2.4克　钩藤3克　川连1克　浙贝1克　天花粉1克　焦麦芽10克

羚羊角粉0.2克，日服3次。

同时配合西药，曾用红霉素、氯霉素共6天，毛地黄毒苷饱和后予维持量3天，强的松口服4天，并予退热、吸氧、输血、输液等综合治疗。

入院当日抽风不止，高热不降，心率160次/分，肢厥，喘憋，大便不行，苔灰黄而垢，为毒热过盛，热深厥深，肝风内动，加服局方至宝丹1丸。次日好转，热减，抽风已止，纳少，疹点回靥，右上肢出现大量出血性皮疹，舌质仍红，垢苔已减，口干津少，身现白痦，大便已行。脉象缓弱，为温热过盛而致气阴两伤，继以清热解毒，生津滋液之剂。

莲子心3克　竹叶心3克　玄参5克　连翘10克　花粉10克　麦冬10克　生石膏18克　银花18克　桃杏仁各3克　炙鳖甲10克　大青叶6克　板蓝根6克

用壬金散0.6克，日服3次。

当晚体温降至38.4℃，腹胀便秘，口干，唇赤，舌燥，喘憋虽减，神识仍昏沉，脉弱，予羚羊角粉0.15克，紫雪丹1克，日服4次。并以西药对症治疗和输液。次日病情好转，住院第四日热退，神清喘止，咳声仍哑，心音好，肺内啰音大部消失。涕泪尚少，舌微红无苔，脉缓弱，再予滋阴清热化余毒之剂。

党参6克　南沙参6克　石斛6克　麦冬10克　川贝5克　玄参6克　生地9克　桃杏仁各3克　连翘10克　银花

151

10 克　焦麦芽 6 克　生草 3 克

六神丸 6 粒，日服 4 次。

住院第 6 日，稍咳，肺无啰音，余症悉除，出院调养。

按语：本例为麻疹收没期合并肺炎、喉炎，乃因疹毒不透，毒热过盛，化火动风，闭塞肺窍。赵老治此，重用清热解毒、息风镇惊之法，药选羚羊角、川连、银翘之类。赵老认为，这类病人热毒炽盛，必伤津气。在治疗过程中，务必要生津滋液益气，切勿滥用辛燥。本案一开始就用花粉、生地，后又加用玄参、麦冬、沙参、石斛、党参等，就是根据这个道理。

3. 傅某，女，1 岁，病历号 96043。

发烧 7 日，疹出未透，频咳气急，声音嘶哑，饮水即呛，不能进食。一日来昏沉嗜睡，虚弱无力，大便溏薄，日 3～4 次，小溲短赤，屡治不效。来院时体温不升，神志昏沉，呼吸急促，面色灰暗，四肢厥逆，呼吸 80 次/分，心率 160 次/分，重度紫绀，皮疹稀疏暗淡，两肺布满啰音，心音钝弱，肝肋下 3 厘米，胸片有肺炎改变，血色素 8 克%，红细胞 375 万/立方毫米。咽培养及血培养均有金黄色葡萄球菌生长，对各种抗生素耐药。舌质光赤有芒刺，两脉沉细而弱。

诊断：①麻疹；②支气管肺炎，喉炎；③金黄色葡萄球菌败血症；④营养不良Ⅲ度，营养不良性贫血。

辨证：正气不足，疹出未透，毒热内陷，阴津大耗，正虚邪实之险证。

立法：清肺利咽，滋阴息风。

方药：川贝 5 克　大麦冬 10 克　黄芩 5 克　党参 6 克生杭芍 6 克　连翘 10 克　桃杏仁各 6 克　炙桑皮 6 克　生草

3克　焦麦芽6克

羚羊角粉0.2克，日服3次。

同时配合西药进行抢救，先后曾用氯霉素3天，红霉素4天，洋地黄毒苷饱和后，予维持量4天，强的松4天，以及吸氧、退烧、输液等治疗。

服药四剂，一般状况稍趋平稳，体温波动不降，仍口干思饮，饮水即呛，涕泪俱少，喘憋青紫。是毒热尚炽，阴津未复之象。再予生津救液之剂挽救之。

大麦冬10克　鲜生地10克　射干6克　浙贝10克　花粉10克　桃杏仁各6克　煅牡蛎6克　银花10克　黄芩6克　生草3克

羚羊粉0.2克，六神丸6粒，日服3次。

又服四剂，诸证渐有好转，至住院第十日，体温渐降，低热波动，饮食已不呛，声哑大减，夜眠安宁，已无咳憋青紫，神清自若，大便调，小溲稍黄，心音有力，肺内啰音减少，病情显著好转，苔薄微黄，脉沉细尚弱，继服养阴生津、清肺之剂。

煅牡蛎10克　生杭芍6克　大麦冬10克　南沙参6克　肥知母5克　川贝5克　炒杏仁5克　杷叶10克　焦麦芽10克　嫩青蒿6克　阿胶珠6克

服药四剂，精神食欲正常，咳嗽减轻，痰少，啼声清亮，肺无啰音，大小便正常。诸症显著好转，唯低烧不净。舌淡赤无苔，脉细数。余热未净，继予清余热，滋阴善后之剂调理。

石斛6克　党参6克　炙鳖甲10克　青蒿10克　细生地10克　杭芍6克　煅牡蛎10克　玄参10克　连心麦冬10克　阿胶珠6克　白茅根10克

住院十七日，各项检查已正常，乃出院调养。

按语：患儿体质素弱，正气不足，不能托毒外出，疹毒内陷，耗伤阴津，大有内闭外脱、气阴两竭之势。来院时体温不升，神志昏沉，颜面灰暗，四肢厥逆，皮肤疹点稀疏暗淡，两肺满布啰音。在抢救时，应首先考虑"留人治病。"用党参、麦冬、杭芍，生脉散之法，益气生津固脱，以扶正透疹。如果正气恢复，毒热偏盛，津液受伤，治疗又得随证处理，所以本案后来去党参、杭芍，继用羚羊角，加用生地、花粉、银花、黄芩。

4. 孟某，男，2岁，病历号96871。

四日来身热不解，疹出稀疏，喘咳不已，呕逆拒食，烦急不安，大便黏滞，尿少色黄，时有腹痛。就诊时体温39.3℃，脉搏160次/分，发育营养欠佳，呼吸困难，口鼻发青，周身皮疹暗紫，两目俱赤，两肺满布湿啰音，心音低钝，肝肋下2厘米，胸片有肺炎改变，白细胞8100/立方毫米，咽培养金黄色葡萄球菌，对多种抗生素耐药。舌质赤，苔薄白微黄，两脉滑数，声高息急，痰声漉漉，为疹毒闭肺。

立法：宣透解毒，肃肺止喘。

方药：银花10克　连翘10克　芥穗5克　蝉蜕5克　麻黄1.8克　杏仁5克　生石膏18克　生草1.5克　芦根15克

用壬金散0.4克，日服4次。

同时配合西药治疗，土霉素口服九天，毛地黄毒苷饱和量后，又予维持量二天，以及输液、降温、吸氧等治疗。

服上药一剂，身热大减，尚多烦急，口干舌绛，脉数急，大便未行，疹毒壅郁肺络，热势稍减而阴津初伤，继予清金肃肺，生津导滞治之。

银花 10 克　花粉 10 克　浙贝 10 克　生石膏 24 克　桃杏仁各 5 克　连翘 10 克　生地 10 克　黄芩 6 克　焦军 5 克　蝉蜕 5 克

用壬金散 0.4 克，日服 3 次。

次日体温降至 37.3℃，两肺啰音减少，诸症大减，咳声稍哑，原方加减调治。住院第八日肺内啰音消失，心肺正常，第十三日出院调养。

按语：此例麻疹出疹期合并肺炎，先用宣透止喘法为主，方选银翘散、麻杏石甘汤加减治疗；继用清金生津肃肺之法而获满意疗效。

5. 保某，男，4 岁，病历号 97869。

身烧五天，咳嗽多涕，三日来周身见疹点，咳嗽加剧，神识困倦多眠，厌食思饮，时时作呕，大便略溏，小溲短。住院时体温 39℃，疹点散在，稀疏不泽，呼吸急促，两肺少许湿啰音，心腹正常。胸片有肺炎改变，白细胞计数 16400/立方毫米。

诊断：①麻疹（发疹期）；②支气管肺炎（单纯型）。

辨证：面色暗黄，唇干齿燥，喉音嘶哑，疹粒稀疏，部分回靥，舌绛少津无苔，两脉细数，证乃疹出未透，冒风回靥过紧因之内陷，毒热内郁肺胃，伤津夺液之候。

立法：清热生津，解毒肃肺。

方药：鲜竹叶 20 片　生石膏 30 克　天冬 6 克　生草 5 克　生地 10 克　知母 6 克　川贝 5 克　黄芩 10 克　芦根 15 克　花粉 10 克　银花 10 克　连翘 10 克

紫雪丹 1.5 克，日服 3 次。

治疗经过：服药两剂，体温已趋正常，热退津生，诸症大减，二便通畅，舌质微赤润而无苔，脉象细数，再予原方化裁，以清余热。

方药：南沙参 10 克　天冬 10 克　生草 5 克　川浙贝各 5 克　黄芩 6 克　冬桑叶 10 克　芦根 10 克　炒杏仁 6 克

再服三剂，住院六天，病愈出院。

按语：疹毒正出未透，热盛阴伤，自宜护阴救液为当务之急，并应佐以宣透清热方能收效。本案疹粒稀疏，部分回靥，舌绛津少无苔，均属疹毒未从肌表透达，消烁津液，毒热内郁之象。采用清热肃肺而兼解毒生津，加用紫雪开窍驱邪、咸寒解热，两剂后热退津生，再以滋润肺阴，兼化余邪而获痊愈。

6. 张某，女，2 岁，病历号 96624。

高烧四日，疹出不透，咳嗽多涕，一日来热增，神昏，喘憋不已，厌食吐蛔，夜间双目上吊，抽风不止而急诊入院。体温 40.2℃，脉搏 160 次/分，呼吸 60 次/分，重度呼吸困难，面唇青紫，皮疹稀疏，肺呼吸音粗，心音钝弱，肝肋下 2 厘米，胸片有肺炎改变。咽培养阴性。白细胞 2400/立方毫米。二氧化碳结合力 25.2 体积％，唇焦，口干无津。舌质绛，苔老黄微黑，脉象沉伏。

诊断：①麻疹；②支气管肺炎；③脱水酸中毒；④营养不良 Ⅰ 度～Ⅱ 度。

证属：疹出未透，毒热内陷，火极劫阴，逆传厥阴而动风。

立法：救阴息风，清热解毒。

方药：大生地 10 克　玄参 6 克　银花 10 克　连翘 10 克　桃杏仁各 5 克　生石膏 24 克　浙贝 10 克　黄芩 6 克　花粉 10 克　生草 5 克　川连 1.5 克

用壬金散0.6克，日服3次。

中西医结合进行抢救，口服金霉素治疗十天，毛地黄毒苷给饱和量后，又予维持量三天，并加用镇静剂及输液吸氧等对症治疗。当日病情稍趋好转。次晨面色转红，呼吸渐匀，热度下降，神清，纳少，舌质仍绛，有溃烂，脉象沉实而数，继予清热解毒，生津利咽之剂。

连翘10克　浙贝10克　桃杏仁各5克　生石膏2.4克　紫地丁6克　花粉10克　焦麦芽10克　川连1.5克　银花10克　生草5克　射干6克

用壬金散0.4克，日服3次。

次日身热已解，饮食如常，喘止咳轻，声音尚哑，病情明显好转，苔薄黄，脉细缓。原方加减，住院十日，病愈出院。

按语：本例疹出不透，毒热深陷，内闭肺窍，逆传厥阴，因之四肢抽动不止，两目上窜。疹毒化火，窜扰肝经，痉厥抽动，火极劫阴之象。治以清热解毒，救阴息风。配合西药抢救，病情始好转。但阳明胃热仍炽，舌质尚绛，而有溃烂，故以解毒清热，养阴生津，终致化险为夷。

水　痘

【论治】

水痘是由水痘病毒引起的急性传染病，传染性极强。绝大多数虽能自愈，但由于流行面广，病程长，对儿童健康威胁仍大，所以不能忽视其防治措施。

中医认为水痘乃因湿毒内蕴，复感外邪，内外熏蒸，郁结肌表而成。

初起常以外感症状为主，症见低烧，微恶风，咳嗽，流涕，多泪，易倦怠，纳食差，脉浮数，舌苔白。治用辛凉解表法为主。方选桑菊饮或银翘散加减。

出痘期先见红色斑、丘疹，瘙痒，触之碍手，很快变为椭圆形疱疹，大小不等，多见于胸腹，少见于四肢。重症患儿口腔、咽部、眼结合膜均可见痘疹。此时发热较高，但也有不发热者，多烦躁不安，夜寐不宁，纳谷不香，倦怠，便溏或干，尿黄，舌质尖边赤，苔白或黄多腻，脉滑数。

此内蕴湿毒外泄，与风温之邪郁结肌表。治宜散风清热，解毒利湿。用下方：

蒲公英6克　银花10克　紫地丁6克　连翘10克　黄芩5克　芦根10克　炒栀衣3克　薄荷2.4克　蝉蜕3克　木通3克　滑石10克　甘草3克

方中蒲公英、紫地丁、银花、连翘解毒；黄芩、炒栀衣清热；芦根、滑石、木通，利湿之中加重清热之力；蝉蜕、薄荷解表散风；甘草调和诸药。

如果体质虚弱，感染严重，可形成重症水痘，发病急，热度高，痘疹密且大，全身症状明显，甚至有口腔、鼻、肠道出血症状。此时治疗要加重清热解毒凉血之品，可用清瘟败毒饮加减，同时可用壬金散或紫雪散，以防湿热毒邪深陷，变生险证。

总之，水痘一般情况下，只要护理得当，可以自愈，但重症水痘要注意，丝毫不能放松治疗措施。

【病案】

郝某，女，8月，病历号99995。

周身见痘已四日，高烧不退，一日来抽风一次，嗜睡神倦，饮食不进，咳嗽流涕，大便溏薄，日三至四次，小溲短黄，舌质红无苔，脉数有力，诊为水痘。

证属：湿毒夹表，火极风动。

立法：清热解毒，佐以解表。

方药：蒲公英6克　银花10克　浙贝10克　桃杏仁各3克　紫地丁6克　连翘10克　黄芩5克　鲜芦根10克　薄荷2.4克　炒栀衣3克

用壬金散0.4克，日服2次。

服药一剂，午后有热，烦急但未抽搐，次晨体温降至36℃，烦躁减轻，精神转佳，下肢痘粒增多，部分回靥。舌质略赤、无苔，两脉滑数。毒势稍降，余热未尽。仍予原方去薄荷，加大青叶6克，继服二剂。水痘大部结痂，余症悉无，大便尚未成形，继予清热调胃之剂调理。

按语：本案主要病因是湿毒内蕴，夹有外邪，重于一般。采用蒲公英、银花、地丁、连翘等，解毒清热；浙贝、杏仁、黄芩、栀子，肃肺清金；桃仁、芦根、薄荷活血解表，促使内潜湿毒，多从汗下排解。

流行性腮腺炎

【论治】

本病中医称之为温毒发颐，俗称痄腮，多发生于冬春季节，有传染性。主要由于感染温毒，兼之内有积热，郁聚于少阳，上蒸为颐肿。该病多有发烧头痛，或伴恶寒，食欲减退，两三天后出现腮部肿胀疼痛，同时吞咽不利，舌质红，苔垢腻，脉象多数。

治宜清热解毒消肿。方选普济消毒饮加减。

大青叶10克　马勃6克　银花10克　连翘10克　黄芩6克　桔梗3克　麦冬3克　桃仁5克　花粉6克　生甘草3克　板蓝根6克　生石膏15克

方中银花、连翘、大青叶、板蓝根重在清热解毒；马勃、桔梗、花粉、生石膏既清阳明、少阳浊热，又能解毒利咽消肿；黄芩、麦冬、桃仁、生甘草清营散结。若高烧谵语，可重用生石膏、大青叶，甚至可加入安宫牛黄丸；大便秘结，可加用大黄；睾丸肿痛，可加川楝子、橘核。

其有热邪过盛，温毒深陷，经多方治疗高热不解，症见神昏谵语者，此乃温毒内陷，逆传心包。在此紧急关头，必须加用芳香化浊，开窍醒神之剂，如局方至宝丹、紫雪丹之类。

外敷法：可用如意金黄散（成药），香油调敷；或冲和膏（成药），醋调敷；或用生石膏面、鸡子清调敷肿处。

本病轻重情况比较悬殊，轻者只见腮肿，患儿无所苦，三四天可自动消退。重者可见腮肿痛，体温增高，神倦不思食，甚至抽风。治疗早期多以清温解毒，散结消肿为治；后期则多为邪传阳明，用解毒化浊法治疗。

【病案】

杜某，女，7岁，病历号12119。

旬余日来，头晕头痛，呕逆黄水，日来右颐肿大，曾服普济消毒饮一剂，次晨病情似有转剧之象，体温当时38.2℃，头痛嗜睡，呕吐七八次，两耳下肿大如杏，并出现病理反射。脑脊液检查：细胞数98个，糖1~4管阳性，蛋白（±）。

诊断：流行性腮腺炎，并发脑炎。

辨证：舌苔薄黄，脉浮数，证属温毒内扰，灼伤肝胃，热扰神明之象。

立法：清温解毒。

处方：广犀角3克（先煎）　银花12克　连翘10克丹皮6克　赤芍6克　生石膏18克　竹叶6克　全蝎3克蜈蚣2条　青竹茹6克　玄参6克

治疗经过：服药二剂，体温大降，诸症已退，神经系统检查正常，仅腮腺肿大尚未消失，继服原方数剂而致痊愈。

按语：腮腺炎、脑炎一般投以普济消毒饮及银翘散等每能获效。但重症则非普济消毒饮所能解决，盖因方中升麻、柴胡宣散温提，芩连苦寒化燥，皆非温毒颐肿的适宜方药，必须投以清热、解毒、养阴的清瘟败毒饮，并佐用芳香化秽的紫雪丹或安宫牛黄丸等方能显效。

百日咳

【论治】

百日咳即顿咳，或称鹭鸶咳，初期与普通伤风咳嗽无大差异，一二周后不仅不愈，反而加剧，甚至咳嗽成顿，每次十几声连续不止，严重时期有回哨声，甚则咯出鲜血，或巩膜、鼻腔出血，眼睑浮肿，舌丝带下有小溃疡等。

早期治疗可用清解肃肺之剂，能使咳嗽减轻，但不能全部制止。方选桑菊饮加减。

桑叶10克　菊花6克　炒杏仁3克　百部6克　紫菀3克　旋覆花6克　黄芩6克　大枣3枚　桃仁3克

待至痉咳时期，可用葶苈大枣泻肺汤加味调治。

葶苈子 10 克　炙桑皮 10 克　炒杏仁 6 克　瓜蒌 10 克
百部 6 克　紫菀 3 克　旋覆花 6 克　黄芩 6 克　大枣 3 枚
桃仁 3 克

后期则可用沙参麦冬汤加减，使其逐步达到痊愈。

治疗中切需注意，不可妄用止涩之品，如米壳、白矾等，容易留邪成患，影响疗效。曾有一例患儿，首投麻杏石甘汤加止涩之品不效，继而去麻黄、石膏和止涩之品，改用旋覆花、橘络、杷叶、焦军降气逆而舒肺络，同时加上导滞清肠类药物，服药后诸症大减。还要特别留意痉咳期治疗和护理，如果重染外感，引起发烧，可使本病合并肺炎，导致危险。

经验方：

1. 鸡苦胆（如无，用猪苦胆代亦可），白糖适量，每天服两次，白开水冲服。病轻者二天服用一个，病重者每天服用一个。

2. 蜂蜜 60 克，橘络 6 克。将蜂蜜放锅内熬干，再放入橘络煮一刻钟，每日服 2 次，每次约 10 克。

【病案】

1. 乔某，女，10 月，病历号 99534。

二十日来阵咳频作，气呛成顿，咳剧则呕，咳后可听到吼声，痰鸣，精神饮食欠佳，肌肤不丰，二便自调，经治疗无效，转诊来院。查体：心肺腹无明显异常，舌无垢腻，指纹淡紫。诊为百日咳，证属痰热互结，邪阻肺络。

立法：清肺化痰。

方药：炙百部 5 克　南橘络 5 克　炙桑皮 6 克　川贝 3

克　黄芩 5 克　瓜蒌皮 10 克　麦冬 10 克　知母 6 克　蜜杷叶 6 克　焦麦芽 10 克

服药三剂，痰热渐退，阵咳由每 20～30 分钟一次，减少到每 1～3 小时一次。每次由顿咳 10 分钟减少至 2 分钟左右，诸症大减。原方又服六剂。热已解，痰尽退，偶有 1～2 声轻咳，睡眠、饮食、二便如常。再予清肺化痰之药三剂，善后调理。

南橘络 5 克　炙桑皮 6 克　川贝 5 克　黄芩 6 克　焦麦芽 5 克　知母 5 克　麦冬 5 克　炒杏仁 3 克　蜜杷叶 10 克

按语：咳在初期，多治以宣肺散寒，清热利咽为主。咳到中期，则治以清热化痰，宁嗽平逆。本方采用橘络、百部、川贝、瓜蒌皮，清肃肺金而涤其痰。桑皮、黄芩、杷叶，宁其嗽而去其塞。麦冬、知母，润肺利咽清热，兼以肃肺。赵老治百日咳，重在清肺化痰，使邪有出路，大忌过早使用收敛之品（如白矾、米壳等），恋邪为患，复生他病。

2. 侯某，男，7 岁，病历号 35007。

月余阵咳频作，连声不止，剧则鼻衄，眼睑浮肿，呕吐痰涎和食物，曾于当地就医数次未见轻减，小便短黄。

诊断：百日咳。

辨证：舌苔薄黄，脉滑，为肺气上逆，清肃失职之顿咳。

立法：清金宁嗽。

方药：炙麻黄 3 克　杏仁 6 克　甘草 5 克　生石膏 18 克　牛蒡子 10 克　黄芩 6 克　炙杷叶 10 克　浙贝 6 克　百部 10 克　米壳 2.4 克　炙葶苈 10 克　茅根 10 克　竹茹 10 克

治疗经过：连进两剂，收效不著，阵咳如前，仍有衄血面浮肿，乃改用宁嗽疏络利窍之剂。

旋覆花 10 克　炒杏仁 5 克　橘络 6 克　细生地 10 克　桃仁 6 克　瓜蒌仁 6 克　杷叶 10 克　丹皮 6 克　黄芩 6 克　焦麦芽 6 克　焦军 3 克

药服两剂，阵咳减半，每夜由 7~8 次减到 3~4 次。且每次阵咳显著减轻，舌苔黄白，脉象沉数，原方去焦军，又进二剂，仅余轻咳，余症大瘥，继予清金宁嗽，降气化痰善后调理。

芦根 15 克　橘红 5 克　清半夏 5 克　葶苈子 10 克　川贝母 5 克　鸭梨 1 枚（去核）（3 剂）

按语：燥气袭肺，顿咳伤阴，清肃之令不行，火灼津液而成痰。《幼科证治准绳》曾指出："火乘肺者，咳嗽上壅，涕唾出血。"本案首投麻杏石甘加味而不效，继则去麻黄、石膏、牛蒡、米壳，改用旋覆花、橘络、杷叶、焦军，降逆气而舒肺络，同时加用导滞清肠之品。服后诸症明显减轻。可见小儿肺部诸患，除久咳肺虚者外，不可妄投涩敛之品，以免变生不测。

猩红热

【论治】

猩红热中医病名烂喉痧。因温热邪毒由口鼻而入，内侵肺胃，咽喉为肺胃之门户，毒热上攻，故咽喉红肿疼痛。肺主皮毛，胃主肌肉，温邪内蕴，故起皮疹。

本病多见于儿童，发病的季节多是冬春，其证候特点是：高烧，咽喉红肿疼痛，皮肤可见细密成片的朱红色皮疹，压之退色，典型病例可见杨梅舌和环口苍白圈，脉多数而有力。

本病的治疗，一般情况下，初期邪郁于卫，治宜疏散以促皮疹外透。继而疹点密布，乃疫邪化火，已由气转营，则当用清营解毒兼施宣透，俾邪从表透齐。若疹已透齐而邪伤营阴，则须清营解毒、生津保液以善其后。不可乱用疏散劫液伤津，病情转变可发生惊厥。所以本病在皮疹未透之前，治宜疏散，兼解毒清热，用普济消毒饮加减。

银花 10 克　连翘 10 克　芥穗 5 克　蝉蜕 3 克　牛蒡子 3 克　射干 6 克　马勃 5 克　黄芩 6 克　芦根 3 克

方中芥穗、芦根、蝉蜕解表透疹；银花、连翘、黄芩清热解毒；牛蒡子、马勃、射干清热利咽消肿。

毒疹已出，仍高热，口渴，咽喉红肿，疼痛，可见腐物附着，时有谵语，舌质红或绛有芒刺，中心老黄苔，脉洪数。

治宜清营泻热，解毒滋阴。方选解毒退热利咽经验方。

板蓝根 10 克　生石膏 18 克　竹叶 3 克　赤芍 5 克　丹皮 3 克　芦根 10 克　生地 12 克　银花 10 克　连翘 10 克　牛蒡子 3 克　玄参 6 克

方中连翘、生地、丹皮、赤芍清营泻热，滋阴。生石膏、银花、竹叶清气化燥。板蓝根、玄参利咽解毒。芦根、牛蒡子宣表透达。

1. 猩红热并发口腔溃烂红肿灼痛者，可用下方外敷：西瓜霜 10 克，青黛面 6 克，黄柏面 6 克，冰片 0.6 克，共研匀，吹敷咽喉处。

2. 或西瓜霜一味，外敷亦可，主要仍需内服药。

【病案】

1. 陶某，男，11 岁，病历号31979。

一日来高烧，头晕，咽痛，恶心，呕吐，胸背见疹，猩红弥漫，神倦思寐，饮食少进，体温38.5℃，咽部红肿疼痛，有白色渗出物，心肺腹未见异常，舌苔黄厚而腻，两脉滑数，诊为猩红热。证属瘟毒入里，风温夹毒，瘟毒上攻，而致咽喉红肿，血分郁热，热邪外出肌表，故发斑疹。

立法：清热解毒透疹。

方药：杭菊10克　钩藤10克　桔梗6克　甘草10克　粉丹皮5克　淡竹叶10克　寸冬6克　蝉蜕6克　芦根15克　竹茹10克　生石膏24克　姜黄连3克

锡类散吹喉及六神丸5粒含服，每日3次。

药服一剂，壮热初解，皮疹密布周身，舌中心苔黄腻，脉洪数。斑毒外达，继予清解温毒，透斑利咽之剂。

银花10克　连翘6克　大青叶6克　浙贝10克　玄参6克　鲜石斛10克　金果榄6克　寸冬10克　黄芩6克　粉丹皮5克　桃仁5克　蝉蜕5克　芦根12克

紫雪丹1.2克，日服2次。

继服二剂，体温正常，斑毒已透，部分回靥，咽喉红肿大减，舌苔消退，脉缓。再予清解余毒，利咽生津之剂。

银花12克　大青叶6克　蝉蜕6克　杭菊10克　鲜石斛10克　浙贝6克　玄参6克　连翘6克　焦军5克　马勃5克　大生地10克　金果榄10克　竹叶3克

六神丸10粒含服，每日2次。

又二剂，毒清热解，身无不适。

按语：猩红热乃中医学中"烂喉痧"，为温邪疫疠，郁而化火，熏蒸肺胃，伤津劫液，上攻咽喉，红肿溃烂。肺主皮毛，胃主肌肉，邪留肌肤之间，内传营血，发为斑疹。治疗以清营泻热，解毒养阴为主，佐以透疹利咽为原则。不可一味宣透，否则毒热蒸腾，上攻咽喉，使其肿烂加剧。

本方内采用银花、大青叶、连翘、丹皮用以清营解毒；玄参、浙贝、石斛、麦冬用以养阴泻热；蝉蜕、黄芩、桃仁、芦根、金果榄用以活血、透疹，以利咽喉。自能痧透热减，咽肿消退，达到早日痊愈之目的。

2. 李某，男，8岁，病历号89255。

日来壮热无汗，头痛，恶心呕吐，纳食不进，二便如常，扁桃体红肿，周身尚未见疹，体温39℃。

诊断：猩红热（前驱期）。

辨证：舌苔白薄，脉象浮数，温邪侵袭肌表，熏蒸肺胃，上攻咽喉，将发疫疹。

立法：辛凉清解。

处方：银花12克　连翘10克　芥穗5克　薄荷2.4克　山栀10克　焦军5克　生草3克　豆豉6克

治疗经过：服药一剂，汗出热退，头晕，不欲食，未吐，大便未行，小溲黄，周身见疹，弥漫猩红，舌赤无苔，两脉滑数。再予原方加马勃3克，板蓝根10克，僵蚕6克，连投三剂，诸症悉痊，皮疹消退，咽喉红肿已消，继予原方加减三剂，善后调理。

按语：风温疫疠之邪自口鼻而入，正如古人所说"口鼻吸受天地不正之气，与肺胃蕴伏之热，熏蒸上、中二焦，咽喉为肺胃之门户，邪热熏蒸，必致燃肿作痛"。本案首用辛凉清解而兼利咽解毒，使其毒邪不致扩散，而获速效。

流行性乙型脑炎

【论治】

流行性乙型脑炎是由乙型脑炎病毒所引起的急性传染病，儿童患者多见。

根据乙脑发病季节多在 7～9 月溽暑时期，症状多见高烧、头痛，呕吐上逆，两目上吊，头项强直，惊厥抽风，类似中医温病学说中的暑温、伏暑、暑厥。所以防治乙脑，一定要掌握中医温病学的辨证施治规律。下面将赵老对乙脑的认识和防治体会介绍出来，供参考。

病因病机：由于暑温热毒燔灼，迅速转增高烧。暑易归心，炼液生痰，蒙蔽心包，因之昏迷不省、谵妄。如果暑热内窜厥阴，引动肝风，则两目上吊，四肢抽搐。

分型论治：临床根据病势急缓，病程长短，神经系统症状轻重，并参考发热高低，舌诊、脉象等可分为 4 型。

轻型：发热常在 38℃ 左右，轻度头痛，无汗或微汗，嗜睡，恶心，呕吐，神志往往清楚，无抽搐，可有轻度脑膜刺激征。舌质红，苔白，脉浮数。相当温病学中卫分、气分病变，病人多在五至七日内可望好转。

中型：发热常在 39～40℃，头痛，烦躁，口渴或胸闷，恶心呕吐，神志不清，反应迟钝，惊跳，偶有抽搐，脑膜刺激征阳性，皮肤浅反射消失，腱反射亢进或消失。舌质红，苔黄或腻，脉数。以气分证为主，渐传营分。多在七至十天内可望脱离危险。

重型：发病急，初热期短，迅转高热，可达 40℃ 以上，极度烦躁，昏迷，反复抽风，脑膜刺激征明显，皮肤浅反射及腱反射常消失，舌质红绛，苔腻或白或黄，脉弦数，以营分证为主。多于病后十日左右进入恢复期，部分患者留有不同程度的神经症状。

极重型：来势凶猛，病势险恶，大多数起病由卫分直接逆传营血，内陷厥阴，深度昏迷，反复惊厥，可出现瞳孔改变，呼吸浅表或不规则，体温高达 40～41℃，舌质红绛，苔黄或黑少津，脉细数。进入恢复期可见后遗症。

治疗乙脑，根据疾病发展过程和上述 4 型，常用的治法有：

1. 清透：症状初起，病属轻型，慎防内陷。治宜辛凉透邪。采用银翘散加减：

连翘 10 克　大青叶 10 克　薄荷 3 克　银花 12 克　桑叶 10 克　菊花 10 克　香薷 6 克　芥穗 3 克　豆豉 3 克　芦根 12 克

2. 解热：症见壮热，大渴，汗多，脉洪大等气分证候，属中型，可用此法，加味白虎汤主之。

花粉 10 克　生石膏 30 克　知母 10 克　寒水石 15 克黄芩 10 克　黄连 3 克　羚羊粉 0.6 克（冲服）

如果表证未解，可加香薷、扁豆花、银花、连翘之类；如有内陷厥阴，蒙蔽心包，引动肝风之势，可酌加犀、羚、全蝎、蜈蚣之品。

3. 息风：热邪深入营血，扰及厥阴，病属重型或极重型，症见壮热不解，昏愦谵语，抽搐动风，治用开窍醒神，活血息风法。

钩藤 6 克　僵蚕 6 克　蝉蜕 3 克　蜈蚣 2 条　地龙 6 克全蝎 3 克　桃仁 5 克　红花 6 克　犀角 3 克　羚羊角粉

1.5 克（冲服）

并可加用局方至宝丹、安宫牛黄丸，或紫雪散等。

4. 救阴：热病最易耗伤津液，后期多用滋阴救液的方法，增液汤、三才汤。

黑玄参 10 克　细生地 15 克　天麦冬各 10 克　石斛 10 克　玉竹 6 克　知母 6 克　粳米 30 克

5. 固敛：遇有元阳已衰，阴津欲脱，呼吸微弱，阴阳两竭之时，急需益气补中，加以固敛收涩之剂。

煅牡蛎 24 克　山萸肉 15 克　人参 10 克　龟板 12 克　煅龙骨 12 克　五味子 10 克　阿胶珠 10 克　麦冬 12 克

在乙脑治疗中，还必须注意暑必夹湿的立论，仔细分辨热重、湿重，或湿热并重，治疗中适当加入芳香化浊之品，如香薷、佩兰、扁豆花、藿香；或甘淡渗湿如云苓、芦根、滑石、通草之品；或苦温燥湿如苍术、白蔻仁、半夏之类。化湿、利湿、燥湿的治法只能从治，不能为主。

以上 5 种治法可以单用也可合用，是在临床时按其所需，灵活运用。至于降下、除痰、逐湿、和胃等，也是按其临床的需要，酌量采用之。

流行性乙型脑炎，是一种有季节性的急性传染病。近年来中医中药治疗本病，各地经验很多，大多数早期都采用辛凉透邪，佐以芳化。中期严重时则采用辛凉解毒，兼用芳香开窍。后期大多数采用辛凉清热而兼滋阴。本病主要焦点，是要留意"闭"与"脱"。闭症可分表闭和里闭，表闭则指表实不得发越者，脉洪无汗，治宜辛凉汗解。里闭则指躁扰大渴，恶热气粗，治宜辛凉解毒清热。脱证可分阴脱和阳脱，但二者都具有虚证表现，如面色惨淡，气短冷汗，四肢厥逆，脉细欲绝。但阴脱口干液少，阳脱则气微神呆。这都是治疗乙脑的关键。

后遗症的治疗：重症乙脑留下不同程度的后遗症，是中枢神经系统受损害的结果。中医认为：病后不能语言，手足不遂，舌本转动失灵，肾伤、肝风内扰。肢体痿痹不用，痰阻经络；语言謇涩，多属虚风痰火。法宜活血息风、醒神开窍、利关节之剂。常选用如下药物：

宣木瓜 10 克　南红花 6 克　桃仁 3 克　伸筋草 10 克天麻 6 克　钩藤 6 克　生侧柏 10 克　松节 6 克　地龙 6 克丝瓜络 6 克　通草 3 克　全蝎 3 克　蜈蚣 2 条

还应根据不同情况配合针灸治疗，这样效果更为显著。

【病案】

1. 王某，男，4 月，病历号 28302。

三日来高烧，汗出不解，烦啼不安，惊惕抖动，厌奶呕吐，来诊时体温 38.2℃，神志尚清，心肺腹未见异常。颈软，克氏征（＋），无其他病理反射。脑脊液检查：蛋白（＋＋＋＋），糖五管阳性，细胞数 431 个/立方毫米，单核细胞 25%，多核细胞 75%。舌质稍绛，苔薄白，指纹紫隐至气关。诊为流行性乙型脑炎。

辨证：暑温外感，犯卫入营，有逆传心包之势

立法：辛凉解表，清暑泻热。

方药：银花 6 克　连翘 6 克　鲜石斛 10 克　朱寸冬 6 克香薷 6 克　薄荷 1.5 克　黄连 1.5 克　焦麦芽 6 克　炒枳壳 5 克　鲜荷叶 6 克　安宫牛黄散 0.6 克（日服 2 次）

服药一剂，体温降至 37.8℃，仍有恶心，腹泻，出现上肢抽搐，表证稍解，里热尚炽，肝风内动。继予辛凉透邪，佐以祛风芳化之剂。原方去鲜石斛、寸冬、香薷、黄连、麦芽、枳壳，加鲜藿佩各 6 克，钩藤 6 克，僵蚕 5 克，芦根 12

克，淡豉5克，蝉蜕3克。

继服安宫牛黄散，并加服止痉散0.6克，一次服下。当日热退，未再抽搐，二便自调，精神食欲均好。暑邪已解，余热未尽，仍予原方加减调治，住院7日，痊愈出院。

按语：本案为暑温毒热扰及阳明，有直逼厥阴之象。治以辛凉解表，清暑泻热，佐以息风芳香化浊之剂。服药后，发热渐退，抽搐即止，7日即愈。这说明药如对症，病即逐步好转；药不对症，病势可逐渐扩大。

2. 王某，女，3岁，病历号17797。

壮热三日，面赤气粗，体温达40℃，嗜睡，腹胀不适，大便干，小溲黄，项部强直，有病理反射。脑脊液化验：蛋白（＋＋），糖1~4管阳性，细胞数430个/立方毫米，单核细胞15%，多核细胞85%。血象：白细胞计数23350/立方毫米。

诊断：流行性乙型脑炎。

辨证：壮热无汗，口干思饮，面赤气粗，两脉数急，舌苔黄腻，为暑温犯卫，气分热盛，有逆传心包之虑。

立法：辛凉透邪，佐以芳化开窍。

方药：生石膏30克　知母5克　粳米10克　甘草5克　银花15克　连翘15克　鲜藿佩各12克　芦根15克　薄荷3克　玄参6克　淡豆豉6克　竹叶10克

安宫牛黄丸，每服半丸，日服2次。

治疗经过：药尽一剂，微汗出，身热初减，夜寐安宁，次日下午体温38.8℃，神识仍倦，下泻二次，面有赤斑出现。乃于原方去知母，加川连3克，赤芍6克，广角5克，以清血分之热。两日后，体温降至正常，饮食不振，腹泻便溏，舌苔黄，脉缓数。病暑温渐解，余焰未尽，继予养阴清热解毒之剂以善其后。

方药：生石膏 30 克　怀山药 24 克　甘草 5 克　竹叶 6 克　麦冬 10 克　野台参 12 克　川连 3 克　杭芍 6 克　银花 12 克　连翘 12 克　生赭石 10 克　鲜菖蒲 6 克

住院十日，诸症悉无，脑脊液化验正常，乃病愈出院。

按语：暑温发热不解，口干多渴，面赤气粗，昏沉嗜睡，脉象数急，舌色黄垢，乃暑邪湿热蕴蒸阳明，漫布三焦，直逼包络之险证。治以辛凉透邪，佐以芳香开窍，理应汗出热减，而神明自清。但本案服药后颜面有赤斑出现，乃暑温余邪窜扰营血之象。加用广角、赤芍清营凉血以化余毒，此后即着重清热养阴善后调治，终于病愈出院，且无后遗症发生。

3. 陈某，男，8 岁，住院号 29149，1958 年 3 月 18 日入院。

三天来持续高烧 40℃以上，伴头痛，呕吐日十数次。昨日神昏谵语，今日昏迷不醒，颈项强直，数日未解大便，小溲短赤，舌苔白稍腻，脉濡数。

查体：颈有抵抗，巴彬氏征、克匿氏征、戈登氏征、奥本罕姆氏征均为阳性，心肺腹未见异常。

脑脊液检查：蛋白（＋），糖 2～5 管（＋），细胞数 186 个/立方毫米。补体结合试验：①1:8；②1:32。

诊断：流行性乙型脑炎（极重型）。

辨证：热入营血，内陷厥阴。

治则：清营开窍，凉血平肝。

处方：清营汤合犀角地黄汤加减。

杭芍 6 克　玉竹 9 克　连翘 3 克　竹叶卷心 6 克　菊花 6 克　犀角 3 克　丹皮 3 克　地龙 3 克

局方至宝丹一丸，分二次服。

治疗经过：此极重型患者，由蒲辅周、岳美中、赵心波三位老大夫会诊处理。当天下午高烧40℃以上，头剧痛，吐舌弄舌，烦躁如狂。暑邪深陷手足厥阴，继服上方，并加用活蚯蚓一团，皂矾2克，共捣泥糊状，用胶布贴囟门处。两小时后渐安定，但仍高烧不退，神昏谵语，加服下方二剂。

犀角3克 丹皮3克 连翘3克 赤芍4.5克 郁金3克 鲜菖蒲6克 龙胆草3克

先用鲜芦根30克，鲜荷叶1张，灯心草1.2克，竹叶卷心3克，煎汤代水，煎上诸药；并服安宫牛黄丸一次。

第二日体温降至39℃左右，精神安定，但仍神识不清，困倦欲寐，脉沉滑数，舌苔薄黄腻。此暑邪湿热郁伏，改用辛开苦降法分消湿热，通利三焦。方选黄芩滑石汤加减：

黄芩3克 黄连3克 滑石12克 杏仁6克 通草3克 竹叶6克 芦根5克 扁豆衣9克 川郁金6克 连翘6克 银花9克

连进两剂，体温降至38℃左右，脉较和缓，仍神识不清，躁扰不安，狂呼乱叫，舌苔黄。重用清心平肝安神之剂。处方：

犀角4.5克 元参心3克 竹叶卷心9克 连翘心6克 寸冬3克 银花3克 鲜菖蒲6克 鲜荷叶1张

并用局方至宝丹1丸，羚羊角粉0.9克，分2次服。

住院第四日神识完全清楚，第五日体温正常，又用养阴润躁之剂善后。住院半个月痊愈出院，经过随访，未留任何后遗症。

按语：此案病情危重，由三位老大夫（蒲辅周老、岳美中老、赵老）会诊处理。他们根据高烧神昏，烦躁如狂，吐舌弄舌，颈项强直，辨证为暑热深入营血，内陷手足厥阴。用至宝丹、清营汤开窍清营，犀角地黄汤凉血解毒；兼用活蚯蚓、皂矾外治，以增强息风镇惊之力；妙在加用鲜茅根、鲜荷叶、鲜芦根、灯心草、竹叶卷心煎汤代水，既入心清热，又分利暑湿。这些辨证施治的方法继承、发扬了叶天士、吴鞠通等温病学的理论。叶天士《外感温热篇》中云："营分受热，则血液受劫，心神不安，夜甚无寐，或斑点隐隐，即撤去气药。……如从湿热陷入者，犀角、花露之品，参入凉血清热方中。"鲜茅根、鲜荷叶等就是花露之品的运用和发挥。吴鞠通在《温病条辨》中强调"暑兼湿热"，并提出了证治原则。治疗的第三天，患者高烧渐退，精神安定，但乃神识不清，困倦欲寐，脉沉滑数，舌苔薄黄腻，一派暑湿之象。三位老大夫遵照吴氏的理论，马上改用辛开苦降法，用黄芩滑石汤分消湿热，通利三焦，使病情好转，获得了较好的临床效果。

4. 谢某，男，7 岁，住院号 8397，1965 年 8 月 28 日入院。

发烧六天，伴头痛倦怠、口渴喜饮、汗出不畅、大便不通、尿少，前天开始呕吐，呈喷射状。

入院当天体温高达 40℃ 以上，神智清楚，颈软，克氏征、布氏征阴性，心肺腹无异常。脉浮数，舌苔黄白相兼。

脑脊液检查：蛋白（＋），糖 3 ~ 5 管（±），细胞数 150 个/立方毫米，单核细胞 45%，多核细胞 55%。

诊断：流行性乙型脑炎。

辨证：气分热炽，夹表湿证。

治则：清气分热，兼解表化湿。

处方：白虎汤合香薷饮加减。

生石膏 60 克　知母 6 克　六一散 9 克　银花 15 克　花粉 9 克　连翘 9 克　大青叶 9 克　鲜藿香 9 克　鲜佩兰 9 克香薷 9 克

治疗经过：入院以后体温持续上升，高达 40.8℃，并抽风一次，神识不清，口吐涎，尿失禁。此系暑热逆传心包，引动肝风之险候。于上方中加入止痉散，并增服局方至宝丹 1 丸。经处理后未再抽搐，体温渐降，第二日降至 37.7℃，第五日正常，神识逐步清楚。后改用滋阴清热和胃法。处方：

南沙参 9 克　麦冬 9 克　花粉 9 克　生甘草 4.5 克　怀山药 9 克　银花 9 克　大青叶 15 克　生稻芽 9 克　鲜生地 9 克　生石膏 15 克

住院十日，唯语言稍欠流利，余均正常，出院调养。

按语：高热、口渴喜饮、大便不通、尿少、呕吐、脉数，乃属暑邪入气分，胃热炽盛的证候表现；兼有头痛、倦怠、汗出不畅、脉浮、舌苔黄白相兼，为暑湿在表未解。吴鞠通曰："手太阴暑湿……但汗不出者，新加香薷饮主之。"赵老根据本例患者的具体情况，结合吴氏论述，用白虎汤合香薷饮加减治疗。方中重用生石膏、知母清热；银花、连翘、大青叶解毒；香薷、鲜藿香、鲜佩兰、六一散芳香解表化浊，甘淡渗湿；佐花粉生津止渴，防阴液耗损。虽出现抽风、神识不清等逆传心包，引动肝风之险候，但赵老未改变治疗大法，仅于原方中加入开窍止痉之品，迅速防止了病情恶化，使此重症在短期内获效。赵老的经验是：暑湿治疗的根本大法是清热解毒兼化湿浊，可以随证选用清透，息风，开窍，救阴等治法，但要分清主次，不要舍本求末，乱了根本。他常用的方剂是白虎汤合新加香薷饮。

5. 程某，男，1 岁，住院号 8233，1968 年 9 月 15 日入院。

入院前一天发烧，当日中午抽风，四肢强直，角弓反张，经治疗缓解。

入院时呈昏睡状，面部及右上下肢抽动不止。血压为 124/60 毫米汞柱，心率 183 次/分，颈有抵抗，膝腱反射未引出，腹壁反射、提睾反射消失，布氏征阳性。

脑脊液检查：潘氏试验阳性，糖 1~5 管阳性，细胞数 28 个/立方毫米。

赵老诊治：脉细数略浮，舌质微红，舌苔薄黄。

诊断：重型乙脑。经西医抢救，抽搐虽止，但四肢强直，目呆痴，对光反射迟钝，嗜睡状，高烧 40℃，汗出不畅。

辨证：气血两燔，热极生风。

治则：清热凉血，镇肝息风。

处方：银翘散合白虎汤加减。

生石膏 24 克　知母 15 克　银花 6 克　连翘 6 克　芦根 12 克　芥穗 3 克　大青叶 9 克　粳米 9 克　桃仁 4.5 克　生地 9 克　全蝎 2.4 克　党参 6 克

紫雪散 1.5 克/次，日服 3 次，冲服。

治疗经过：第一日持续高烧不解，昏睡状，有知觉，会吞咽，能哭，未抽搐，二便通畅，舌质红，无垢腻苔，脉细数。仍用前方治疗，加用安宫牛黄散 0.4 克/次，日 3 次，冲服。第三日体温降至 37.8℃，神智清楚，浅反射均可引出，克氏征阴性。第四日体温正常，用滋阴润肺、清解余热、和胃法善后。

石斛 6 克　生地 9 克　麦冬 9 克　银花 9 克　川贝母 3

克 桃仁3克 杏仁3克 杭菊花6克 台党参9克 焦麦芽6克 生甘草3克 炒枳壳4.5克

按语：此重型乙型脑炎患者，赵老根据高烧但汗出不畅，脉细数而略浮，舌苔薄黄而舌质仅微红，诊断为里热盛、表邪未解；抽风则因热极所致。故治疗以清热解毒为主，佐以活血息风法。方选白虎汤、紫雪散清气泄热，息风解痉。银花、连翘、芥穗、大青叶、芦根诸药，既透邪于外，又解毒于内。略加桃仁、生地、全蝎，活血、凉血、息风。吴鞠通有"暑温……脉芤甚者，白虎加人参汤主之"的立论。本案虽无脉芤甚，但见脉细。所以赵老在上述方中酌加党参，意在益气扶正。

赵老十分强调：温热病引起的抽风，主要是热毒引起，治疗必须以清热息风为主，平肝止痉，活血凉血等法可以随证选用。

小儿麻痹症

【论治】

小儿麻痹症又名脊髓灰质炎，是由病毒引起的急性传染病，常常于夏秋季节流行，儿童发病率高。中医认为内因元气虚弱，外感时疫病毒，阻塞气血畅通，凝滞经络，肢体失养，痿痹不用。防治本病也需根据温病学理论辨证施治。

分期治则：

1. 急性发病阶段（即前驱期）：症见躁扰不安，精神疲倦，体温增高。清代喻嘉言说："人身营卫正行于躯窍之中，风入营卫，邪气盛而本气衰，如树枝得风，非摇即折，故知

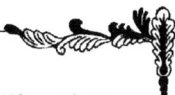

四肢不举者，营卫之气短缩不行所致也。"这就是说四肢不举原因，是由于外邪伤及经络所致，在这一时期，可按温病学卫分病、气分病的治疗原则清宣解表、解毒透热进行治疗。

2. 瘫痪形成阶段：可在得病后短时间内发生，尤其在体温稍微下降的次日清晨，病儿上肢，或下肢肌肉松软无力，瘫痪随之发生。多呈现弛缓型。四肢瘫痪不对称，下肢多于上肢，近端肌甚于远端肌，伴腱反射消失，但感觉存在。也有发生呼吸肌瘫痪，呼吸中枢瘫痪，血管运动中枢障碍，颅神经瘫痪（如一侧周围性面瘫，吞咽不能，斜视，声音嘶哑或鼻音）等现象，但数目不多。古人认为："手足不遂，肌肤尽痛，诸阳经皆起于手足而循行于身体，风寒客于肌肤始为痹，复伤阳经，随其虚处而停滞，与气血相搏，故风痹而手足不遂。"《素问·生气通天论》云："因于湿，首如裹，湿热不攘，大筋软短，小筋弛长，软短为拘，弛长为痿。"这说明风寒或湿热由外入内达于经络，络脉阻塞，气血凝滞，因之痿软或拘挛。此期治疗，应按毒邪已深入营血，甚或逆传心包为原则，治以清心化浊，开窍通络。

3. 麻痹后遗症阶段：患小儿麻痹症经过中西医或针灸治疗，应当逐步好转，下肢麻痹首先出现脚趾能够活动，继之是小腿后侧肌肉麻痹见轻，足部可向跖侧活动屈曲，大腿肌肉渐觉恢复，慢慢膝部自觉有力，这样就可能达到恢复正常。反之，治不得法或病情严重，迁延超过半年，不能明显好转，就可导致永久性的后遗症。患儿肌肉松弛慢慢趋向萎缩，并伴有畸形。例如，上肢不能抬举，或肩关节无力不能自主活动，或下肢趋向内翻或外展，膝部反张畸形等。此期治疗应重用通络利关节之剂。

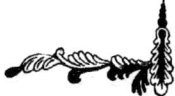

方药介绍：

1. 前驱期常用宣痹汤（防风、杏仁、滑石、赤小豆、连翘、栀子、苡仁、半夏、晚蚕沙）或独活寄生汤加减，常用的药物有：桑寄生、钩藤、秦艽、独活、丝瓜络等。如果高烧，也可加用紫雪散、羚羊粉。若时当夏末秋初溽暑季节，可去秦艽、独活，改用藿香、佩兰、苏梗，芳香达表祛邪。

2. 瘫痪形成阶段用清营汤合钩藤饮加减。去川连、玄参，加桑枝、伸筋草、红花等。其有病毒逆传心包而表现为延髓型灰质炎者，可用犀角地黄汤合钩藤饮加减，同时配合局方至宝丹、羚羊粉治疗，每能转危为安。如见呼吸肌麻痹，呼吸、循环障碍，应中西医结合抢救，病儿上肢麻痹者，可重用僵蚕、地龙、天麻、桑枝等；下肢麻痹者可重用牛膝、生侧柏、伸筋草、红花等。

3. 后遗症阶段可用下方：

乌梢蛇6克　南红花3克　宣木瓜10克　生侧柏10克　桃仁3克　川续断6克　川牛膝10克　威灵仙6克　天麻6克　松节6克　桂枝3克

并可配合或单独使用痿痹通络丹（见附方）和加味金刚丸治疗。

【病案】

1. 裴某，女，2岁，病历号62505。

十日前高烧，连续三日，热退后卧床不起，左腿瘫痪不能活动，曾住某传染病院四日，确诊为脊髓灰质炎，转诊来我院。

辨证：面赤唇红，舌赤有刺，无垢苔，两脉微数，乃温热内潜，灼伤经络。

立法：清热解毒，通经活络。

方药：银花藤10克　连翘10克　薄荷3克　甘草5克　生石膏18克　黄芩6克　钩藤10克　防风5克　桑枝6克　南红花5克　地龙3克　僵蚕6克　桃仁3克

局方至宝丹，每次半丸，日服2次。

治疗经过：服药二剂，左腿肌力增加，可以独自站立，并能扶行数步，舌绛唇红已减，脉象沉数，继予息风活络、通利关节之剂。

银花10克　连翘6克　钩藤3克　嫩桑枝10克　独活5克　当归6克　生石膏15克　僵蚕6克　南红花3克　桃仁5克　川牛膝6克　橘络5克

局方至宝丹，每次半丸，日服2次。

就诊第八日，已可独自行走，再宗原意化裁调治。

桑寄生10克　独活3克　僵蚕6克　桃仁3克　干地黄10克　川牛膝10克　南红花3克　地龙5克　橘络6克　金银藤10克　炒杏仁3克　焦军3克

调治半月，已可玩耍自如，一月后下肢完全恢复而病愈。

按语：本案诊断明确。病已十日，左腿瘫痪，服用中药后，逐步恢复。由卧床不起，至独自行走，只用了八天，且无后遗症，疗效是肯定的。赵老在明确此病是病毒感染的基础上，运用温病学的理论指导治疗，一开始重用清热解毒、通经活络之剂，并加用局方至宝丹。赵老认为局方至宝丹醒神开窍，逐秽解毒，可能有排除脊髓灰质炎病毒，恢复神经功能的作用，早期使用可以提高疗效，减少后遗症，超过四十天就不要用了。如无此药，可用化风锭、壬金散等代替。

2. 力某，男，1岁半，病历号81174。

三周前，高烧七日，继而两腿瘫痪，不能站立行走，口眼右斜，左目难闭，曾经多种西药及针灸治疗不效，转诊来我院。当时检查两腿瘫痪，左下肢尤甚，伴有左侧面神经麻痹。

诊断：脊髓灰质炎。

辨证：舌无垢苔，脉象细数，指纹淡紫，证属湿热内潜，灼伤宗筋，经络郁阻，以致口眼㖞斜，下肢痿弱。

立法：驱风活络，清热凉血。

方药：嫩桑枝10克　独活5克　地龙5克　生地10克　金银藤6克　南红花3克　生侧柏6克　秦艽5克　桃仁5克　川牛膝10克　川续断5克　焦麦芽10克

定搐化风锭1丸，日服3次。

治疗经过：服药三剂，口眼㖞斜减轻，下肢肌力增加，可以扶持站立，原方化裁，改化风锭为局方至宝丹三分之一丸，日服三次。又进三剂后，已可扶行数步，再服六剂，口眼㖞斜消失，右腿肌力明显增加，左侧尚差，可以扶行，但尚不能独自行走。继予息风活络，利关节之剂，以善其后。

方药：宣木瓜10克　地龙5克　川牛膝6克　川续断6克　南红花3克　全蝎2.4克　生地10克　当归6克　伸筋草10克　秦艽5克　防风3克　桃仁6克

定搐化风锭1丸，日服2次。

按语：本案瘫痪范围较为广泛，首用驱风活络、清热凉血之剂，继而又加用局方至宝丹、化风锭芳香逐秽之品。使患儿病情明显好转，免于下肢全瘫的危险。可见早期的小儿麻痹症，如能治疗得当，可以避免长年累月的慢性痛苦。

3. 周某，女，1岁半，病历号27995。

四日来壮热多汗，下肢疼痛过敏，日来两下肢瘫痪不能活动，来院时两下肢无自主运动，膝腱反射消失。脑脊液化验：蛋白（＋＋），糖五管阳性，细胞 16 个／立方毫米。

诊断：脊髓灰质炎。

辨证：舌苔略黄，脉沉数，指纹紫滞，乃表邪入里，内潜宗筋，灼伤经络。

立法：清热解表，活络行瘀。

方药：地龙 5 克　天麻 2.4 克　鲜生地 10 克　桃仁泥 3 克　川牛膝 6 克　麻黄 1.2 克　生石膏 12 克　银花 6 克　南红花 2.4 克

定搐化风锭 1 丸，日服 3 次。

治疗经过：服药六剂，瘫痪稍有进步，烦急不思饮食，指纹隐紫，内热尤盛，仍宗原方化裁。

地龙 5 克　桑枝 10 克　清水蝎 2.4 克　鲜生地 10 克僵蚕 5 克　麻黄 1.2 克　生石膏 15 克　桃仁泥 5 克　南红花 3 克　焦军 5 克　川牛膝 6 克　生草 3 克

用壬金散 0.6 克，日服 2 次。

又服四剂，显有成效，右下肢运动功能大增，可以站立扶持行走，原方化裁十余日后，已可独自行走，步态稍差，继予善后调理。

桑寄生 10 克　独活 3 克　炒杜仲 6 克　防风 3 克　秦艽 5 克　桃仁泥 3 克　清水蝎 1.5 克　地龙 3 克　当归 5 克生地 10 克　川牛膝 10 克　炮姜 3 克

一月后复诊，诸症显著好转，步态稳健，惜未坚持治疗，一年后复查，肌肉发育稍差。

按语：本例用清热解表，活络行瘀法并加用化风锭、壬金散治疗而获效。患儿家长曾于 1958 年 12 月 26 日在人民日报登文，"孩子又会走了"。感谢党的中医政策，亲身体会了中医中药治疗的确实作用。

4. 马某，女，3岁，病历号32533。

六日来周身疼痛，昨日发现左下肢瘫痪，不能行走，饮食尚可，二便如常，来院时左下肢弛缓性瘫痪。脑脊液：蛋白（＋），糖五管阳性，细胞数18个/立方毫米。

诊断：脊髓灰质炎。

辨证：舌苔白薄，脉滑，风邪郁阻经络，与气血相搏，乃致下肢瘫痪失用。

立法：活血息风，通经活络。

方药：羌独活各3克　桑寄生10克　川牛膝10克　秦艽6克　桃仁泥5克　大生地10克　金银藤10克　宣木瓜6克　清水蝎1.5克　地龙5克　天麻3克　炮姜3克

定搐化风锭1丸，日服3次。

治疗经过：服药三剂，身痛已止，并可下地行走，步态欠稳，原方加减。

独活5克　桑寄生10克　秦艽6克　川牛膝10克　桃仁泥5克　宣木瓜10克　清水蝎1.5克　生侧柏6克　地龙5克　天麻3克　炮姜3克　灯心草1.5克

定搐化风锭1丸，日服2次。

再服三剂后，肌力恢复，步态稳健，跑跳自如。

按语：此病多在夏秋季节发生，所以往往是根据温病学说的理论进行辨证施治。在阶段上有卫气营血之分，在病因上则有风、寒、暑、湿，偏盛之辨，必须细心审察，方能提高疗效。

5. 袁某，男，病历号126425。

半月前始发高烧，继而出现右下肢不用，不会站，曾去某医院诊断为小儿麻痹。经治疗热虽退，但左下肢发现不用，颈项强直。5 天后，请赵老医生会诊，用祛风活络、活血舒筋，佐以局方至宝丹，以清热解毒，芳香逐秽。

乌梢蛇 3 克　独活 6 克　全蝎 3 克　僵蚕 6 克　桑枝 10 克　地龙 6 克　南红花 5 克　桃仁 3 克　川牛膝 10 克　川断 6 克　秦艽 5 克　生侧柏 6 克

局方至宝丹，每服 1/3 丸，日服 3 次。

上方加减共进十一剂后，颈项已灵活，两下肢较前有进步，可以活动，并可自动翻身，但仍不能坐和站立，食纳、精神、二便均正常，舌质边赤，脉沉细数。证属热毒尚盛，经络余邪未清。再拟前法化裁：

桑寄生 10 克　独活 3 克　川牛膝 6 克　伸筋草 10 克　生侧柏 6 克　川断 6 克　南红花 3 克　桃仁 3 克　木瓜 5 克　僵蚕 6 克　全蝎 3 克　防风 3 克

化风锭，每服 1 丸，日 3 次。

5 天后症状明显进步，颈项强直已消除，两下肢活动自如，扶物已能站立，已能坐。舌无苔，脉沉缓。再拟前法加减，前方去独活、防风，加地龙 6 克，丝瓜络 6 克，又治二十一天，症状基本痊愈。再予痿痹通络丹和加味金刚丸继服以巩固疗效。

按语：该例疗效较显著。一因病在初期，邪未深入；一因用药得法，早期祛风通络，活血舒筋，佐以清热解毒，芳香逐秽等品。后期则用强筋壮骨之加味金刚丸和痿痹通络丹巩固疗效。

6. 施某，女，1 岁 6 月，病历号 66725。

5 天前开始发烧达 38.2℃，次日发现右腿走路跛行，活动失灵，继而病情加重，不能走路，活动障碍，筋肉松弛，舌苔中心黄腻，脉象沉数，诊为急性脊髓灰质炎。证系温热内灼宗筋，经络郁阻，致下肢痿弱，活动失灵。

立法：祛风通络，活血舒筋，佐以清热解毒。

方药：独活6克　防风9.4克　僵蚕6克　全蝎2.4克　地龙5克　桑寄生10克　红花3克　桃仁2.4克　木瓜10克　牛膝10克　生地10克　银花10克

用壬金散0.4克，日服2次。

上方化裁服五剂后，体温正常，左腿已能行走，因膝关节尚不灵活，在走路时还不正常，精神、饮食均佳。脉沉缓，前方加减继服。

桑寄生10克　僵蚕5克　独活3克　红花3克　牛膝10克　桃仁3克　生地10克　地龙5克　伸筋草6克　木瓜6克　银花藤10克　秦艽5克

化风锭，1丸，日服2次。

上方又进三剂，患儿走路已正常，但稍有不稳。再拟丸剂舒筋活络，通利关节，巩固疗效。

痿痹通络丹，每服1丸，日服2次。

按语：小儿麻痹早期患儿，多属于温邪郁阻经络，气血凝滞之候，采用祛风通络，清热解毒，活血舒筋之法，乃为正法。

7. 冯某，男，7岁，病历号83173。

身烧多汗四日不解，烦急不安，厌食欲呕，夜寐不宁，右腿瘫痪不能行动，大便干，日1次，小溲黄，来院时体温38.6℃。

诊断：脊髓灰质炎。

辨证：舌苔黄腻，指纹淡紫，温热内潜，灼伤宗筋之候。

立法：清里解表，舒筋活络，逐秽解毒。

方药：葛根 6 克　黄芩 6 克　川连 3 克　白芍 5 克　木瓜 6 克　全蝎 1.5 克　伸筋草 10 克　橘络 5 克　半夏 5 克　陈皮 3 克　神曲 10 克　麦芽 10 克　红花 2.4 克　牛膝 6 克

治疗经过：药进五剂，并服局方至宝丹 1 丸，身热稍解，右下肢瘫痪如故，精神萎靡，大便频泻，舌无垢苔，指纹淡紫，乃继用祛风活络化瘀，佐以芳香化浊之剂。

嫩桑枝 10 克　独活 3 克　伸筋草 6 克　川牛膝 6 克　全蝎 2.4 克　宣木瓜 6 克　南红花 3 克　六一散 10 克　香薷 5 克　银花 6 克　橘络 3 克

局方至宝丹，2/3 丸，日服 2 次。

药进三剂，身热已解，下肢肌力增加，可以扶立片刻，再投三剂，自能翻身，站立较稳，精神食纳转佳，舌净，指纹淡，仍宗原意化裁。

橘络 3 克　南红花 6 克　宣木瓜 6 克　生侧柏 6 克　川牛膝 6 克　银花 6 克　桑枝 10 克　伸筋草 6 克　全蝎 2.4 克　防风 2.4 克　车前草 5 克

化风锭，每服 2/3 丸，日服 3 次。

又服三剂，已可独自站立，瘫痪显著恢复，乃予原方善后处理。

按语：本案首先用清里解表，舒筋活络，逐秽解毒法，继用活络逐风化瘀，佐以芳香化浊剂后，收效颇速。说明早期用清热解毒逐秽祛风，活络化瘀的治法，对于小儿麻痹引起瘫痪的恢复，是很有帮助的。

8. 徐某，男，1 岁，病历号 83562。

右腿瘫痪两月余，不能翻身，不能站立。屡经治疗未能恢复。来诊时患儿右腿弛缓性瘫痪，膝腱反射消失。

诊断：脊髓灰质炎后遗症。

辨证：舌苔白薄，脉沉细数，热伤经络，关节不利。

立法：清热活血，通络利关节。

方药：伸筋草 6 克　生侧柏 6 克　川牛膝 6 克　南红花 3 克　宣木瓜 6 克　桃仁泥 3 克　当归 5 克　金银藤 10 克　桑寄生 10 克　独活 3 克　防风 3 克

定搐化风锭，每服 1 丸，日服 3 次。

治疗经过：服药三剂，可以翻身，扶物可立，再进三剂，可以扶持行走，继予原方化裁，并加味金刚丸调治常服。

按语：脊髓灰质炎后遗症的辨证和治疗与急性期见麻痹之正实邪实者有所不同。凡急性期夹外邪，多有壮热神倦，呃逆烦急，夜寐不安等表现，要重用清热解毒和芳香化秽驱邪之品；而后遗症多属邪毒入络，气血阻滞，治疗上则应缓调，以祛风通络，活血化瘀法为主。如本例所用方药，其中南红花、桃仁、当归必不可少。

9. 邱某，男，7 岁，病历号 63116。

两年前患脊髓灰质炎，结果造成腰以下、两髋、两膝及小腿均瘫痪。卧床不能翻身，不能坐立，腰肌无力，脊柱侧弯，小腿肌肉萎缩，屡经多方求治，两年余迄无好转，乃转诊来院。

诊断：脊髓灰质炎后遗症。

辨证：舌洁脉缓，乃风热注入经络，久痿失用。

治疗经过：住院后始用大补气血，舒筋活络之剂，调治半月余，无好转，改由赵老医治。脉舌合参，乃经络、关节之余毒未清。用下方：

桑寄生 12 克　生石膏 30 克　伸筋草 10 克　生地 12 克　当归 6 克　川牛膝 10 克　知母 6 克　金银藤 12 克　南红

花3克　焦军5克　生侧柏6克　木通6克

紫雪0.6克，日服3次。

服药三剂，腰肌较前有力，可以挺坐，七剂后可以翻身，爬行。原方化裁，并配合针灸、封闭、按摩及加兰他敏等西药综合治疗。两月后，改投强筋健骨补益之剂。

炒杜仲12克　生侧柏9克　川牛膝9克　菟丝子6克巴戟天6克　肉苁蓉10克　当归6克　生熟地各6克　秦艽6克　独活5克　桑寄生12克　炮姜3克

半月后双膝及小腿肌力增加，可以独立蹲于地上，可以上下床。继续内服强筋健骨之剂。外用虎骨膏贴于髋部，又十余日后，可于蹲地横行数十步，再十余日可以扶床起立，并扶行数步，肌力显著增加，乃出院继续调治。

按语：本例病情复杂，瘫痪范围广，时间长，实属难治之症。赵老根据脉舌断其余热未清，先用生地、知母、金银藤、生石膏等清热；继用杜仲、巴戟天、肉苁蓉、当归、牛膝等补肾强筋骨、养血活络之剂而获显效。

10. 刘某，女，1岁3个月，病历号134161，于1965年1月18日初诊。

患儿半月前发烧、咳嗽，经治3天烧退，三天后左腿软瘫不能动，在北京某医院及中医院诊断为脊髓灰质炎，经针灸治疗未见效。现左侧下肢瘫痪，膝腱反射消失，肌张力低下，完全不能自主运动，右腿正常，舌尖微红，舌苔薄白，脉象数有力。

诊断：脊髓灰质炎（瘫痪期）。

辨证：时疫瘟邪深伏经络，筋脉失养。

治则：清热透邪，活血祛风，舒筋活络。

处方：嫩桑枝9克　独活3克　南红花3克　桃仁泥3

克 川牛膝9克 秦艽4.5克 伸筋草6克 僵蚕6克 全蝎2.4克 宣木瓜6克 焦军3克

化风锭每次1丸，日2次。

治疗过程：服上方四剂，左下肢已能自主活动，且能站立，扶物可以行走，但蹲下不能自己起立，唇红，舌质红，舌苔薄黄，脉象沉弦数。再继前法治疗：

嫩桑枝9克 桃仁泥3克 金银花藤6克 南红花3克 川牛膝9克 防风3克 僵蚕6克 全蝎2.4克 伸筋草6克 生侧柏6克

化风锭每次1丸，日服2次；以后又加用局方至宝丹，每次1/3丸，日服2次。

共治二十天能迈步行走，但不耐久，再服上方七剂，改用痿痹通络丹每次1丸，日服2次，至1965年3月21日已可自动行走，先后治疗两月痊愈。

按语：脊髓灰质炎（小儿麻痹症）瘫痪期，属于中医的痿症。《内经》有"诸痿喘呕，皆属于上"的论述，历代医家都信奉治痿"独取阳明"的理论。赵老根据现代医学对脊髓灰质炎的认识和多年临床实践，认为此病主要是外感时疫瘟毒，毒热灼伤宗筋，邪气凝滞经络，阻塞气血畅通，使肢体失养而痿痹不用。防治此病一定要遵循温病学理论辨证施治。本案正值瘫痪期，辨证为时疫瘟邪深伏经络，筋脉失养，采用清热透邪、活血祛风、舒筋活络的治法。赵老的见解是：此阶段（发病四十天以内）透邪清热愈彻底，肢体恢复愈快，后遗症愈少。他常选用"三宝"之一的局方至宝丹，此乃清心开窍、解毒透邪之良药；若无此药可用化风锭、壬金散代之。同时要配合应用活血凉血祛风、舒筋活络法。既可以帮助排毒，又可以疏通气血，恢复肢体的活动。赵老常用的活血凉血药有桃仁、红花、生侧柏；祛风药有独活、防风、秦艽、全蝎、僵蚕；舒筋活络药有桑枝、牛膝、伸筋草、木瓜、痿痹通络丹。其中痿痹通络丹多用于恢复期的治疗。

痿痹通络丹是赵老的经验方，有舒筋活血、疏风通络、通利关节、促进瘫痪恢复的功效。

11. 尤某，男，5 岁，病历号 128489，1964 年 7 月 24 日初诊。

患儿于本月初先高烧，而后出现右下肢麻痹。经北京几个医院诊断为小儿麻痹症，针灸治疗稍见好转。现仍不能站，不能行走。右膝腱反射未引出，左下肢正常。

舌苔中心薄黄，脉象沉弦。

诊断：脊髓灰质炎（瘫痪期）。

辨证：温毒深伏经络，经脉失养。

治则：清热透邪，活血祛风，强壮筋骨。

处方：桑寄生 9 克　南红花 3 克　桃仁泥 3 克　独活 3 克　生侧柏 6 克　川续断 6 克　宣木瓜 6 克　秦艽 4.5 克　川牛膝 9 克　僵蚕 6 克　全蝎 3 克

化风锭每次半丸，日服 2 次。

服上方六剂，右腿即可站立，并能行走，但不稳，也不耐久。舌苔中心薄黄，脉弦数。仍守上方加伸筋草 6 克，去化风锭，改用局方至宝丹每次半丸，日服 2 次，连服 3 天。

共治疗一个月，患儿能站立行走，但仍耐力不够，改用加味金刚丸、痿痹通络丹，每服 1 丸，每日 2 次，交替服用善后。

按语：此案处理原则与前案完全相同，所用方药基本一致。赵老十分强调中医的辨证一定要与西医的辨病紧密结合起来，探讨治病的规律。在同一个病、同一个阶段，主证相同，大法大方可不变。若因兼症不同，药物可以适当增加或减少。

12. 高某，男，7 个月，住院号 125356，1964 年 5 月 4 日初诊。

患儿两周前高烧，烧退后出现腹部大包块，右下肢瘫痪，不能站，不能动，周身多汗，指纹淡紫，舌无垢苔。

诊断：脊髓灰质炎（瘫痪期）。

辨证：温邪深伏经络，筋脉失养，瘀血不化。

治则：清热透邪，舒筋活络，活血化瘀。

处方：防风 3 克　生侧柏 6 克　桑枝 6 克　川牛膝 6 克　南红花 3 克　伸筋草 6 克　桃仁泥 3 克　生地 6 克　羌活 2.4 克　僵蚕 4.5 克　全蝎 2.4 克　焦麦芽 6 克

局方至宝丹每次 1/3 丸，日服 2 次。

治疗经过：服上方六剂，腹部包块缩小，能够站，但乏力。大便略频，为不消化之物，带黏液。指纹淡紫，舌苔中心白滑。守上方略加清热利湿之剂。

车前子 6 克　藿香 6 克　焦麦芽 6 克　银花 6 克　川连 1 克　僵蚕 4.5 克　全蝎 2.4 克　川牛膝 6 克　伸筋草 6 克　宣木瓜 6 克　南红花 3 克

化风锭每次 1 丸，日服 2 次。

再治一周，腹泻愈，能站立且较前有力，但右脚放不平，舌苔薄白，脉象沉滑。继用息风活血，舒筋通络之剂。

桑枝 9 克　生侧柏 6 克　川牛膝 9 克　伸筋草 6 克　独

活 3 克　南红花 3 克　川断 6 克　全蝎 2.4 克　秦艽 4.5 克
僵蚕 6 克　防风 2.4 克

至 1964 年 6 月 22 日，患儿腹部包块消失，右下肢活动自如，临床无自觉症状。先后治疗一个月十八天而获痊愈。以后改用痿痹通络丹每次 1 丸，日服 2 次巩固之。

按语：本案因治疗中间有大便频，带黏液，内有不消化之物，舌苔中心白滑等一派肠胃病的象征，考虑构成以上证候的原因，均系肠胃湿热，所以治疗中略加清热利湿和胃之品（车前草、藿香、川连、焦麦芽等），其他仍按前案治疗原则处理。

13. 李某，女，1 岁，病历号 125134，1964 年 4 月 27 日初诊。

六天前发烧，嗜睡，多汗，纳差，近两日烧退，但左腿瘫痪，不能翻身，不能站立，肌肉松弛，膝腱反射消失。舌质边红，脉细数。

诊断：脊髓灰质炎（瘫痪期）。

辨证：热灼宗筋，经络不通，瘀血内停。

治则：清热通络，活血舒筋。

处方：秦艽 6 克　防风 4.5 克　银花 9 克　连翘 9 克
僵蚕 6 克　生侧柏叶 9 克　南红花 3 克　当归 4.5 克　木瓜 9 克　丝瓜络 9 克　伸筋草 9 克

化风锭每次 1 丸，日服 3 次。

治疗经过：服三剂可以翻身，可以站，但无力，不能迈步。再守上方，化风锭改用局方至宝丹每次 1/3 丸，日服 3 次。再治 3 天，左下肢功能基本恢复，可以扶物行走，与病前无异。再用前法巩固之，观察一月半，一切正常，改用加味金刚丸，每次 1 丸，日服 2 次善后。

按语：加味金刚丸是赵锡武老中医的经验方，有温肾壮阳、强壮筋骨、活络祛风的功效。

赵心波老在治疗小儿麻痹症时，常把痿痹通络丹用于瘫痪期和恢复期，把加味金刚丸用于后遗症。但也不是绝对的，有时也合用或交替使用。

14. 傅某，女，10 月，病历号 128331，1964 年 7 月 21 日初诊。

十六日前发高烧，烧六日渐退，乃发现右腿全瘫，不能动，对任何刺激无反应，皮肤发凉，肌肉略见萎缩，膝腱反射消失。在北京某医院诊断为小儿麻痹，用针灸治疗未见明显效果。脉略数，舌无垢苔。

诊断：脊髓灰质炎（瘫痪期）。

辨证：风温之邪入络，筋骨失养，瘀血内停。

治则：清热祛风，舒筋通络，活血化瘀。

处方：嫩桑枝 9 克　南红花 3 克　川牛膝 9 克　僵蚕 6 克　宣木瓜 6 克　桃仁 3 克　生侧柏叶 6 克　全蝎 2.4 克　秦艽 4.5 克　金银花藤 6 克

化风锭每次 1 丸，日服 2 次。

治疗经过：经上方治疗十日，足趾可以活动，膝关节可以屈伸，能爬，但仍无力，不能站，脉弦数，舌无垢苔。守上方治疗，化风锭改用局方至宝丹每次 1/3 丸，日服 2 次。

又治二十天可以扶物站立，但不耐久，亦不能行走，改用加味金刚丸、痿痹通络丹治疗。至 1964 年 11 月 2 日可以行走，坚持治疗一年，右下肢功能完全恢复，慢步行走正常，快跑时略见跛行。

按语：脊髓灰质炎的治疗贵在及时和坚持，这样才能减少后遗症，提高治愈率。本案治疗二十天即能站立，但肢体运动功能基本恢复用了一年的时间。最后快跑时仍略见跛行，可见其根治之难。

15. 单某，女，2岁，住院号3572，1959年12月24日入院。

患儿八个月前高烧，汗多，烧退后右腿瘫痪。在北京某医院诊断为小儿麻痹，经用针灸、穴位注射、梅花针、组织疗法治疗，已能行走，但软弱无力，易摔跤，并见明显足外翻。

检查：右下肢肌肉萎缩，力弱，膝腱反射未引出。心肺腹未见异常。脉沉，舌苔白。

诊断：脊髓灰质炎后遗症。

辨证：瘀血不化，经络不通，筋骨失养。

治则：活血通络，强壮筋骨。

处方：桑寄生12克　独活4.5克　当归6克　赤芍6克　川牛膝9克　宣木瓜6克　桃仁4.5克　生侧柏叶9克　伸筋草9克　生地9克　橘络4.5克

加味金刚丸每次1丸，每日2次。

治疗经过：以上汤剂和加味金刚丸为主，并配合针灸疗法，共治疗四个半月。两下肢功能基本恢复正常，走路姿态良好。于1960年4月12日出院。

按语：小儿麻痹后遗症由于病程长，往往出现畸形，肌肉萎缩和行走无力，所以治疗难度比较大。赵老认为后遗症阶段主要是瘀血阻络，气血不通，筋骨失养。治疗要抓住活血化瘀、舒筋通络、强壮筋骨等治法，针药并用，综合治疗。其中加味金刚丸是主要而有效的药方。

病毒性肝炎

【论治】

中医认为病毒性肝炎是因为湿热熏蒸，脾胃运化失调，三焦气机阻滞所致。湿热郁于腠理，气不得运，血不得行，必致皮肤巩膜发黄，是为阳黄证，临床主要见症是面目黄染，嗜卧不欲食，恶心厌油，周身疲倦乏力，大便灰白，小溲短赤，肝脾肿大，舌苔垢腻或黄或白。

治以苦泻淡渗，宣通气分湿浊。方选茵陈蒿汤加减：

茵陈 10 克　栀子 6 克　连翘 10 克　菖蒲 6 克　花粉 10 克　桃仁 5 克　银花 10 克　泽泻 6 克　大黄 3 克　甘草 3 克　蒲公英 10 克

方中茵陈、泽泻、菖蒲、甘草分利逐湿；连翘、银花、蒲公英、大黄清热解毒；加入桃仁以活血；花粉、栀子辅助诸药驱邪。

症较轻的也可用下方：

茵陈 10 克　栀子 6 克　泽泻 10 克　川连 1.5 克　连翘 10 克　银花 10 克　生草 3 克　金钱草 10 克

有兼外感者，也可用桑菊饮或银翘散加减；有高烧昏迷者，也可加用局方至宝丹或安宫牛黄丸。若黄疸已退，肝仍肿大者，可用化坚丸加活血之品；脾脏肿大的可用青蒿鳖甲汤或鳖甲煎丸；若肝脏肿大，胁痛口苦，肝胆湿热证显著，也可用龙胆泻肝汤合八正散加减；若无明显症状，唯肝功能不好，可用温胆汤和胃苓汤加减。

阴黄证，其症状特点是肢厥唇淡，色黄如熏，暗而黧黑者，舌质多淡，脉沉细。可采用茵陈四逆汤加减。

茵陈 10 克　干姜 5 克　制附子 6 克　炙甘草 3 克　香附 10 克　广木香 2.4 克　川郁金 6 克　红花 6 克

方中附子、干姜除湿散寒，茵陈、香附、木香逐湿行气，郁金、红花、炙甘草活血舒肝和中。

无黄疸型肝炎的症状特点：感染肝炎病毒后，突发轻微的恶寒发热，伴有食欲不振，或有恶心呕吐，上腹部不适，全身乏力，或皮肤有瘙痒感，有的肝脏肿大，触诊时有压痛，小便色黄短少，或大便溏泻，巩膜无黄染，肝功能不正常。

治疗多以茵陈蒿汤为主，或用茵陈五苓散加以清热利湿之品。成人则兼加理气舒郁，化湿浊。壮热不解者，应以透邪为主，选用甘露消毒饮或银翘散加芦根、生姜。

在治疗中，还必须辨别湿重、热重或湿热并重。热重于湿者，口干、唇燥、尿黄，当重用清热佐以利湿，兼取化浊，选用黄芩滑石汤、茵陈蒿汤加银花、佩兰、木通。湿重于热者，口多不渴或渴而不思饮，恶心疲乏，治疗重用逐湿醒脾，方选八正散。湿热并重者症见食欲不振，疲乏易累，口干尿黄，肝区隐痛，舌白不渴，脉象濡数，治用清热利湿法，方选三仁汤、茵陈五苓散。

病久不愈，肝功能不正常，肝大不消，或有触痛，可采用下方。

京三棱 5 克　龙胆草 6 克　桃仁 6 克　柴胡 6 克　香附 10 克　金钱草 10 克　泽泻 10 克　炒栀子 6 克　云苓 10 克　川郁金 10 克

下面介绍两个经验方：

1. 肝炎合剂：适用于各型肝炎。

茵陈240克 栀子60克 花粉90克 干姜30克 广木香30克 连翘120克

上药共煎两次，得药液2000毫升，加白糖180克，再熬15分钟，小孩每次可服10毫升，成人每次服30~40毫升，每日服两次。

2. 化坚合剂：适用于肝脾肿大。

丹皮90克 甘草60克 桃仁60克 桂枝90克 砂仁30克 姜黄60克 郁金90克 香附90克 木香30克 川朴60克

上药共煎两次，得药液3000毫升，再加入白糖500克，每次服20~60毫升，日服2~3次。

预防肝炎可用新绿豆60克，甘草15克，雄黄15克，装入布袋内泡入饮水中，三天换一次，也可用茵陈1000克，栀子250克，连翘500克，共煎两次，得汁2000毫升，再加白糖1000克，续熬15分钟。

1~5岁每服10毫升，5~8岁每服15毫升，8~14岁每服20毫升，成人每服30毫升，日2次。

附：肝硬变

极少数肝炎病例缠绵不愈，可以转化为肝硬变。肝大质硬，脾脏也大，甚至出现腹水，乃因气滞血瘀，脉络瘀阻，脾阳损伤，水湿难于运化；肾阳损害则气化不及州都，造成水湿潴留。

早期证候：胁下坠痛，肝脏肿硬，口苦，小便黄，腹水少量或无，可采用丹栀逍遥散加味治疗。

当归10克 白芍6克 柴胡6克 茯苓12克 白术10克 炙草6克 丹皮6克 桃仁6克 广郁金10克 制鳖甲

12 克　香附 10 克　栀子 3 克

若有胁痛，加三棱、莪术、延胡索、姜黄；若面兼黄染，加茵陈、木通、干姜。

若腹水明显，肝脏硬变，面暗唇淡者可改用济生肾气加味调治。

茯苓 12 克　熟地 15 克　怀山药 10 克　山萸肉 10 克　南红花 6 克　车前子 10 克　牛膝 10 克　附子 10 克　肉桂 3 克　延胡索 6 克　干姜 3 克

在治疗腹水过程中赵老常用葱熨法，疗效尚可。大干葱 500 克竖切，白酒 120 克共炒勿焦，装入纱布袋内敷于脐上，向左揉为升，向右揉为降 30 分钟，若凉再炒，每日两次。

肝脾肿大明显，可采用下瘀血丸（对小型良性肿瘤也有效）。

京三棱 15 克　莪术 15 克　藏红花 12 克　穿山甲 30 克　陈皮 12 克　大黄 15 克　广木香 10 克

共研面，炼蜜为丸重 6 克，空服早晚白开水送服 1～2 丸，以大便下利为宜。用下瘀血丸一定时期，可改用十全大补调治。

在治肝脾肿大（癥瘕）时理气、理血药物是必不可少的。常用的理气理血药有广木香、川芎、枳实、皂刺、青皮、三棱、莪术、蔻仁、川乌、草乌、厚朴、砂仁、归尾、苏木、红花、桃仁、延胡索、郁金、乌药、五灵脂、赤芍、丹参、乳香、没药、藕节、香附等。

【病案】

农某，女，6 岁，病历号 52520。

十余天来精神倦怠，饮食欠佳；四天来身热不解，头痛厌食，恶心欲吐，嗅油腥炙烩之品尤甚，胃脘不适，大便白如陶土，小溲深黄；一天来两目及周身黄染，时有痒感，住院时体温正常。周身皮肤及巩膜黄染，皮肤散在丘疹及搔痕，心肺正常，腹软，肝于肋下 0.5 厘米，脾未触及。化验：GOT206，GPT366，凡登白直接迟缓，麝絮 15 单位，麝浊（＋＋＋），脑絮（＋＋），黄疸指数 20 单位。脉滑，舌淡苔腻。诊为急性黄疸型传染性肝炎，证属湿热蕴郁中焦，发为阳黄。

立法：清热利湿

方药：茵陈 10 克　栀子 6 克　大黄 6 克　黄柏 6 克　郁金 6 克　砂仁 2.4 克　滑石 12 克　苡仁 10 克　青皮 6 克　川朴 5 克　炒三仙各 10 克

服药三剂后湿热渐衰，皮肤黄疸消失，唯目珠尚有微黄，余症大减，上方去大黄，又进三剂，巩膜黄染亦退，精神食欲大增，腹无不适，二便如常，湿热已去其大半，再予调理之剂。

茵陈 10 克　黄柏 5 克　桃仁 3 克　炒鸡金 10 克　生地 10 克　滑石 10 克　焦三仙各 10 克　焦军 3 克

服药三剂，诸症悉无。复查、体检、肝功能化验均正常，病愈出院。

按语：急性传染性肝炎，中医称之为黄疸（属于阳黄）。黄乃症状，疸乃病名。大多因于饮食不洁，湿热熏蒸，症见厌食油腥，脘腹不适，大便色白，皮肤黄染，治以茵陈蒿汤加味，疗效尚稳妥。本例采用清热利湿、调气化滞，黄疸顺利消退，食欲好转，又继服数剂，终至痊愈出院。

赵老 1959 年在蒙古人民共和国乌兰巴托友谊医院时曾定有肝炎合剂（茵陈 240 克　栀子 60 克　花粉 90 克　广木香 30 克　干姜 30 克　连翘 120 克）、化坚合剂（丹皮 90 克

始

甘草 60 克　桃仁 60 克　桂枝 90 克　砂仁 30 克　姜黄 60 克　郁金 90 克　香附 90 克　木香 30 克　川朴 60 克）以及预防糖浆（茵陈 1000 克　栀子 250 克　连翘 500 克）疗效良好。50 年代末本院幼儿园亦有病毒性肝炎流行，赵老诊治过不少病例，但现在已难找到更多的病案，甚憾。

痢　疾

【论治】

痢疾是夏秋季节常见的肠胃道传染病，小儿发病率较高，流行也比较广泛。其主要症状为腹痛，腹泻，里急后重，大便带脓血和黏液，多数患者有发烧。

凡起病急骤，高烧嗜睡，甚或昏迷抽风者为中毒痢（疫痢）；仅兼有发烧，神识清楚，病程不久者为急性痢疾；若下痢缠绵不愈，反复发作为慢性痢疾。

（一）急性痢疾

根据症状特点可分为 4 种。

1. 赤痢：以下脓粘似血便或纯血便为特征，苔黄腻或薄黄，脉滑数或洪数。此乃湿热秽浊伤及营血，治宜白头翁汤加减。取白头翁之苦寒凉血而止肠澼，清阳明及血分之热，秦皮苦寒凉肝兼固下焦，黄连清心肝之热，黄柏泻小肠与膀胱之热，此为苦寒解热凉血之剂，热平则血自宁，而痢自止矣。

若赤痢夹表邪，壮热无汗恶寒者，宜加解表之品。如苏叶、葛根、香薷、生姜等。

夹湿者，身重且痛，颜面易肿，舌苔多灰白，脉滑数，佐以利湿清热之品，如滑石、木通、大腹皮、泽泻等。

夹食滞者，腹痛拒按，食纳不香，便下有臭味，舌苔黄腻粗糙，脉沉数有力，宜加导滞清肠之品，如大黄、山楂、枳实、莱菔子、焦麦芽等。

若热盛者，壮热口渴，舌质绛，苔糙黄垢，宜加重泻热清里，如生石膏、花粉、知母、黄芩等。

2. 白痢：下痢多脓少血或无血，腹痛喜按，体温不高，舌淡苔白，脉多沉缓或小滑。此多因暑湿秽浊夹寒邪伤及气分所致，宜采用芍药汤加减调治。该方以苦寒燥湿清热，辛温散寒理气而通利三焦，为寒热并用，阴阳相济之妙法。

若虚寒者，症见食少神疲，四肢不温，下痢稀薄，或滑脱不禁，可加用温中益气之品。前方去黄芩，加人参、升麻、附子、干姜等。夹食滞者加消食导滞之品，重用槟榔、神曲，或加保和丸化裁之。夹湿者宜燥脾逐湿，酌加炒薏苡仁、山药、苍术、干姜等。有表邪者要加解表药。

3. 赤白痢：脓血便相杂，气血两伤，治疗时必须使用调气行血之品，同时要兼顾清热化浊，可用芍药汤合白头翁汤加减化裁。

4. 噤口痢：以饮食难进，口干咽涩为症状特点，此秽浊内潜，熏蒸阳明，邪热炽盛，脾胃受损，津液干涸，应急予清热生津之剂。宜用救胃煎加减调治。

生地 10 克　白芍 10 克　川连 10 克　黄芩 10 克　玉竹 10 克　花粉 10 克　杏仁 10 克　麦冬 10 克　桔梗 6 克　枳壳 24 克　川朴 3 克　甘草 3 克　生石膏 12 克　可加用石莲肉 10 克

若因火炎气冲，血溢沸腾，神被火扰，烦躁不宁者，宜采用黄连解毒汤加减治之；因夹食滞者，可加枳实导滞丸。

（二）慢性痢疾

归纳为两大类，一是休息痢，二是久痢，证治分述于后。

1. 休息痢：乃因湿热之邪，客于经络之间，久则气血下陷，清阳不升，往往下痢时轻时重，经年不愈。体质尚实者，多有里急后重，宜先服泻下之剂，如调胃承气之类以达先泻其实，继而健脾益气调其虚。若体虚脉弱者，当先补其虚，后泻其实。补虚可用升阳益胃汤加减，泻实酌用消导行滞之品，如枳实导滞丸化裁之。

2. 久痢：乃因脾阳不振，健运失职，不能蒸化水谷，多泻完谷不化，或痢下无度，久之必致气虚下陷，宜用附子理中汤以温中回阳健运脾土，或酌加四君子汤、黄芪建中汤等。

若久痢肝脾阴虚，皮肤灼热，心烦口干，脉象细数无力，舌质红，无垢苔者，为胃津不布，濡润不行，肝火窜扰，宜用真人养脏汤加味，以酸敛化阴，调气滋脾治之。

在治痢过程中要注意：①温补之剂切忌早用，因痢多起于湿热蕴结，胶滞肠胃，治宜清热邪，导滞气。②痢又忌大下，因邪热胶滞，用导滞即可，过用泻下或用非其时则徒伤胃气。③忌大汗，痢发寒热，是由内热熏蒸，若过汗，则愈助邪热为虐。因此，临床用药不可不慎。

（三）中毒性痢疾

古称疫痢，本病在儿科颇为常见，突发高烧惊厥，昏迷抽搐，为暑湿秽浊之邪内陷厥阴，毒热上凌于心，蒙蔽清窍所致。而出现昏迷、谵语。若火极风动，势必抽搐不止。若热邪内陷，气机受阻，孔窍闭塞，脉象沉无力，面色青灰，四肢厥冷，紫绀，呼吸欲绝，一派凶险之象，必须中西医结合积极抢救。

中医治疗：可以针药并用。初起，凡遇昏迷不省人事、呼吸不利者，刺人中、十宣穴出血，再灌苏合香丸，以畅达气机，醒神开窍。如闭证目开，即可停药改方。因芳香温燥之品，恐其耗散胃阴，辛温太过，反助其热。若毒热过深，抽搐昏迷不止者，应改投局方至宝丹，以芳香逐秽，开窍醒神，凉肝息风；同时可以加服葛根芩连汤，以解表清里。

待抢救脱险后，仍用葛根芩连汤加银花、连翘、花粉、槟榔、木香等续服。以葛根升阳解肌，使邪从表解，芩连苦寒降火，并有银、翘相助解毒；木香、槟榔行气化滞，而达邪外出，佐花粉、甘草，生津安胃和中。

若暑邪不解，壮热少汗者，宜改用黄连香薷饮，以清解暑热。方中香薷发汗解暑，厚朴温中理气除湿。

病至后期，凡体质壮实，兼有食滞内阻者，当酌用调胃承气以涤荡之。凡有气滞血凝，当用调气和血之品，以求全功。

总之，中毒痢治疗关键在急救处理，缓解后则与一般痢疾治疗无大差别。

【病案】

刘某，女，5岁，病历号85349。

9个月前患急性细菌性痢疾。当时下痢脓血，频作不止，曾住某院半月，服用合霉素、土霉素、新霉素及呋喃西林等药物，好转出院。此后仍有腹痛下坠，下痢脓血，时轻时重，间断不愈。三个月后又住某院十一日，经中西药物内服、灌肠等多种疗法，好转出院。七日后又复发，频泻不止。现日泻四次，腹痛，饮食欠佳，乃来我院。检查：心、肺、腹未见异常。大便化验脓球满视野，培养阴性。舌质淡、苔白薄，脉沉缓。诊为慢性细菌性痢疾，证属湿热浊秽，久羁中焦，脾失健运。

立法：化湿浊，导肠滞，健运中焦。

方药：生杭芍12克　炒枳壳5克　广木香2.4克　焦楂榔各5克　黄芩10克　川连1.5克　当归6克　云苓10克　六一散10克

服药两剂，稍有好转，大便仍每日1~3次，有黏滞。请赵老会诊。舌质微红，苔薄黄，脉沉缓，认为湿浊久积胃肠，脾失健运之证。

治宜：清湿热，分利固肠之剂。

方药：生杭芍10克　焦楂榔各6克　黄芩6克　伏龙肝10克　分心木3克　煅牡蛎10克　川连1.2克　乌梅2枚　赤石脂3克　炙草5克

服药一剂，下痢次数减少，日行1次。又进三剂，大便成形，腹痛，里急后重消失，余症悉无，原方化裁调治，观察至住院十三天，病情稳定，大小便化验正常，无复发迹象，病愈出院。

按语：本病下痢脓血，缠绵不休，诊为慢性细菌性痢疾。此病多属湿浊久积肠胃。中医认为滞下，为滞塞不通之意，治疗多采用逐湿理气化滞为法。古人云："热郁湿浊，传导失职，蒸为败浊脓血，下迫肛门，故里急后重，数至圊而不能便。"本例已转致慢性，所以采用分利固肠，清化湿热。如纯以补涩，不仅湿滞难解，反致浊秽久羁肠胃。

赵老治痢经验三则

寒痢：患儿某某，6岁。禀赋薄弱，先因外感表邪，继又内伤生冷，以致肠胃不调，骤起剧变，下痢多脓，频坠无度，腹痛喜按，四肢冷逆，舌淡苔白，脉象沉迟无力。法宜驱寒救逆、温中逐湿法。方用附子理中汤合桃花汤调治。方：

党参10克　附子6克　炒白术10克　炙草3克　赤石脂10克　黑姜炭3克　粳米6克

一剂知，二剂已，三剂痊。

热痢：王某，女，1岁。夏秋之交，病患下痢，赤白夹杂，父母误认脾虚，迁延经旬，日重一日，而来门诊，检查其目多眵，唇干舌绛，口干思饮，指纹红紫色深，经谓"暴注下迫皆属于热"。此为热邪内伏之象，予以清热分解之法，加味葛根芩连汤调治。方：

黄连1.6克　黄芩6克　葛根6克　白芍6克　广木香3克　白头翁10克　生草3克

二剂后，改进甘淡益脾之剂，即愈。

休息痢：吴某，男性，32岁。病大便窘迫日夜无度，里急后重，便下黏液，历时年余，经用宽胸、理气、润燥、补虚之剂，皆未得效。经予诊治，舌苔老黄，脉急沉涩。认为病初失消解，继予补虚，以致肺热下移大肠，肝失条达，滞涩下迫，法宜清肺疏肝理血之剂。方：

干葛10克　赤石脂10克　银花13克　黄芩10克　枳壳10克　桃仁6克　当归10克　广木香3克

继以此方加减，十剂即痊。

（摘自赵老笔记）

杂证难病

  赵老是临床实践学家，在临床工作中，不仅对常见病得心应手，疗效颇佳，而且对疑难杂证有独到之处，敢于向顽疾痼疾冲击，往往疗效神奇。本节缺少赵老论述，但在这些疑难杂证的病案中，确有宝贵经验可得。

  赵老对于疑难杂症认真分析，"滞""热"多见，则常秉刘元素之"六气皆从火化"之说善用寒凉、导滞之法；对致疾病之外邪，则秉张子和之"邪去则正安，不可畏攻而养病"之说善用"汗"法、"下"法；对疾病久羁，正气有伤之时，则秉李东垣"人以胃气为本"护胃扶正治病救人。经常嘱咐"……有一分胃气，则多一分生机"，重视脾胃；尊崇朱丹溪的观点，认为"阳常有余，阴常不足"，时时处处不忘滋阴的重要，注意护阴保液。赵老不仅精通《内》《难》，熟练应用"温病"法则，特别对金元四大家的特点，了如指掌，不拘泥于哪家哪派，运用于无处不在之中，辨证准确，治疗恰到好处。赵老对疑难之证不仅认为"怪病多痰""怪病多瘀"，而且认为"怪病多风"。治"痰"则以化痰、豁痰；治"瘀"则以疏通经络，活血化瘀；治"风"则多用祛风、息风之法，尤其常以"治风先治血，血行风自灭"立法，屡屡见效。赵老这些宝贵经验在这些疑难杂证病例中，表现得极为丰富，做为弟子，深有体会，也希望能成为广大同道在临床实际工作中的锦囊妙计。

感染性多发性神经根炎

梁某，女，3 岁半，病历号 198876，1976 年 10 月 8 日初诊。

发病时间与原因不明，病情呈渐进发展，从走路跌跤到不能站立，上肢不能抬举，乃至不能坐，约一个月的时间。在某医院检查：神志清楚，两侧软瘫，腱反射消失，感觉障碍。脑脊液细胞数正常，蛋白稍增高。诊断为感染性多发性神经根炎。治疗两周，效果不明显。仍不能站，不能坐，上肢不能动。脉微数，舌无垢苔。

诊断：感染性多发性神经根炎。

辨证：风中经络，筋骨失养。

治则：息风通络，强壮筋骨，佐以活血法。

处方：天麻 4.5 克　钩藤 6 克　防风 4.5 克　秦艽 6 克　僵蚕 6 克　伸筋草 9 克　川牛膝 9 克　川续断 6 克　金银花藤 9 克　生侧柏叶 9 克　南红花 3 克　生地 9 克

服上方六剂，四肢已能活动，可以坐，但不能站，上肢不能抬举，脉缓，舌质正常，无垢苔。仍依上方加减：

全蝎 3 克　僵蚕 6 克　乌梢蛇 6 克　地龙 6 克　伸筋草 9 克　络石藤 9 克　川断 9 克　南星 4.5 克　南红花 3 克　桃仁 4.5 克　生侧柏叶 9 克　当归 3 克

再治半个月，两上肢已能抬举到头部，两下肢可以自由活动，但不能持久，脉沉缓，舌正常。风邪渐除，气血未复，应加重补气活血、强壮筋骨之品以巩固疗效

处方：黄芪 9 克　当归 6 克　川续断 9 克　川牛膝 6 克　伸筋草 9 克　钩藤 4.5 克　僵蚕 6 克　全蝎 3 克　地龙 6

克 桃仁 4.5 克 红花 3 克 生侧柏叶 6 克 南星 4.5 克

共治疗五十五天，至同年 12 月 2 日，患儿四肢活动良好，行动如常，达到临床治愈。

按语：此案西医诊断为感染性多发性神经炎。因其主要症状是瘫痪，所以属于中医痿症一类。历代医家在治疗"痿症"时都信奉"独取阳明"，赵老则不然。他认为该病成因是机体气血不足，风邪乘虚而入，客于经络，阻塞气血畅达，导致肌肤不仁、筋骨失养、四肢痿痹不用。"气血虚"是本，"风邪入"是标。赵老根据"急则治其标""有邪先祛邪"的原则，以治风为主。选用防风、秦艽等祛风药，天麻、钩藤、僵蚕、全蝎等息风药，乌梢蛇、地龙等搜风药，同时加用桃仁、红花、侧柏叶等活血药物，取其"治风先治血，血行风自灭"之理，用药六剂收到明显的效果。三诊，患儿可以行走，两上肢能够抬举到头部，但活动尚不能持久，脉沉缓。此时赵老认为风邪渐除，气血未复，随即转用黄芪、当归补养气血，兼用川续断、川牛膝强壮筋骨，从本根治，以巩固疗效，防止复发。

发作性睡眠

杜某，男，8 岁，病历号 95139。

困倦嗜睡已年余，日夜思睡，精神萎靡，情绪不快，烦急多怒，身倦肢软，走平路易跌跤，智力尚可，注意力不能集中，听课讲话时倾刻入睡，已停学。夜寐不宁，咬牙梦呓，时有肢体小抽动，饮食尚可，便调。脉弦而缓，舌苔薄黄。经脑电图检查，确诊为发作性睡眠。屡经治疗无效。家族中无类似患者，其父母为近血统婚姻。

证属：脾虚，兼有肝胆积热。

立法：健脾清热，和肝胆。

方药：云苓 10 克　炒苡仁 10 克　野于术 6 克　龙胆草 3 克　炒栀仁 5 克　鲜生地 12 克　黄芩 10 克　生寒水石 12 克　金银藤 12 克　焦楂榔各 6 克　莱菔子 10 克

服药三剂，夜眠安稳，无惊惕抖动，日间尚感困倦，可复学上课。脾虚已久，肝胆之热尚炽，非短时所能治愈，原方加减，服药三月，诸症又有进步，每逢精神兴奋时，可以克制睡眠，脉弦数，再予清肝胆积热，健脾清心益智之剂。

生寒水石 12 克　金银藤 10 克　银柴胡 6 克　龙胆草 6 克　桃仁泥 5 克　莲子心 5 克　焦楂榔各 6 克　炒白术 10 克　焦麦芽 10 克　朱远志 5 克　生草 3 克

牛黄镇惊丸，每服 1 丸，日服 2 次。

又治半年后，嗜睡减轻，上课可以听到第三节课，疲劳或过度兴奋之后尚有嗜睡，但已甚轻，偶有遗溺，继予原方加减缓调之。

按语：本案在儿童较为罕见，前人多谓"脾虚生困倦"。又谓"四肢属脾"，因此考虑患儿精神萎靡，日夜嗜睡，寐中惊惕，认为脾虚兼有肝胆积热，治以健脾清热兼和肝胆。服药三剂后，夜眠已安稳，已无惊惕抖动。但因脾虚日久，非短期所能痊愈，因之佐以清心益智，待肝胆积热退净后，尚需补益以培元益气善后。

脑外伤

1. 赵某，男，1 岁半，病历号 63968。

四天前照顾欠周，儿童自车上跌下，头部着地，当即昏迷不啼，急送某医院抢救，输氧稍见好转，继而左上下肢抽动不止，右上肢瘫痪不能活动，颈向后背，双目凝视，斜向右侧，频吐不止，神志不清，经某医院神经外科会诊后收留住院，查脑脊液有血细胞，诊为脑挫裂伤。住院治疗四日，仍高烧不降，并出现口眼㖞斜，遂转入本院住院治疗。

当时检查：体温 38～39℃，神志昏迷，右上肢完全性强直性瘫痪，右下肢不完全性强直性瘫痪，左上下肢时有抽动，目斜视，口眼歪向左侧，右眼不闭，膝腱反射亢进，无病理反射，心、肺、腹未见异常，舌苔中心薄黄，两脉细数，诊为脑挫裂伤。

立法：清热活血，息风止痉。

方药：银花 10 克　天麻 3 克　生地 10 克　木瓜 6 克桑枝 10 克　丹皮 6 克　南红花 3 克　生侧柏 6 克　朱寸冬 6克　菊花 6 克

羚羊粉 0.15 克，日服 3 次。

服药一剂，当日神识清醒，未再呕吐，饮食尚差，喉有痰鸣，仍抽搐不止。脉洪数，原方化裁。

僵蚕 3 克　南红花 3 克　生地 10 克　天竺黄 5 克　清水蝎 2.4 克　银花 10 克　大小蓟各 10 克　桃杏仁各 3 克　焦军 3.6 克　汉三七 2.4 克

局方至宝丹 1/4 丸，日服 4 次。

次日，神识清楚，能识人，右上下肢可以自由活动，下肢进步尤著，未再抽搐，两日后仍有两眼直视、烦急，体温尚有波动，住院第五日，再进清肝热、活血利关节之剂。

银花 10 克　青蒿 10 克　桃仁 3 克　生地 10 克　桑枝10 克　生石膏 18 克　胆草 3 克　莲心 3 克　僵蚕 5 克　焦

军 2.4 克

括霜紫血 1/2 瓶，日服 3 次。

住院第九日，病情进一步好转，饮食睡眠均好，右上肢、肘、指关节均可活动，肩关节尚差，右下肢运动良好，踝关节较紧张，口歪眼歪已消失，原方化裁二剂，体温降至正常，神志精神良好，唯颜面㿠白，脉象细数，舌无垢腻，继服活血通络、利关节之剂。

当归 6 克　金银藤 10 克　嫩桑枝 10 克　干生地 10 克　宣木瓜 6 克　僵蚕 6 克　清水蝎 2.4 克　蜈蚣 1 条　桃仁 3 克　大麦冬 10 克　鲜藿香 10 克

并配合针灸，按摩。

至住院第二十日，除右肩活动稍差外，其他肢体关节均运动良好，无其他异常，乃出院继续调治，迅速痊愈。随访观察十四年，神经系统及肢体功能正常，无癫痫、瘫痪、智力障碍等任何后遗症。

按语：本案病情来势危重，赵老考虑跌扑震伤脑窍，兼之邪风外中，郁阻经络，采用急则治标，法以息风止痉、清热活血。认为外感邪风是为主要病因。虽有肝风内动，经脉拘急之症，但如果这时采用镇静方剂，势必导致邪风深入。因而采用清热活血，息风止痉之法，继以活血清肝通络，使该证得到全功。

脑外伤后遗症

2. 柴某，女，21 岁，病历号 203045。

二年半前因跌扑头部受伤，当时昏迷约有十分钟，苏醒后头痛剧烈，呕吐伴有发热，曾在某医院治疗不效。又在北京某医院住院治疗。诊为脑震荡，脑挫伤。经治疗两月余，病情较稳定而出院。出院时右侧肢体肌力差，活动欠灵，仍有头痛，恶心，呕吐。十天后体温又突高达 38~39℃，用抗生素无效，停药后自动退热。一月后再次发热达 39℃，继而出现精神症状，哭笑无常，打人毁物，幻听幻视，二便不能自理，伴有抽风，两月后又住该院治疗，二周后自动出院。当时检查脑电图为低中幅慢波及快波，过度换气时尤甚，中额部出现较多中高幅阵发慢波。全血象减低（血红蛋白 8.5 克%，白细胞 3200/立方毫米，血小板 6 万/立方毫米），谷丙转氨酶 210 单位。

后经各大医院神经科诊治，用过各种亲神经药，镇静药，抗癫痫药，神经营养药，退烧药，抗生素，激素，中药等，均无明显疗效。1972 年 7 月 26 日复查脑电图，额、颞、枕部均有慢波，左侧较显，且左额有阵发性棘波。

各院诊断基本一致，为脑外伤后遗症，脑萎缩，外伤性癫痫，右侧不全偏瘫，中枢性发热，继发性全血降低。

1973 年 2 月 19 日来我院就诊，当时患者神志昏沉，痴呆不语，生活不能自理，右侧不全偏瘫，抽搐频发，发烧不退。证属伤及脑络而致肝阳横逆，扰乱清窍，热毒深入营血。

立法：潜阳息风，解毒透热，醒脑安神。

方药：煅牡蛎 12 克　玳瑁 10 克　钩藤 6 克　全蝎 3 克　蝉蜕 5 克　连翘 12 克　紫地丁 10 克　熊胆 3 克　莲子心 6 克　南红花 3 克　党参 10 克　大麦冬 12 克

上药服三剂后，抽止热减，纳增，面色赤，渐转红润，服药二十剂后，停服一切西药，但神识仍不清，二便仍不能自理，再拟前法加减。

菖蒲6克　钩藤10克　南红花5克　蒲公英10克　蝉蜕5克　僵蚕10克　玳瑁6克　银花10克　麦冬10克　天竺黄10克　党参10克　竹叶6克　熊胆1.5克

上方共进二十四剂，神识渐清，扶能站立，二便稍有知觉，再进二十剂后肢体活动大有好转，右手能持物，肌力恢复近正常，已能言语，但不清楚，二便能自理，继拟前法加减。

蝉蜕5克　菖蒲6克　地龙6克　橘络6克　莲子心5克　生石膏24克　党参10克　当归6克　川牛膝10克　玳瑁10克　天麻5克　黄芩6克

熊胆0.6克，日2次。

上方进十二剂，脑电图已近正常，颜面红润，神识清楚，身已无热，扶能走百余米，脉象细缓，舌见黄苔，面部有轻度浮肿，再拟补气固肾，清热和肝，佐以宁心，善后调理。

党参10克　黄芪10克　云苓10克　苡仁10克　熟地12克　泽泻10克　生侧柏10克　竹叶6克　地龙6克　煅牡蛎12克　玳瑁6克　莲心3克

此后继续以健脑、清心之剂调治，病情继续好转，1973年11月复查脑电图：轻度不正常。

于1975年6月22日随访患者：发育营养良好，精神饱满，言语行动均与常人无异，饮食、二便、月经均正常，舌苔净，脉象小滑。自诉有时头皮麻木，头痛，性情急躁，尿频，但发烧及抽搐始终未再发作，血象正常，各项化验检查均正常。

按语：本例患者各医院诊断一致，病情危重，严重的脑挫伤已使中枢神经系统发生器质性病变，临床表现与脑电图改变一致。经各种治疗，病情未被控制，反而日益发展。开始表现为颅内压增高症状，中枢性发热，右侧轻瘫，继而出现精神失常，癫痫发作等症状，脑电图亦由慢波发展为棘波。自1973年2月来我院中药治疗后，病情显著好转，调治两年，身体已基本恢复正常，远期疗效较好。

赵老认为本病主要在心、肝二经，虽由外伤起始，但来诊时已有一年余，病情复杂，邪热陷于心包，肝风内动，发为高烧，抽风，昏迷，神明错乱，故投以大剂清热息风之品，如钩藤、全蝎、玳瑁、莲子心、紫地丁、熊胆等（如无熊胆也可改用人造牛黄或牛苦胆汁）。跌仆之证，必有瘀血，故佐以活血化瘀之红花，亦取"血行风自灭"之意。药后迅速热减抽止，转危为安。病情迁延日久，痰热羁留，正气已伤，故以原法化裁续进。重用菖蒲、天竺黄等开窍豁痰，神志由昧而明，复以党参、当归双补气血，扶正以祛邪。以地龙、橘络之属舒筋活络，气血得充，营卫通畅，精神恢复，行动自如，食纳增加，二便如常，使患者恢复了健康。

坐骨神经干损伤

江某，女，4岁，病历号215339。

1976年5月28日初诊：患儿于一月前因感冒注射百尔定后，立即下肢不能动，左腿不能站立，不能蹲，不能走，足面浮肿，注射部位疼痛，一至二周后软瘫，在某医院诊断为左侧坐骨神经干损伤。一月来左下肢肌肉萎缩。脉平，舌苔中心黄厚。此瘀血内阻，经络不通，筋骨失养。

立法：活血化瘀，舒经活络，强壮筋骨。

方药：桃仁3克　南红花3克　生侧柏10克　伸筋草

10克　宣木瓜6克　川牛膝10克　橘络5克　川续断6克
银花藤6克　黄芩6克　神曲10克

治疗经过：以上方为基本方，随证加减，兼用下方
外洗。

祁艾12克　防风6克　透骨草10克　羌活5克　南红
花6克　地龙6克　肉桂3克　乳香6克

治疗一个月能站、能蹲，也能行走，但不能久立，左膝
上及足踝部轻度萎缩，注射部位稍有疼痛。

10月8日：守上法继续治疗三个月，患儿局部疼痛消
失，已行走如常，但不耐劳，午后即感关节不适。面色萎
黄，脉沉缓，此气血未复，脾肾两虚之候，用河车大造丸配
合下方，补气血益脾肾善后。

当归身12克　杭芍10克　阿胶珠10克　党参12克
生侧柏10克　桑枝10克　菟丝子10克　茯苓12克　川牛
膝10克　南红花5克　鹿角霜6克　杜仲10克　枸杞子10
克　黄芪12克

按语：本案因为注射损伤坐骨神经干，赵老认为属于外
伤，由瘀血内阻导致经络不通，筋骨失养所致。开始使用活
血化瘀法为主，重用桃仁、红花、侧柏等药；后来疼痛消
失，并能行走之后，因不耐劳，面色萎黄，脉沉缓，乃一派
气血不足，脾肾两虚之象即用补气血，益脾肾之法善后，获
得较为理想的疗效。

弥漫性硬皮病

白某，女，12岁。

1975年11月26日初诊：患儿一个多月前，因外感发
烧、咽疼，愈后感觉两肩部皮肤瘙痒、发紧并发现硬结，继

而上肢、面部、胸背、臂部皮肤发硬，不能以手指撮起皮折。在某医院等处求医，诊断为弥漫性硬皮病，服用维生素D等多种西药效不明显。舌洁无苔，两脉沉紧。此乃邪风入络，肺气不清导致皮肤之开合失调，气血不能通达。用疏风解表，活血化瘀法治疗。

方药：牛蒡子6克　羌独活各6克　蝉蜕6克　桂枝尖6克　杭菊12克　地肤子10克　地龙6克　桃仁5克　红花5克　丹皮6克　生地12克

兼用下方熏洗：祁艾15克　透骨草12克　蝉蜕10克　秦艽10克　红花6克　生侧柏10克　防风6克　羌活6克

以上述治法为主，后随症在内服方中，加有白芍、秦艽、芦根、防风、桑螵蛸等药物。共治疗二十天，皮肤变柔软，皮色转红润，硬结基本消退，近期疗效显著。

按语：硬皮症是儿童时期少见的结缔组织病。赵老根据肺主皮毛，皮司开合立论，认为此病是邪气入络，肺气不清，皮之开合失调，气血不能通达所致。重用疏风解表，活血化瘀法治疗获得满意效果。

肺含铁血黄素沉着症

刘某，女，8岁，病历号56532。

两年来因反复重度贫血，三次住院，每次均经输血等治疗，月余而愈。半年来发育停滞，面色紫暗，口舌发绀，消瘦虚弱，指端膨大如杵，咳嗽气喘，活动尤甚。月余病情加重，喘急发憋，时有低烧，脐周阵痛，偶有呃逆。十天来晨有鼻衄少许，精神萎靡，体倦，嗜睡，少言笑，大小便正常。

来院时检查：营养发育极差，呼吸困难，面色紫绀，两肺呼吸音粗，心界扩大，无杂音。腹胀，肝肋下3厘米，稍硬，脾未触及，杵状指、趾，咽培养金黄色葡萄球菌，血色素19克%，红细胞633万/立方毫米，白细胞14400/立方毫米，中性81%，淋巴19%，血沉第一小时3毫米，第二小时10毫米，肝功能及其他检查无异常，胸片可见弥漫分布之粟粒状阴影，心电图显示不完全性左束枝传导阻滞，右心肥厚及心肌缺氧，舌质绛紫，苔薄黄，脉细数。入院时诊断：①特发性肺含铁血黄素沉着症，肺动脉高压症，肺原性心脏病，代尝性红细胞增多症；②继发性肺内感染。

证属血燥阴虚，宿有痼疾，复感外邪，肺失清肃。急投表里双解之剂，先治其标，后治其本。

方药：炙麻黄1.8克　炒杏仁6克　生石膏24克　生草3克　苏子6克　黄芩6克　知母6克　鲜麦冬10克　炙桑皮6克　银花6克　炒鸡金10克

并先后加用链霉素、土霉素治疗。

服药五剂，喘咳较减，体温正常，表邪已解，里热尚存，继予清肺凉血、滋阴宁嗽之剂。

炙桑皮10克　炒杏仁5克　南沙参10克　瓜蒌仁10克　苏子1.5克　阿胶珠6克　生地10克　丹皮6克　桃仁5克　蜜杷叶10克　川贝5克，麦冬10克

继服六剂，精神食欲好转，舌质绛紫，中心苔薄黄，脉濡细，肺热虽清，而血燥阴虚之痼疾尚待调治。再以凉血化瘀，滋阴清热之剂。

地骨皮6克　青蒿10克　南沙参10克　生地12克　丹皮6克　桃杏仁各5克　白茅根15克　广犀角2.4克　石斛10克　玉竹6克　黄芩6克

又进三剂，无咳喘发作，体温平稳，周身紫绀减轻，病情好转，继续调治，二月后好转出院。

按语：本例为宿有痼疾，又夹新感，故首应急则治标。但是阴虚内热之体，复夹表邪，若纯用宣散解表，则恐潜热愈炽，若纯用清里解热，又恐表邪稽留，故考虑治以表里双解之剂。继之改用清肺凉血、滋阴宁嗽，以肃肺清金，以期肺窍清肃恢复，血燥得解。继之采用凉血化瘀，佐以滋阴，俾其血燥阴虚得以补益，因之痼痼沉疾得以稳定好转。

地中海贫血

尹某，女，5岁，病历是41079。

生后三个月发现面色苍白，因"贫血"每月需输血一至二次以维持生命，一岁半时因周身淋巴结肿大，口鼻出血，曾作脾切除术，术后病情稍好转，输血间隔延长至每月一次，一月来又感身倦乏力，低热不退，输血后稍有好转。其母及两兄均患此疾。来院时检查：身体矮小，如三岁小儿，面色苍黄，肌肤枯槁无泽，心前区可闻及杂音，肺无异常，肝肋下2.5厘米，化验血色素6克%，红细胞180万/立方毫米，白细胞12800/立方毫米，血片可见大量靶形细胞及幼稚红细胞，红细胞容积为18%，红细胞脆性试验0.60%开始溶解，0.28%完全溶解。

诊为地中海贫血。住院第七天改由赵老诊治。

患儿面色暗黄，唇淡少华，舌质淡无苔，脉虚大，乃气血两亏，阴虚内热，当予气血双补。

方药：黄芪30克　熟地10克　白芍6克　当归6克　阿胶珠6克　川芎1.5克　南沙参10克　云苓10克　白术5克　神曲10克　紫河车3克　甘草3克

五日后，精神饮食转佳，体温正常，舌质淡无苔，脉象沉细，仍用重剂气血双补。

方药：全当归 10 克　生杭芍 6 克　阿胶珠 10 克　紫河车 6 克　茯神 10 克　丹参 6 克　生熟地各 6 克　生龟板 6 克　煅牡蛎 10 克　黄芪 6 克　党参 6 克

又七日后，血色素达 9.7 克%，红细胞 360 万/立方毫米，白细胞 7500/立方毫米，后因外感合并支气管炎。经中西药控制感染，血象又有下降趋势，继予补气养血，健脾之剂巩固之。

紫丹参 6 克　全当归 10 克　生杭芍 6 克　阿胶珠 6 克　云苓 10 克　紫河车 6 克　台党参 6 克　鹿角胶 6 克　白术 6 克　炙草 3 克

按语：本例考虑气血两亏，营阴耗损，精气内夺之象。《素问·阴阳应象大论》有"形不足者，温之以气；精不足者，补之以味"。故应重用补气补血，兼滋阴清虚热，佐用血肉有情之品，力图达到生血的目的。但病实属难治，此例仅提供改善临床症状之方，从根本上治疗，尚需中西医结合探讨。

白血病

1. 王某，男，5 岁，病历号 82477。

一年前患急性淋巴性白血病，住某院治疗缓解，两周来又复加重，持续发烧 38.2℃ 左右，肢倦身乏，项颈有串珠状物，腹有痞块，化验白细胞 4450/立方毫米，中性粒细胞 10%，淋巴细胞 85%，原始淋巴细胞 4%，前期淋巴细胞 1%。舌苔黄厚，脉弦数，诊为急性淋巴性白血病，证属毒热内潜，营阴受损之证。

立法：清营解毒退热。

方药：广犀角 2.4 克　粉丹皮 6 克　大生地 10 克　丹参 6 克　连翘 10 克　胡连 1.5 克　银花 10 克　桃仁 5 克　青蒿 6 克　焦麦芽 10 克　柴胡 6 克　鲜藿香 10 克

服上药三剂，体温正常，但仍感肢体关节疼痛，舌苔已退，脉沉数，继以清营解毒和中之剂。

大生地 12 克　丹参 6 克　连翘 10 克　银花 10 克　浙贝 10 克　桃仁 3 克　柴胡 5 克　青蒿 10 克　苏叶 3 克　赤芍 5 克　焦楂榔各 6 克

调治月余，体温平稳，血象有改进，白细胞 6200/立方毫米，中性粒细胞 42%，淋巴细胞 58%，尚感精神疲倦，面色苍黄，唇淡苔白，脉细无力。为气血虚弱，继予中药调理，嘱其药后继续调治。

当归 10 克　黄芪 10 克　丹参 6 克　甘草 5 克　麦冬 10 克　熟地 10 克　丹皮 3 克　枸杞子 6 克　山萸肉 10 克　怀山药 10 克　阿胶 6 克

按语：急性淋巴细胞性白血病，往往是毒热潜伏，气阴互受损害，既应折其内潜毒热，又须考虑扶助营阴。而使迁延羁留营分之邪毒早日得化，则血枯失荣、精气内夺可以缓解。本例患儿持续发热 38.2℃ 左右，色悴肌羸，面色无华，颈项有串珠状物，腹有痞块，中医采用清营解毒、退热化痞之剂，先治其标，调治月余，血象有所改进，病情有所缓解。

2. 于某，男，4 岁，病历号 5517。

因双膝关节疼痛、肝大 20 天住院。入院体检全身淋巴结肿大，肝肋下 10.5 厘米，脾肋下 1.5 厘米，血色素 8.4 克，红细胞 211 万位立方毫米，中性粒细胞 32%，淋巴细胞

66%，白细胞 8300/立方毫米，骨穿符合急性淋巴细胞白血病。

住院三天病情加重，血色素 6 克，拟补益心血，健脾清营调治。

当归身 10 克　阿胶珠 10 克　生杭芍 10 克　蒲黄炭 6 克　红人参 6 克　龟板胶 10 克　茯神 10 克　生熟地各 10 克　白茅根 16 克　丹皮 6 克　焦楂榔各 6 克　藕节炭 6 克

犀角面 0.25 克冲服，每日 3 次。

汉三七 6 克冲服，每日 3 次。

前药四剂效不显，肝脾见增大，仍补益气血，河车大造丸加减。

人参 4.7 克　茯苓 10 克　当归 10 克　熟地 13 克　杭芍 6 克　煅牡蛎 10 克　白术 6 克　生黄芪 13 克　紫河车 4.7 克　阿胶珠 10 克　蔓荆子 6 克　川贝 13 克

停用三七粉。

服药四剂，肝脾明显缩小，但体温波动，以酸甘化阴，退热补益之剂。

败龟板 10 克　生杭芍 10 克　生熟地各 10 克　炙甘草 4.7 克　阿胶珠 10 克　桂枝尖 4.7 克　焦麦芽 6 克　鲜麦冬 10 克　煅牡蛎 10 克　紫河车 14.6 克

上方加减服半月左右，血色素升至 8.5 克，红细胞 333 万/立方毫米，白细胞 4200/立方毫米，幼稚淋巴细胞 3%，继以酸甘化阴补血解毒之剂治疗。

当归身 6 克　生杭芍 13 克　生地 13 克　丹参 10 克　龟板 6 克　连翘 10 克　金银藤 13 克　板蓝根 10 克　浙贝 10 克　花粉 10 克　生草 14.6 克

上方加减服至出院。出院时肝肋下三指，脾如前，血色素 10 克，红细胞 340 万，中性 59%，淋巴 37%，血小板 19万，骨髓检查晚幼红增生显著，其余各系统各阶段之细胞大致正常。

按语：本例住院 35 天，治疗中除输血 3 次、口服小量强的松外，坚持中药治疗，疗效满意。赵老认为本病属气血亏损，浊热内潜，伤及阴分，故而处方用药中始终以补益气血为根本大法，兼以解毒清热养阴。遇有外感，仍在前法基础上兼用解表之剂。

糖原累积症

狄某，男，2 岁半，病历号 92548。

半岁时发现患有"糖原累积症"，肝大四指，屡经治疗无效。近日仍嗜睡，日达 14～15 小时，懒倦无力，少活动，饮食尚可，性急躁，日晡五心烦热，上身丰满，下肢瘦小萎弱，大小便正常，肝肋下 8 厘米，剑突下 6.5 厘米，脾肋下 4 厘米，均较硬，腹大青筋暴露，心肺无异常。舌质光赤无苔，两脉沉涩而弦。

证属：气血瘀积，日久化为癥结，兼之脾失健运。

立法：益气健脾，活血化瘀。

方药：人参 3 克　炒白术 10 克　白扁豆 6 克　陈皮 6 克　炒山药 10 克　莲子肉 10 克　京三棱 3 克　蓬莪术 3 克　桂枝尖 6 克　桃仁 5 克　南红花 3 克　砂仁 1.5 克　炙草 3 克

服药三剂，精神好转，活动增加，夜眠安宁，偶有轻咳，舌净无苔，脉沉弦，原方加减继服。

党参 6 克　白术 6 克　怀山药 10 克　京三棱 3 克　蓬莪术 3 克　桂枝尖 6 克　桃仁泥 5 克　南红花 3 克　炙鳖甲 10

克 炒杏仁5克 瓜蒌仁10克 炮姜3克

连服九剂，病情稳定，睡眠时间缩短，精神好转，五心烦热减轻，二便自调，肝脾肿大如故，硬度减，脉沉，左弦，舌净无苔，继以化瘀软坚益血之剂。嘱其仍须继续调治。

炙鳖甲10克 生杭芍10克 生熟地各6克 京三棱3克 蓬莪术3克 川朴5克 桂枝尖5克 桃仁泥5克 南红花3克 炒鸡金10克 焦楂榔各12克 胡连1.5克

按语：中医认为癥病属脏，着而不移，有形而坚硬；瘕病属腑，移而不着，无形而留止不定。凡属中阳不足，脾胃有伤，肝气瘀滞，脾失健运，形成痞块者，治疗皆困难。《景岳全书·杂证论》："无形之聚其散易，有形之积其破难。"若纯用攻伐则中阳愈损，纯用补益则癥瘕难化，故应采用攻其有形，补其无形。但终因此病难治，所以临床虽能改善症状，但不能痊愈，有待中西医结合进一步探讨。

肌营养不良症

王某，女，4岁。

患儿曾于某医院和某某医院确诊为肌营养不良。经用ATP治疗约一年，效不显。现两腿仍发软，无力，蹲下后自己起不来。查体肌张力低，膝腱反射亦低。苔薄白，脉滑。证属风湿阻于经络，血不荣筋所致。

立法：除风湿，通经络，活血脉，调脾胃。

方药：独活3克 桑寄生10克 川牛膝10克 伸筋草6克 木瓜6克 银花藤10克 生侧柏10克 地龙10克 红花2克 炒鸡内金10克 神曲12克

加味金刚丸，每服1丸，每日2次。

上方加减共服六剂，继续服丸药二百五十丸后，体质较前丰满，跑跳如常，不但蹲下能起来，而且能自己上下楼和翻斤斗，膝腱反射和肌张力均正常。

按语：中医认为本案为风湿阻于经络，血不荣筋所致，所以用除风湿、活血脉以利宗筋。并用加味金刚丸强壮筋骨，治以缓调，收到了一定的效果。

雷诺氏病

徐某，女，13 岁半，病历号 218470。

一诊：1978 年 12 月 15 日，患儿自 1976 年以来手掌汗多、潮红、发紫、发凉，指、趾甲脱落，烦急易激惹，某医院诊为雷诺氏病。舌尖红，薄白腻苔，脉略数。治以养血活血、温通经络之法。处方：

生黄芪 10 克　当归 10 克　赤芍 10 克　生地 10 克　川芎 6 克　鸡血藤 10 克　桑枝 10 克　桂枝 6 克　细辛 2 克　茯神 10 克　远志 10 克

二诊：1978 年 12 月 22 日，症状如前，继以前方去茯神，加附片 5 克。

三诊：1978 年 12 月 29 日，症状如前，手背潮红、发紫、发凉较前略减轻。请赵老会诊。赵老说：四肢不温责之于脾；指甲脱落，肝脏瘀阻，肝不荣筋爪。脉象沉细，当以活血健脾、化瘀和肝之剂调治。处方：

大生地 15 克　桃仁泥 10 克　丹皮 12 克　阿胶珠 12 克　赤芍 6 克　当归 10 克　川芎 10 克　胆草 10 克　泽泻 12 克　柴胡 6 克　车前子（包）10 克　桂枝尖 6 克（10 剂）

四诊：1979 年 1 月 5 日，患儿症状减轻，以上方 10 剂。继以健脾活血通络法调治见效。

按语：本例患儿初以养血活血，温通经络之法治疗，效果不明显，故请赵老会诊。赵老认为"脾主四肢"，四肢不温当脾气不达；指趾甲脱落，为肝气不和，肝血瘀阻而不荣四末，脉象沉细更得以证实赵老立法之正确。拟方以四物养血；胆草、柴胡清肝和肝益脾；桃仁、丹皮活血清热；阿胶珠滋阴养血而不腻；泽泻、车前渗湿益脾；桂枝尖以温通脉络，使症状减轻。继按赵老从脾而治见效

幽门梗阻

马某，女，39 岁，山西稷山县路村公社邢家庄人，1971 年 8 月 11 日初诊。

患者 13 年来胃中不适，1958 年起屡经治疗，虽有效果但时轻时重，近 40 天来吃入食物后，原物吐出，脐周疼痛，经 X 线检查，胃肠钡餐造影，结果十二指肠球部未见充盈，1 小时后复查胃内尚存 100%，挤压也未能使钡剂通过，诊为幽门梗阻合并十二指肠球部溃疡，经治疗不效，患者未能接受外科手术，来求赵老医治。

一诊：患者腹部、脐周围痛，呕吐上逆，舌质微红，苔薄，脉沉小弦。处方：

制鳖甲 10 克　京三棱 4.7 克　川楝子 10 克，代赭石 13 克　川朴花 6 克　桃仁 4.7 克　元胡 6 克　竹茹 6 克　生姜 3 片　广木香 4.7 克　腹皮 10 克　（3 剂）

二诊：（71.8.20）呕吐已减，食欲增进，但腹部仍不适，脉象沉弦缓。处方：

代赭石 13 克　广木香 4.7 克　川楝子 10 克　元胡 6 克　焦楂 10 克　神曲 13 克　桃仁 4.7 克　京三棱 4.7 克　川郁金 10 克　大黄 4.7 克　炮姜 6 克　（3 剂）

三诊（71.8.23）及四诊（71.8.27）复感暑湿（从略）。

五诊（71.8.30），昨日又吐 2 次，不甚思食，感觉胸部膨闷，舌尖略红，苔白腻，脉象沉滑，法以降逆调气宽中之剂。处方：

广木香 4.7 克　小枳实 6 克　代赭石 13 克　旋覆花 10 克　白芍 10 克　竹茹 10 克　法夏 4.7 克　神曲 10 克　元胡 10 克　草蔻 3 克　生姜 3 片　（3 剂）

六诊（71.9.3）、七诊（71.9.7），呕吐已止，前方加减继服。

八诊（71.9.11）已有十余天未呕吐，食欲增进，疲倦减轻，体力渐增，中午觉胀饱，口苦干，脉象沉缓，舌苔薄白，再用理脾温中。

炒白术 10 克　当归 10 克　党参 10 克　广木香 4.7 克　神曲 13 克　法夏 4.7 克　花粉 10 克　朴花 6 克　炒麦芽 6 克　白芍 6 克　（4 剂）

九诊（71.9.15）药后无呕吐，胀饱感亦减，昨天胀饱感已无，食欲好，脉象缓弱，苔微白，拟以丸剂缓调。处方：

当归 10 克　党参 10 克　茯苓 13 克　炒麦芽 10 克　川朴花 6 克　法夏 4.7 克　黄芪 10 克　黄芩 10 克　槟榔 6 克　白术 10 克　广木香 6 克　桃仁 4.7 克　干姜 6 克

上药 5 剂轧面，做蜜丸，每丸重 10 克，每服 1 丸，每日 2 次。

（摘自赵老笔记）

按语：赵老精心调治 1 个月，患者 13 年的疾病诸症俱减，疗效满意，复查钡餐造影，十二指肠球部溃疡未见明显龛影，升降部未见异常，钡餐通过断续，为部分梗阻，较治疗前明显好转。

赵老初以活血理气降逆化坚法，继以健脾降逆温胃和中，标本兼治，用药巧妙，疗效显著，并于治前、治后有钡餐造影，客观证实尤为珍贵。

支气管扩张术后

常某，男，39 岁，山西侯马邮电总厂工作。

一诊：（71.8.12）患者自幼患支气管扩张症，肺切除术已经十余年，近日感染表邪，日暮增烧，脉象左弱右缓，治以解表滋津。处方：

青蒿 10 克　制鳖甲 13 克　银花 13 克　生地 13 克　柴胡 4.7 克　生石膏 30 克　黄芩 10 克　杭菊 10 克　野党参 10 克　川贝母 3 克　生姜 3 片　（3 剂）

二诊：（71.8.24）病为阴虚生内热，而扰神明，夜不得眠，头晕肢倦，脉芤数。处方：

青蒿 10 克　炒枣仁 13 克　黄精 13 克　熟地 13 克　制鳖甲 10 克　川贝母 4.7 克　野党参 10 克　柴胡 6 克　麦冬 10 克　元参 10 克　（3 剂）

三诊：（71.8.27）服前药热退，睡眠好转，但仍痰多、头晕、鼻窍不利。脉象如上。处方：

橘红 6 克　川贝 4.7 克　苍耳子 13 克　麦冬 10 克　柴胡 6 克　川芎 10 克　野党参 10 克　制鳖甲 10 克　黄精 10 克　炒枣仁 6 克　桑皮 10 克　（3 剂）

四诊：（71.9.7）脉象芤弱，热退咳减，痰多，睡眠欠佳，再以清金化痰益肺之剂常服善后。

款冬 10 克　桑叶 10 克　连翘 13 克　橘红 6 克　法夏 6 克　瓜蒌 13 克　羌活 4.7 克　炒杏仁 6 克　阿胶 10 克　百

部10克

按语：患者行支气管扩张术后已10余年，阴分大伤，故虽有表证，不用解表之品，而采用养阴清虚热之法，使热得平，继以益气养阴化痰法调之善后。

脑部肿瘤

吴某，男性，4岁，1964年4月曾在本院门诊求治。开始视力渐退，以致不能看物，手足瘫痪，神志不甚清楚，曾于某医院诊断为脑部肿瘤，住院月余未效出院。来我院门诊时，患儿神情呆痴，手足瘫痪，视物模糊，指纹淡紫而伏，脉有力。证属风痰阻塞，肝阴不足。拟下方治疗：石斛、地龙、红花、伸筋草、杭菊、桃仁、生地，煎汤送服小金丹，每服2粒，日服2次。

上方服5剂，上肢能自主活动，可取食物入口，视力似有好转，原方继服5剂。

三诊时，手能活动，足已能行，视物已渐趋正常，经检查视神经乳头水肿已消失，颅内压降低。唯步履尚欠灵活，继以桑枝、续断、伸筋草、川牛膝、红花、桃仁、当归，煎汤送小金丹继服。

按语：赵老常用小金丹治疗瘰疬（如淋巴结肿），疗效很好。考虑脑肿瘤乃因风痰阻塞内生肿毒，而采用《外科全生集》中方小金丹取得较好疗效。经实验研究证实，本配方的小金丹能抑制小鼠梭形细胞肉瘤和肉瘤180的生长（《简明中医辞典》）。赵老的治法与思路常常与这些科学实验研究结果相一致，疗效显著，重复可以得到相似的疗效，可见赵老的实践经验经得住实践的考验。

哮喘并发肺源性心脏病

辛某，女，23 岁，稷山县汾河管理处家属。

初诊（1971 年 8 月 18 日）：患者自幼哮喘常发，胸闷、咳嗽、头晕，不能劳动，动则心慌、心悸，甲状腺肿大，舌苔白滑，脉象沉缓。处方：

麻黄 4.7 克　细辛 2.6 克　炒杏仁 6 克　白芍 10 克　甘草 6 克　生石膏 30 克　五味子 6 克　白果 10 克　款冬花 10 克　瓜蒌 26 克　（3 剂）

二诊（8 月 31 日）：脉症如上。处方：

黄芪 13 克　白芍 10 克　五味子 10 克　阿胶 10 克　麻黄 3 克　党参 13 克　生石膏 30 克　法夏 4.7 克　炒杏仁 10 克　炙桑皮 10 克　款冬花 10 克　甘草 3 克　（4 剂）

三诊（9 月 9 日）：诸症见减，颈部甲状腺肿大亦见好转。处方：

杭芍 10 克　五味子 10 克　党参 13 克　炒杏仁 6 克　生石膏 30 克　款冬花 10 克　炙桑皮 10 克　阿胶 10 克　麻黄 3 克　知母 6 克　瓜蒌 13 克　干姜 3 克

四诊（9 月 12 日）：经服前药，诸症均减，甲状腺肿已减，舌脉见复。拟处方嘱长服。

阿胶 10 克　百部 6 克　紫菀 10 克　款冬花 10 克　炙桑皮 10 克　细辛 2.6 克　五味子 10 克　炒杏仁 6 克　生石膏 46 克　麻黄 3 克　生草 3 克　干姜 3 克

（摘自赵老笔记）

按语：慢性哮喘，屡犯不止，必影响到心脏。伴有甲状腺肿大，体力极差，使病情复杂。赵老笔记中记载："……没吃药前连骑车走 20 里都喘促不止，经服前药，往返骑车已能走 40 里不休息……"可见病情、体力大有好转。赵老初以宣肺定喘，继以益气养阴，再以润肺平喘，思路清晰，收效显著。

急性颌下淋巴结炎

王某，女，10 岁。

1975 年 12 月 18 日初诊：患儿于十日前开始恶寒、发烧、咽痛，右侧淋巴结肿大，经某医院等诊断为急性扁桃腺炎、颌下淋巴结炎。经治疗烧退，但颌下淋巴结仍肿痛。近因劳累复发烧 38℃以上，检查右侧颌下淋巴结肿大如鸡蛋，皮色发红，灼热，硬度较大，无波动。脉数，舌质微红。此为热毒内结，实火上炎，气血阻滞，急投清热解毒，散结消肿之剂，以防化脓穿孔。

方药：连翘 12 克　浙贝末 3 克（冲服）　黄芩 10 克　桃仁泥 5 克　大青叶 10 克　生石膏 30 克　花粉 12 克　麦冬 10 克　玄参 10 克　杭菊 12 克　黄柏 5 克　竹叶 3 克

服上方三剂，发热退，颌下淋巴结肿明显消退，仅如蚕豆大小，局部皮肤不红、不热，疼痛消失，脉平，舌微红。守上方三剂而愈。

按语：急性颌下淋巴结炎，中医谓之痈。赵老认为热毒内结，实火上炎，气血阻滞所致，急投大剂清热解毒、散结消肿之剂。妙在竹叶、石膏、黄柏、黄芩、大青叶相配伍，清热解毒不化燥；浙贝、桃仁、花粉、玄参散结消肿不伤阴。实乃治疗痈肿之妙方。

鹅口疮

习某，男，4 个月，病历号 98941。

日来口起白糜，乳食难进，时有呕吐溢乳，夜寐不实，多惊惕，自汗出，大便干，小便赤，为宿乳内滞，化热上蒸，口糜初起。

立法：清胃火，化滞热，消口糜。

方药：生草 3 克　银花 6 克　黄芩 5 克　陈皮 5 克　焦麦芽 6 克　焦军 2.4 克　花粉 6 克

用壬金散 0.2 克，1 日服 2 次。

服药二剂，诸症好转。

按语：口糜，口疮，唇口燥裂，皆属胃热。本病夜寐不实，且多惊惕，大便干，小便赤，更证明停奶化热，上蒸口唇。治以清胃火、化乳滞以消口糜，二剂后诸症好转。

蛔虫症

商某，女，3 岁半，病历号 51059。

十余日阵发腹痛，脐周尤甚，腹胀且硬，大便不畅，饮食欠佳，曾有排虫史。面赤唇干，舌质光赤，脉沉数而实，为积滞夹虫。

立法：导滞、通下、杀虫。

方药：焦麦芽 10 克　炒枳壳 6 克　姜黄 5 克　焦楂榔各 6 克　使君子 10 克　滑石 12 克　雷丸 6 克　焦军 5 克　苦楝根皮 12 克　桃仁 3 克　炮姜 3 克

服药二剂，下虫六条，腹痛大减，饮食尚未恢复，舌无垢苔，脉缓。恐驱虫未净，湿浊尚盛，原方加减调治。

按语：肠寄生虫症对小儿影响甚大，从消化紊乱到积滞形成，从消耗营养导致疳积，从虫积腹痛到肠道梗阻等，这都是饮食不洁，食滞中焦，湿热内阻，久而致成虫疾。治用苦楝根皮、使君子、雷丸等杀虫之品为主，同时加用焦军、炒枳壳、姜黄、山楂、槟榔等行气导滞之剂方能收到较好效果。

荨麻疹

李某，男，14岁，病历号59670。

三日来周身风团痒疹，头痛不食，精神倦怠，夜眠欠安，大便燥，小溲短，既往有风湿性关节炎史。

舌苔黄，脉缓，为风热之邪，内郁营分，溢于肌表，发为痒疹。

立法：散风清热解毒。

方药：芥穗6克　薄荷3克　浮萍6克　连翘10克　生地10克　山栀10克　生草5克　生石膏24克　麻黄1.5克　板蓝根10克　赤芍6克　蝉蜕5克　地肤子6克　防风5克

药服三剂，痒疹风团消失而病愈。

按语：本病初期疗效易于明显，大便燥，小便赤，兼有苔黄，头痛，不食，考虑治疗以散风清热解毒，三剂药后痒疹消失而病痊愈。设若荨麻疹时轻时重，已经用药过久，转致顽症，则疗效不会如此简单。凡属荨麻疹有便秘者皆可加用大黄，若因食物过敏而致者，则可考虑承气汤下之。若瘙痒激烈烦躁不宁者，也可考虑加用白虎汤。若经常时发时愈者，也可考虑防风通圣汤加蝉蜕、僵蚕治之。

腹痛

1. 单某，男，6岁，病历号29661。

满腹作痛数月，脐周为甚，时轻时重，偶有嗳气，大便调，小溲黄，曾有排虫史，经驱虫药等治疗，腹痛不减，舌淡无苔，脉沉缓，寒湿郁阻中焦，气滞作痛。

立法：调气散郁止痛。

方药：川楝子10克　台乌药6克　广木香2.4克　川郁金6克　香附6克　姜黄30克　桃仁泥5克　川朴6克　焦三仙各6克　焦军6克　炮姜3克

服药三剂，腹痛停止，未再发。又以三剂巩固之。

按语：暴痛多实、多热、多积滞，久痛多虚、多寒、多气血郁阻。所以古人指出暴痛非寒，久痛非热，虚痛、寒痛喜按，实痛、热痛拒按，虫痛绕脐时痛时止。本例考虑为气滞寒凝，故以调气散寒，则通则不痛。大抵久痛不止，以寒凝气滞为多，故治则常以温散辛通为主。

2. 张某，女，9岁，病例号61017。

初诊日期：1961年11月15日。中脘痛年余，天寒加剧。舌质尖微红，苔薄白，脉象沉缓。证恐湿浊伤胃，气阻作痛之象。治以调胃理气止痛之剂。

片姜黄4.7克　广木香2.6克　炒白术10克　滑石块10克　川厚朴6克　焦楂榔各6克　黄芩6克　木通4.7克　桃仁泥4.7克　乳香3克　荷梗10克　炮姜3克　川楝子6克

服药二剂疼减，神好，下午仍有轻度隐疼，食纳差，便正常，清晨面部浮肿，脉象缓滑，舌尖微红。予原方去木通，加怀山药10克。

三剂后再诊，疼减，感凉后仍痛，兼有皮肤起风湿痒疹，脉象沉滞，舌质红。再以调胃化湿浊之剂。

广木香2.6克　川厚朴6克　煅瓦楞子6克　焦楂榔各6克　川楝子6克　乳香3克　防风4.7克　六一散10克　香附6克　木通6克　荷梗10克　仙人衣4.7克

三剂后再诊。痛减，舌尖微红，苔白腻，脉象沉缓。X光胃肠钡餐检查显示阴性。再以调胃和中止痛之剂。

瓦楞子6克　海螵蛸10克　川楝子6克　川厚朴6克　香附6克　炒薏仁10克　焦楂榔各6克　陈皮6克　滑石10克　砂仁2.6克　广木香2克　炮姜4.7克

上方调治半月余，偶因饮食不适致胃脘疼痛，但痛微，持续时间短暂。以散寒益胃与调胃和肝理气之剂交替服用。病愈。

散寒益胃剂：

川楝子10克　瓦楞子6克　海螵蛸10克　怀山药10克　炒薏苡仁10克　浙贝10克　炒杏仁4.7克　炙桑皮6克　砂仁2.6克　广木香2克　炮姜3克　泽泻10克

调胃和肝理气剂：

海螵蛸10克　厚朴6克　陈皮4.7克　广木香2.6克　焦楂榔各6克　炒鸡金10克　煅瓦楞子6克　川郁金10克　川楝子6克　炒白术6克　桃仁泥4.7克　胆草6克

按语：此案为湿浊寒凝胃痛，病程较长，已月余。赵老本"不通则痛""六腑以通为用"之理论，并根据叶天士"久病胃痛，瘀血积于胃络，以辛通瘀滞法"。同时强调胃痛久者必有积滞，故而以暖胃通消为大法。组方除选用辛温理气止痛药如片姜黄、广木香、香附、川厚朴、砂仁外，尚选用消食导滞之焦楂、榔，化瘀行气之桃仁、乳香，使胃腑得以通顺，通则不痛。尤善用炮姜温运中阳，中焦健运则食化滞消痛除。因湿浊为患，恐其湿郁化热，先后佐以木通、苡仁、六一散清化湿热，又恐有土虚木贼之虑，佐以胆草泄木。

湿疹

1. 赵某，男，2个月，病历号93152。

近日乳食欠佳，时多呕逆，颜面起有湿疹渗出作痒，大小便尚好，指纹淡紫至风关，舌苔白滑，为湿浊内潜，胃腑不清，乳滞内热，复感风邪，发为湿疹，治以疏风利湿清热。

防风3克　连翘6克　焦麦芽6克　菊花5克　黄芩3克　生草3克

至圣保元丹，每服半丸，日服两次。

服药二剂，湿痒好转，已无渗出

按语：初生小儿，头面湿疹，常可经年累月迁延难愈，乃肠胃不清，乳滞内蓄，湿热郁蒸，外受风邪所致。赵老用疏风利湿清热之剂治之，收效满意。若湿疹严重，加用外敷方剂，其效尤为明显。方用川连面、黄柏面、乳香面、龟板面各3克，研匀，香油调敷，收效更快。

2. 陈某，女，2月。

初诊：1955年11月24日。皮肤起湿疹，时多作痒，剧则流水，关纹内隐。

内服方：双花4.7克　滑石块6克　姜连6克　紫地丁3克　连翘4.7克　芥穗1.6克　败酱草4.7克　苦参3克

外敷方：乳香面3克　龟板面3克　黄柏面2.6克　川连面2.6克　冰片0.7克

共研匀，花椒油调敷。

二诊：皮肤湿疹好转，时轻时重，最好其母少服荤发食品。

蒲公英4.7克　银花3克　黄芩3克　姜连0.7克　丹

236

皮 2.6 克　滑石块 6 克　败酱草 6 克　生草 2.6 克
引用万安散 0.6 克，分化。

按语：赵老治疗湿疹，总以清热利湿疏风为法，用药精简，疗效可靠。

3. 宋某，女，64 岁。

初诊日期：1954 年 3 月 29 日。

肝郁湿热内潜，皮肤起疹，湿毒作痒，有时恶寒增烧，脉象数沉。

蒲公英 10 克　忍冬藤 3 克　龙胆草 6 克　薄荷 3 克　防风 3 克　杭菊 10 克　桃仁泥 4.7 克　花粉 10 克　滑石块 10 克　木通 4.7 克　鲜石斛 10 克　姜连 1.6 克　连翘 10 克　焦楂榔各 6 克　另用竹叶 3 克为引子

服药后症未明显增减，肝郁湿热，皮肤起湿毒作痒，且多恶寒增烧，睡眠不适，脉数有力。

青连翘 13 克　粉丹皮 6 克　荆芥穗 3 克　姜连 2.6 克　紫花地丁 6 克　忍冬花 13 克　花粉 10 克　炒栀衣 4.7 克　滑石块 13 克　防风己各 3 克　蒲公英 10 克　浙贝母 10 克　军咀 4.7 克　另用鲜茅根 30 克

按语：赵老治病常常仅开一剂，本例湿疹绝非新起，药服一二剂，未见明显效果而并发寒热，只有急则治标。

多汗

朱某，女，9 岁，病历号 53409。

半年来多汗，饮食欠佳，手足发凉，大便尚调，尿不多，肌肉不丰。心、肺、腹未见异常，舌无垢苔，脉沉濡，证属脾虚，健运失调，水谷精微不足以荣养四肢，气血不足，体弱自汗，治宜健脾益胃，和中止汗。

炒鸡金 10 克　焦麦芽 10 克　怀山药 12 克　炒白术 6 克
煅牡蛎 10 克　浮小麦 10 克　使君子 10 克　龟板胶 6 克
云苓 10 克　知母 6 克　炙草 3 克

服药三剂，汗出减少，晚间有时尚觉手足凉，脉沉缓，舌洁无苔，诸症稍有好转，原方加减调治。

煅牡蛎 10 克　浮小麦 10 克　炒鸡金 10 克　云苓 10 克
使君子 10 克　焦楂榔各 6 克　炒白术 6 克　党参 6 克　雷丸 6 克　胡连 1.2 克　焦军 3 克

按语：多汗，常因脾虚胃弱，不能消谷化食，输散水谷之精微，不得内荣五脏，外卫肌表。脾阳不振则四肢不温，卫气不足则表虚自汗。故以健脾和中治其本，固表敛汗治其标。

夜啼

1. 韩某，女，9 个月，病历号 83468。

半月前患感冒，病愈后时多烦急，夜啼，睡眠不实，大便干燥，小溲腥臭。

指纹淡紫，至风关，舌无垢腻，为外感病后，余热不尽，热扰神明，少寐多啼之夜啼证。

立法：清心泻热，安神益智。

方药：朱寸冬 10 克　炒枣仁 6 克　木通 5 克　滑石 10
克　莲子心 3 克　知母 5 克　焦麦芽 6 克　神曲 6 克

用壬金散 0.6 克，日服 3 次。

服药一剂而病愈。

按语：小儿夜寐不实多啼，乃热扰神明之内热证为多，治以清心泻热安神，热退则神安。其有特殊原因而致烦啼不安者，家长亦需留意观察，如检查小儿衣服有无异物，是否腹痛喜按和拒按等，这都是小儿夜啼应当留意之点。

2. 患儿倪某，男性，5 月，本院职工家属。

初诊（1972 年 11 月 3 日）：患儿生后即夜间哭闹，重时彻夜烦啼，尿频，便频，粪便中夹有黏滞，虽曾用补钙、表飞鸣等治疗，夜间哭闹仍然不减。赵老诊治患儿，拟方如下：

炒麦芽 10 克　神曲 10 克　黄芩 6 克　槟榔 4.7 克　木香 1.3 克　桃仁 4.7 克　炒枳壳 6 克　杭芍 4.7 克　当归 6 克　桂枝 3 克　炮姜 2.6 克　（2 剂）

服上药后，哭闹有减，继服上方 5 剂

1972 年 11 月 13 日二诊，哭闹已大减，食欲差，有口水，便频而黏，多惊。再拟一方：

炒麦芽 10 克　黄芩 6 克　分心木 3 克　神曲 13 克　天竺黄 6 克　槟榔 4.7 克　炒枳壳 4.7 克　生草 3 克　（3 剂）

药后哭止，纳增，大便好转，安睡。

按语：此案二张处方由其母送回，虽然记载极为不全，但可见赵老治疗"夜哭郎"的疗效。家长常抱望楼前，患儿啼哭不止，赵老见状开方，烦啼即止。治疗夜啼虽有多种方法，此方则用"和胃"为治，乃因"胃不和而夜不安"矣！

3. 李某，1 岁半，初诊 1957 年 11 月 22 日。

关纹隐紫，病为疳积初起，时多烦啼，夜眠不适，大便不调，周身削瘦。

炒鸡金 4.7 克　黄芩 3 克　滑石块 6 克　炒槟榔 3 克　炒麦芽 1.3 克　桃仁泥 2.6 克　军咀 3.7 克　鲜生地 10 克　杭菊 3 克

引用保元散 0.7 克，分冲。

二诊：脾胃不和，蕴有疳积，周身消瘦，大便不调，关纹隐紫。

云茯苓4.7克　桃仁泥3.7克　炒使君肉4.3克　滑石块6克　鲜生地10克　杭菊3克　焦槟榔3克　军咀3克寸冬4.6克

引用百寿丹1丸，分冲。

三诊：关纹隐紫，疳积面黄身瘦，经服药已见减轻，神爽。

肥知母4.7克　炒鸡金4.7克　鲜生地10克　蒌仁3.7克　杭菊3克　桃仁泥3.7克　军咀3克　莲子肉4.6克

引用镇惊丸1丸，分冲。

四诊：关纹隐伏，疳积已见轻减，惟多烦急，发枯，大便有黏滞。

广橘红3.7克　蒌仁3克　炒槟榔2.6克　炒麦芽3克鲜生地10克　炒鸡金4.7克　银花4.6克　大麦冬6克

引用百寿丹1丸，分冲。

五诊：疳积症已较前轻减，唯内热仍盛，关纹隐紫。

炒使君子肉4.6克　桃仁泥3克　军咀3克　黄芩3.7克　大麦冬6克　炒鸡金4.7克　鲜生地10克　浙贝4.7克

引用牛黄抱龙丸1丸，分冲

按语：因疳积而发夜啼，治当消积导滞运脾，兼之养阴清心。治疗此类疾病，赵老十分注重引用中成药。百寿丹解表消滞，夹外感时常用。牛黄抱龙丸清热镇惊，涤痰息风，痰热内盛常用。牛黄镇惊丸虽为治疗急惊风要药，赵老应用适应症较宽，取其涤痰安神之意。

头痛

赵某，女，4岁，病历号41317。

畏风头痛四月余，前额尤甚，剧则两目失神，饮食难进，大便尚调，经治无效，转诊来院，查心肺腹及神经系统无明显异常。

脉沉缓，舌有剥脱，恐风寒邪郁络，头痛不止。

立法：散寒止痛。

方药：蔓荆子6克　羌独活各5克　细辛2.4克　白芷6克　川芎5克　防风6克　炮姜5克　菊花10克　焦三仙各6克

服药三剂，头痛大减，精神食欲好转，原方去炮姜、焦三仙，加苏叶3克，芦根12克，连服六剂，头痛止。仅食欲稍差。乃予健脾散调理。

按语：赵老治疗头痛的经验颇为丰富，这里仅举一例供参考。下面侧重介绍一下赵老治疗头痛的经验。

赵老认为：头痛有外感与内伤之分。外感头痛，常痛不休；内伤头痛，时痛时止。外感原因又有风寒、风热、风湿之分；内伤因素也有痰浊、肝亢、血虚、肾亏之别。

风寒头痛特点为头痛项强，发热恶寒，鼻塞流涕，口不渴，脉象浮紧。治宜疏风散寒利窍止痛。方选九味羌活汤加味。

风热头痛特点为头目胀痛，口渴咽肿，尿黄，脉浮数。治宜清解散热，利窍散风。方选川芎茶调散加减。

风湿头痛特点为头重如裹，肢倦体重，纳呆胸闷，小便不畅，脉濡。治宜祛风胜湿。方选香薷饮加减。

痰浊头痛，其特点是头痛昏蒙，眩晕痰多，胸脘不畅，呕呃烦乱，脉象弦滑。治宜化痰清肺，降逆止痛。方选二陈、平胃散加减。

肝亢头痛，其特点是多在偏侧胀痛，睡不实，易暴怒，眩晕胁痛，脉弦有力。治宜平肝潜阳止痛。方选龙胆泻肝汤加减。

血虚头痛，其特点是头痛绵绵，劳则加剧，下午发作多，唇面苍白，心悸易慌，脉细少力。治宜养血柔肝，清窍止痛。方选四物汤加减。

肾虚头痛，特点是头中空痛，耳鸣，眩晕，腰膝无力，脉细且弱。治宜肾气丸加减。

头痛仅是一个症状，很多疾病都可以引起，必须辨病、辨证紧密配合，抓住要害进行治疗。赵老常用的治疗方法如下：

1. 头为诸阳经之总会，凡邪袭太阳之经，则痛引后脑，连及肩背，治宜辛温解表散寒，用九味羌活汤加减。

羌活6克　防风3克　细辛2.4克　苍术6克　白芷6克　川芎6克　黄芩6克　生地10克　甘草3克　姜葱各少许

2. 头胀痛，前额为甚，乃风邪客于阳明之络，治用辛凉清散法，方选川芎茶调散加减。

荆芥6克　防风3克　细辛1.5克　白芷10克　生石膏15克　薄荷3克　羌活3克　甘草3克　川芎6克

3. 头痛如劈，痛连目珠，为肝阳化火上扰清窍，治宜柔肝息风利窍之剂。用下方：

钩藤6克　胆草6克　生石膏24克　知母6克　白芷10克　僵蚕6克　粳米10克

4. 头额掣痛，引及左耳，夜半尤甚，乃风邪化热，引动肝胆之火，阴分素虚所致，宜以龙胆泻肝汤加减。

龙胆草6克　通草3克　泽泻10克　柴胡5克　白芷10克　藁本6克　生石膏24克　生地12克　当归6克　炒

栀子5克　蔓荆子10克

5. 头脑空痛，目花眩晕，乃血虚肝阳上扰，法当养血和肝潜阳，方选人参养荣汤加入和肝之剂。

人参3克　当归6克　藁本10克　蔓荆子10克　白芍6克　黄肉10克　白芷10克　川芎6克　柴胡5克　远志6克　炒枣仁6克

附：头痛引经药

太阳经——蔓荆子、藁本、羌活。

阳明经——白芷、葛根、生石膏、升麻。

少阳经——柴胡、川芎。

太阴经——苍术、法夏。

少阴经——细辛、吴茱萸。

厥阴经——川芎、柴胡。

眩晕

汪某，女，8岁，病历号91576。

六年来时有眩晕发作，甚则恶心呕吐，两眼发花，头痛头晕，每月余发作一次，屡治不愈，听力尚好，精神饮食好，二便如常。两脉沉缓，舌无垢苔。

为肝气上逆，阳明胃热所致。

立法：和肝清热，活血散风。

方药：香白芷6克　藁本6克　生石决明12克　川芎6克　知母6克　焦楂榔各6克　菊花12克　生地12克　桃仁泥5克　杭芍6克　朱远志6克　银花10克

服药三剂，头眩停止，余症悉无，舌质稍赤无苔，两脉弦细，仍以和肝清热之剂巩固之。

龙胆草5克　白芷6克　生石决明12克　菊花10克

朱远志 6 克　海螵蛸 10 克　焦麦稻芽各 10 克　通草 3 克
桃仁泥 5 克　金银藤 5 克　藁本 6 克　生地 10 克

续服三剂痊愈。

按语：本例乃肝火上炎，阳明胃热之证，根据中医理论，肝气横逆犯胃伤脾，乃用和肝清热、活血散风法，使六年来时有发作之眩晕症，在短时间内，得到痊愈。

便血

韩某，男，8 岁，病历号 106022。

一年来时有便红，大便成形，外附鲜血，无腹痛下利等不适，偶有鼻衄，十余日一次，无其他出血现象。查体，心、肺、腹正常，无皮下出血点。血色素 13.6 克%，红细胞 52.6 万/立方毫米，出血时间 1.5 分，凝血时间 3.0 分，大便常规无脓细胞，蛔虫卵 0～1。舌净，脉细数，证为脾阳不振，瘀浊留恋，血热妄行，下溢便血。

立法：清营凉血，调和脾胃。

方药：广犀角 3 克　生地 10 克　丹皮 10 克　赤芍 12 克
地榆炭 10 克　大小蓟各 10 克　秦皮 10 克　焦麦芽 10 克

服药三剂，便血停止，尚有鼻衄少许，余无不适，原方去犀角，加白茅根 12 克，善后调治。

按语：中医谓心主生血，脾主统血，肝主藏血。若脾阳不振，血不循经，下迫大肠而致便血；若热迫营血，妄走于上则鼻衄时作。治以清营凉血，兼调脾胃，因之服药数剂便血即止。

肠道多发性血管瘤

陈某，男，11 岁，病历号 8880，住院日期 1966 年 8 月

2 日。

反复便血 3 年，便中有血色或鲜或暗，血量时多时少，伴有上腹部隐痛，以左上腹为著。3 个月前因大量出血住儿童医院，经消化道钡餐造影，乙状结肠镜检查，诊为"肠道多发性血管瘤"，"先天性肠溃疡?"。其后又因便血 2 次住院。近 20 天来便血量较多，每日约 50 毫升，近 2 日每日约 150 毫升。查体见面色萎黄，黏膜苍白，心、肺无殊，腹软，左上腹轻度压痛，脉细，舌净，血色素 11.8 克，血小板 20 万/立方毫米。

炒地榆 10 克　大生地 10 克　桃仁泥 3 克　大小蓟各 10 克　丹皮 6 克　黄芩 6 克　焦楂榔各 6 克　生侧柏炭 10 克　伏龙肝 10 克　火麻仁 10 克　猬皮炭 6 克

二剂后大便成形，未再见血，精神食纳好，大便有时隔日行，舌苔根部黄厚，脉象沉缓，仍以刚柔相济、清肠化瘀之剂。

杭白芍 6 克　当归 6 克　南红花 3 克　猬皮炭 6 克　黄芩 6 克　生地 13 克　桃仁 3 克　炒地榆 10 克　茜草 4.7 克　大小蓟各 10 克　焦楂榔各 6 克。

先用伏龙肝 25 克煎水，取汁熬上药。

服药后大便一直未再见血，唯便潜血弱阳性。患儿舌无垢苔，舌质微红，脉象沉缓。法以化滞清肠、活血化瘀之剂调理。

炒地榆 10 克　炒槐花 6 克　炒猬皮 6 克　伏龙肝 10 克　大小蓟各 10 克　银花炭 6 克　花粉 6 克　黄芩 4.7 克　焦楂榔各 6 克　杭芍 6 克　丹皮 4.7 克

按语：本案现代医学诊断为"肠道多发性血管瘤。"赵老依据便血为主症，选经方"黄土汤"加减，以温阳健脾，养血止血。"久病不愈，必有瘀滞"，"六腑以通为顺。"本案中再次体现了赵老治疗胃肠疾病注重祛瘀导滞通肠的思想，用当归、红花、桃仁等活血去瘀以达止血目的，桃仁、火麻仁、焦楂榔导滞通肠。赵老灵活运用经方，师古而不泥古，疗效颇佳。

呕吐

王某，男，8岁，住五定侯，初诊日期1951年11月27日。

关纹隐紫，本病脾胃运化机能弱，食后易于呕吐上逆，大便黏滞不畅。

炒麦芽4.6克　焦槟榔2.6克　朱寸冬4.7克　杭菊2.6克　鲜石斛4.6克　桃仁泥2.6克　军咀2.6克　云茯苓3.7克

引用保元散0.7克，分冲。

二诊时经服药呕吐已见好转，关纹紫，脾经运化弱，胃火上逆，呕呃多痰症。

肥知母3克　杭菊3克　鲜生地6克　炒麦芽4.6克炒槟榔2.6克　广橘红2.6克　桃仁泥2克　川贝母1.6克军咀2克

引用保元散0.7克，分冲。

三诊：病患呕逆，肺窍多痰，经药虽较好转，唯潜热过深，午夜有烧，关纹紫，治宜调胃降痰、生津退热法。

双花4.6克　鲜生地6克　朱寸冬4.7克　鲜石斛4.7克　桃仁泥2.6克　杭菊2.6克　化橘红3克　蒌仁3克军咀2克

引用珠黄散1克，分冲。

按语：呕吐是由胃失和降，气逆于上所致。一般治疗以消食导滞，降逆和胃为法。本案赵老诊为胃火上逆而致呕吐，以清滞通下、润燥养阴治疗而愈。方中赵老不用一般理气降逆之品，而用炒麦芽、焦槟榔导滞，桃仁、大黄通下，石斛、寸冬养阴，茯苓健脾，妙在用菊花入肝经抑木和胃。《别录》云："……除胸中烦热，安肠胃，利五脉，调四肢。"《本草正义》云："诸花皆主宣扬疏泄，独菊花则摄纳下降，能平肝火，熄内风，抑木气之横逆。"故而呕吐止。

神经性呕吐

赵某，女，12岁，病历号5129。

食后即吐一年半，吐后仍能进食，发作时无痛感。西医检查无异常，曾服中西药及针灸治疗均无效。外院诊为神经性呕吐。就诊时见患儿时有腹痛，大便3日一行，舌苔薄黄，脉弦细数。证属脾胃有热，胃阴不足则作吐。

立法：清胃养阴，降逆止呕

方药：南沙参10克　大麦芽10克　玉竹6克　大生地12克　竹茹6克　黄芩10克　焦楂榔各6克　知母5克　生寒水石12克　焦军3克　炒杏仁4.5克　蜜杷叶10克

紫雪丹1.5克，口服，日3次。

服药期间，皮肤又起荨麻疹，恐为汗出当风所致，脉微沉。暂停前药，改用清宣解表之剂。

荆芥穗6克　苏叶4.5克　防风6克　薄荷3克　浙贝10克　花粉10克　焦楂榔各12克　蝉衣4.5克　蜜杷叶10克　鲜芦根12克

服上药二剂，周身荨麻疹减少，呕吐上逆如前，精神食纳无异常，大便两日未行，舌无垢苔，脉象数实，仍以消解祛风润便之剂。

青连翘10克　仙人衣6克　防风4.5克　香薷6克　竹茹6克　焦楂榔各6克　黄芩10克　杭菊10克　枳实6克　荆芥穗4.5克　白茅根6克　桃仁泥4.5克　生地10克　焦军6克

服药三剂，变化不著，再以清胃降逆止呕之剂。

南沙参10克　大麦冬10克　玉竹6克　生石膏20克　炒枳壳6克　焦麦芽10克　焦楂榔各6克　青竹茹6克　生地10克　花粉10克　焦军4.5克

紫雪丹1.5克，日服3次。

服上药二剂，两天来偶吐四五口，基本痊愈出院。带药二剂，善后处理。

按语：本案为神经性呕吐。赵老谓："诸呕吐酸，皆属于热。"现呕吐已久，食后即上逆，恐为胃液不足，稽于中脘所致，治以清胃养阴，降逆止呕之剂而获愈。

产后肝风

鲍某，女，34岁，稷山县太阳公社均安大队四小队。

1971年8月24日首诊。患者产后一个月，眼周及口角抽动频繁，波及全身，不思饮食，脉象小弦，治以息风和肝润燥之剂。

银柴胡6克　胆草6克　钩藤4.7克　全蝎3克　香附10克　山楂10克　桃仁4.7克　党参10克　炮姜6克　苍术10克

二诊：（1971年8月27日）症如上述，肝风抽搐仍有，不思饮食，脉象小弦。

全蝎3克　白芍10克　苍术6克　胆草6克　钩藤6克

川郁金 10 克　桃仁 4.7 克　炒枳壳 6 克　神曲 13 克　川朴花 6 克　鲜姜 3 克　（3 剂）

三诊：（1971 年 8 月 31 日）自诉未服中药前，每日抽搐不止，经服上药抽搐减到每天二三次，但痫疾哮喘又犯，脉象沉弦。拟肝、肺同治。

麻黄 4.7 克　炒杏仁 6 克　法夏 4.7 克　钩藤 6 克　全蝎 3 克　桃仁 4.7 克　白芍 10 克　生石膏 30 克　白果 10 克　川郁金 10 克　款冬花 10 克　桑皮 13 克　（3 剂）

四诊：（1971 年 9 月 3 日）主诉周身痉挛抽搐经服前药大减，现基本不抽，唯眼皮偶有小抽动，气喘亦减轻，仍有口干，无鼻液，音哑难出声，脉象小弦。继以养阴清热化风利咽法。

山豆根 10 克　花粉 10 克　生石膏 30 克　麦冬 13 克　桑皮 10 克　法夏 6 克　钩藤 6 克　全蝎 3 克　红花 4.7 克　瓜蒌 10 克　胖大海 6 克　银花 10 克　（4 剂）

五诊：症状已减，上方加减，又予四剂，此后未再来诊，同村人带信，已基本痊愈。（摘自赵老笔记）

按语：患者产后月余即见周身痉挛，颜面、口角、眼周动，赵老认为是产后肝风，即予息风和肝润燥之剂，先后共六剂，前症减而痫疾哮喘又发，赵老又以宣肺和肝，诸症均减；继以养阴清热化风利咽之法，调理善后。赵老根据中医理论，灵活运用辨证施治，取得良好疗效。

流产后发热

王某，女，34 岁，稷山县城关大队。

一诊：（1971 年 8 月 15 日）患者已怀孕数月，突发恶寒、高热，三日后胎元坠下，出血甚多，面色苍白，热度降低，三日后高热复作，神昏谵语，舌干苔黑，多汗，四天来大便未解始来求诊。查体温39℃，面赤、瞳孔大，脉象沉细，乃危候也。拟黄龙汤加减。

小枳实6克　川朴6克　生石膏26克　麦冬10克　甘草3克　野党参10克　大黄10克　生地10克　元明粉6克（后入煎）　元参10克　姜汁2匙　（1剂）

二诊：（1971年8月16日）药后泻下两次，热度稍降，神识已清。唯多渴欲饮冷，口干舌绛，脉象缓数。法以白虎增液调治。

肥知母10克　生石膏30克　玉竹16克　麦冬13克元参10克　生地13克　花粉10克　党参10克　（1剂）

三诊：（1971年8月17日）药后热已下降为微热，渴减，神清，有汗，烦躁不眠，舌无垢苔，脉象缓弱。再以黄连阿胶鸡子黄汤加减调治。

阿胶珠10克　黄芩10克　生芍6克　党参10克　麦冬13克　川连（因无货，用黄柏）3克

鸡子黄两个，分两次对入汤药中服。（3剂）

四诊：（1971年8月20日）患者主诉能睡，不渴，头晕，肢倦，有时多汗出，面赤，舌洁，脉缓。病属气血亏虚，虚阳外越之候。法以益气养血，益阴温阳之剂调理。

熟地13克　杭芍6克　竹叶6克　黄芪13克　当归10克　党参10克　炮姜3克　阿胶10克　（3剂）

（摘自赵老笔记）

按语：患者流产后断续发热，大便秘结，为气虚血亏而致。邪实正虚，赵老以黄龙汤加减扶正攻下，一剂得效。二诊则以白虎去其热，增液益其阴，一剂后热减而烦躁不得眠，乃阴血亏虚所致，予黄连阿胶鸡子黄汤加减三剂，诸症

大减，又予补气血，调阴阳之法调理，疗效卓然。赵老认证准，下药专，一诊、二诊均以一剂见效，而伤气血则非一日可解，以补益法善后，可见病邪一步步退却，正气一步步康复，过程极为清楚。

诊余漫话

浅谈营卫气血

温病学说的"营、卫、气、血",虽源于《内经》而实质上运用的范畴,并不等同于《内经》中的含义。正如《伤寒论》中的"六经",虽源于《内经》,而仲景将它运用于《伤寒》,创立了"六经"证治是同一意义。其基本精神都是用以归纳证候群,作为辨证论治的一种逻辑工具。

中医学的基本特点,在于辨证论治,汉·张仲景所著《伤寒论》是以"六经"的证型,来作为诊断治疗的依据,将疾病过程中所呈现的病理现象,归纳为六大类型的证候群。执简驭繁,标明病变的虚实、寒热、表里,使辨证得到系统化,循着一定的步骤进行施治。在临床上有极其错综复杂的病情,可由此分辨明晰,两千年来确立为临床辨证施治的最高原则。

温病学说，是在《伤寒论》的辨证基础上进一步发展起来的。由于刘河间、王安道认为《伤寒》"六经"传变，皆是治疗热证的思想指导，给"温病"学说准备了条件。迄至清代叶天士时，已达成熟之阶段。叶氏从临床经验入手，通过生平的体验和实践，创造了"营、卫、气、血"四个阶段的学说，以归纳温热病在发病的过程中所见各种不同的证候群，作为温热病诊断施治的法则。

"营、卫、气、血"在"温病"学说上的运用价值和"六经"传变在《伤寒论》上作为辨证论治的准绳是同一意义的。"营、卫、气、血"说的创立，大大充实了"六经"辨证运用的不足。叶氏著述相传是他口授，由其弟子顾景文氏所记录的。温热病在中医学术上有新感与伏气两种，外感温热病篇专论新感。《温热经纬》系统分析、解释"外感温热篇"内容，包括了多种急性热性传染病，因为这些病发展迅速，很快出现神经症状，叶氏把这种现象称为"逆传心包"，这种病的初期多有上呼吸道病变，叶氏认为是"温邪上受，首先犯肺"的传变途径。在治疗上创造性的采用辛凉解表、芳香逐秽的用药准则，丰富了温热病的理论与治疗方法。

谈舌诊

中医学很早便知舌的望诊对疾病的诊断和疾病的转机具有启示性的意义。如清名医唐容川说："舌为心之苗，居口中，脏腑之气发现于口者，多着于舌，故即舌苔可以知脏腑诸病。"

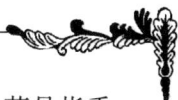

舌和苔通常联系在一起，舌是指舌体的本质，苔是指舌面的苔垢。《辨舌指南》上说："辨舌质可辨五脏之虚实，视舌苔可察六淫之深浅。"同时根据古人的经验，认为察舌质的变化去判断疾病的吉凶，要比舌苔的变化更有价值。舌苔多由于唾液缺少而致，健康人在早晨起身时可以见到舌苔，特别是吸烟人或由张口呼吸人为多见。总之，舌上生苔，最少有两种因素：一种是病在消化系统机能发生障碍，有诸内而形诸外，代谢产物往往在舌上是可以看得到的；另一种是人不能离开周围环境而生存，口鼻是出入气的门户，如果受了不正之气，舌苔当然有可能发生变化。

舌的分界：舌的前部名舌尖，舌的后部名舌根，两侧名舌缘。中医为其分界以观察疾病的机转，舌尖属上焦，舌心属中焦，舌根属下焦；舌尖属心，中间属胃，舌根属肾，舌缘属肝胆，四畔属脾。把这些归纳起来的概念，作为临床舌诊的参考。

观察舌的荣、枯、嫩、老和润、燥、腐、腻，为不同体质在舌诊中的区分。吴坤安说："其脾胃湿热素重者，往往经年有白厚苔，或舌中灰黄，至有病时脾胃津液为邪所郁，或因泻痢脾胃气陷，舌反无苔，或比平时较薄，其胃、肾津液不足者，舌多赤而无苔或舌尖边多红点。"

舌质红，大多是血分病。陈修园说："舌鲜红者为火。"凡属血热证，舌多作殷红；若舌色淡红，心脾气血不足，面色不荣，胃中津气两伤；舌质鲜红，在温病为热甚，在虚劳属阴虚；舌尖独赤，乃丁火上炎；舌边发赤属于肝热；舌心干红属于阴伤；如果光红柔嫩无津，叫作"镜面舌"，乃汗下太过，津液耗伤之故；舌红而出血如衄，乃热伤心包；舌红而中心见紫点，乃发斑的先兆；若舌淡红而中见赤点，易

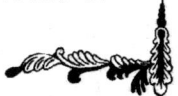

于发黄。

舌苔主病：白苔，一般属寒，但审病时须与其他症状综合考虑。凡薄白带润，外感风寒；白滑黏腻，内有痰湿；白苔绛底，湿遏热伏；白苔边红，风温入肺；尖白根黄，表证未罢；白中带黄，邪深入里；厚白不滑，无津且燥属于实热；舌白嫩滑，刮之明净，属里虚寒；白苔如积粉，温疫秽浊之表现。黄苔，一般属里属热，若微黄而不甚燥为邪初传里，深黄而显滑腻，为湿热内蕴；苔黄兼干，邪虽外解而火已内炽；舌苔黄垢属于阳明实热可下之证候；如黄燥而生黑刺或中有裂纹，显系热结已深；苔色如姜黄或松花黄色都属阳衰土败的危笃重候。黑苔，都属里证，一般说焦燥而黑属热；润滑而黑属寒；如白苔中心渐黑是伤寒邪热传里的证候；红舌中心渐黑的为湿热瘟疫转变坏证的征兆；黑而滑润是阳虚阴寒证；黑而燥裂属热炽津枯证；舌苔根黑而燥乃实热结于下焦宜急下之；舌根无苔，唯尖黑燥属心火自焚之象。（赵老总结如下）

舌苔：

白苔　润而薄者称为滑白，病邪犹在气分。

　　　润而厚者称为腻白，为湿滞痰盛。

　　　燥而白者为干白，为肺胃津伤。

　　　白如积粉为粉白，为温毒入踞膜原。

黄苔　苔黄而薄者称为薄黄，为食滞初结。

　　　苔黄而厚者为厚黄，为停滞积蓄。

　　　苔黄色深为老黄，为积食肠燥。

　　　苔黄而色灰者为灰黄，为体弱有滞。

　　　黄而燥者为燥黄，为热耗伤阴津之象。

　　　黄而润者为润黄，热未伤津犹可解表。

黄白相兼为气分之邪未全入里，宜表里兼治。

黑苔　舌黑而燥为燥黑，有或无芒刺皆为胃燥而津枯。

苔中心黑且干，为胃燥，宜甘寒养胃。

舌根黑苔且燥，为热在下焦，可下之。

苔黑而滑乃阴寒证，为水来制火，应予回阳。

舌质：

绛色，舌质深红，多属阳证，心火炽盛；绛而兼黄白苔乃气分之邪未全入里，宜两清营卫；绛舌有黄点，乃邪已入营扰及心包，宜清心营；舌质暗紫，乃素有瘀血，邪热相搏，宜加活血之品；绛而不泽者，乃肾阴涸也，宜滋肾胃阴而兼固敛之品；舌色淡白，为虚；舌绛而上有黏腻似苔非苔，乃胃中有秽浊之气；舌尖独赤，为心火上炎；绛而润为虚热；绛而干为实热。

舌形：

舌形胖肿，多为脾虚痰饮、水湿；舌形瘦瘪，多为血虚内热；舌强硬，多为脉络阻塞；舌歪斜，多为中风偏枯；舌颤动，多为肝风；舌卷缩，多为津液枯燥；舌伸不收，多为痰热上壅。

附：温热证观齿

齿燥者，阴液受伤；齿光燥如石，胃热已极；齿如枯骨，肾阴将涸；齿焦有垢，肾虚胃热；齿焦无垢，胃肾液涸；齿垢黄厚，湿热熏蒸；齘齿有声，风痰阻络，热极欲痉。温热病在最危重阶段，辅助观齿始有意义。若一般病观齿，是无价值的。

（摘自赵老笔记）

257

论　药

　　凡物可以治病者皆谓之药。古人以草、木、虫、石、谷为五药。至于菜、介、禽、兽、人之入药者，其类较少，但仍须以八法来区别。

　　何谓八法？即药体、药色、药气、药味与药形、药性、药能、药力。前四者天然之质，后四者由推测而得。凡动、植物、矿物等各物能具此八者方足为药。验其体、观其色、嗅其味，而后推其形、察其性、原其能、定其力，则厚、薄、清、浊、缓、急、躁、静、平和、酷、锐之性，及走经、主治之义乃可全面。

　　1. 药体：（体质不同，功用便异）如苗主升；根主降；头身主补；茎主通利；枝达四肢；叶多主散；花属阴；子主降又能生；仁主补又能润利；蒂主宣；皮主表散；肉主补；汁主润利；中空者主宣兼通利；内实者主攻里走下；大者性缓；小者性猛且锐；通者兼能行气；湿者润燥；滑利者滑下利窍。

　　2. 药色：青色入肝胆；赤色入心与小肠；黄色入脾胃；白色入肺与大肠；黑色入肾与膀胱。

　　3. 药气：有体气与性气之别。

　　体气：膻气入肝；臊气入心；香气入脾，香能疏散，且醒脾阴；腥气入肺；臭气入肾。

　　性气：如厚、薄、缓、急、躁、静、猛、烈、酷、锐等。

　　4. 药味：酸味，入肝走筋膜，主收敛；苦味，入心走血脉，主通泻，能燥湿，能直降，能解毒；甘味，入脾走肌肉，能和缓，能补能润；辛味，入肺走皮毛，能疏散，能驱风，利窍燥湿；碱味，入肾走骨髓，能软坚，能凝结，能下沉；淡味，入胃，主下渗。

以上甘、辛属阳。甘、淡之中有寒性者属阴，出上窍，发腠理，实四肢。酸、苦、碱属阴，出下窍，走五脏，行六腑。而一味药之中，又有如升、降、浮、沉、定、守、走、破之类特性。

5. 药形：辨其形状、实质，如枸杞、抽葫芦、连翘等，取其象形。

6. 药性：寒、热、温、凉、清、浊、湿、燥。寒主沉，热主浮，温主补，凉主清，湿主润，燥主化湿。

清浊有以下之分：清中清品，可清肺气，有助天真，如沙参、石斛、甘菊、贝母；清中浊品，可健脾阴，荣华肤腠，如人参、黄芪、白术、甘草。浊中浊品，可滋肝肾强筋骨，如熟地、首乌、山萸、枸杞；浊中清品，可补心血，宁养神志，如丹参、枣仁、柏仁、麦冬。辛、甘可发散，酸、苦可涌泄，清可渗湿，咸可沉下，生者多升，熟者多降。

7. 药能：升、降、浮、沉、补、走、破之类，皆属药能。

8. 药力：即补可去弱，泻可去闭，宣可去壅，通可去滞，轻可去实，重可去怯，滑可去腻，涩可去脱，燥可去湿，寒可去热，热可去寒，雄可走散，锐可下行，和可安中，缓可制急，平可制养，静可制动，皆药力之作也。

《神农本经》记载药品 365 种。分上品 125 种为君药，中品 120 种为臣药，下品 120 种为佐药。上品多无毒主祛病、轻身、益气；中品或有毒或无毒，主流通经脉，祛邪；

下品有毒或大毒，主破坚积除痼疾。

（摘自赵老笔记）

辨病之真假

脉有真假，病亦有真假。或大实反似虚；或大虚反似实；或真寒而假热，或真热而假寒。

大实反似虚者，如积滞为病，脉滑实有力，此其真也；胸满腹胀，症之真也；然气机阻滞反见沉迟脉，倦怠症之假象。

大虚反似实者，如脾困为病，脉搏沉且迟，此其真也，久泻不愈，症之真也；然土弱木强反见弦硬，胀急之假象。

阳极似阴，每多脉伏厥冷，颇似阳虚。但看其脉则沉数有力，症则面青、唇红、爪甲紫深，则知其真热假寒。

阴盛格阳，每多脉洪面赤，躁扰身热，颇似阳盛，但看其脉虚洪不实，症且足冷，虽身热而反欲近衣，即知其真寒假热。

总之，真假疑似之间，差之毫厘，谬之千里，假者显著易见，真者掩伏而难求，稍有疏忽，生死反掌。所以有舍脉从症，或舍症从脉之论，似乎是脉症不能两凭者，殊不知，脉有素禀，病有轻重，"从""舍"二字必须会通而善用之。尤其在儿科更为重要，如消化不良腹泄之重症时，或中毒性痢疾的临床过程中，皆有假象出现，应在多变的治疗过程中，详辨"真""假"。

（摘自赵老笔记）

漫谈"三宝"

一、"三宝"的质量

安宫牛黄丸现时多是丸剂，也有散剂；局方至宝丹，大多是丸剂，但这药的成色不太一致；紫雪，都是散剂，不过样式不同，有的是药面，有提小霜块，有的中间研有金箔，据说其配制方法，是将草药煎成汁，再加芒硝共熬，同时一料药放入金钏一支，再熬一点钟，将金钏取出（当时金钏变成白色，过二三天后可恢复原状），草药汁合芒硝过滤，再熬干，取出研入细料，紫雪即成。局方至宝丹是暹罗角面（或犀角盃面）、安息香面（安南产树脂状胶功能是芳香逐秽开窍）为要药。安宫牛黄丸主要要重视牛黄的成色问题，影响质量。

"三宝"中，安宫牛黄丸是吴鞠通《温病条辨》中的方剂，局方至宝丹、紫雪配方来自宋《太平惠民和剂局》方。清乾隆时代，吴谦始改为紫雪散，只是将紫雪散熬成后，加入金箔、朱砂、冰片。

二、"三宝"的组成

安宫牛黄丸由十二味药组成，贵重药为牛黄、麝香、犀角、珍珠，其他为栀子、黄连、黄芩、郁金、雄黄、朱砂、梅片，金泊为衣。《温病条辨》说，该药可芳香化浊而利诸窍，咸寒保肾水而安心体，苦寒通火腑而泻心用之方，实际上同于阳实诸证。凡有邪窜厥阴心包，热扰心营，伤及脉络的症状，用这药尚属满意。

局方至宝丹中，犀角、牛黄、麝香为主，朱砂、琥珀、玳瑁、安息香为佐药，还有雄黄、冰片。在热深厥阴，除邪秽，解热结，芳香化浊，于安宫牛黄丸力量之次，紫雪之上。《温病条辨》说：安宫最凉，紫雪次之，局方又次之。实际是各有千秋，各有所长。

　　紫雪的配制如前所述。紫雪中诸香，可化秽浊，开上、下窍，使神明不致作"困"。实际上是芳香解表，清热助下。假使在方剂内已有6克泻下药，又用了6克紫雪，就须考虑为10克的泻下力量，以防过下。

　　三、应用和体会

　　局方至宝丹，除用于温热病外，我们用于中毒性痢疾的抢救、高烧、昏迷、惊厥用中西药疗效不明显时，可以考虑应用局方至宝丹，有很多病例疗效突出。其次是用于温毒颐肿，甚至伴有神昏者，消肿、退热、醒神均很明显。再者在小儿麻痹急性期（早期）使用，也有很高的疗效。

　　安宫牛黄丸，主要用在温热实证。表邪入里，传经化热，灼及心包，出现谵语、阳狂、躁扰不宁等，有特效。至于牛黄散，也是儿科常用药，用于惊风、抽搐、麻疹肺炎极期，邪热泻痢，乙型脑炎等，都有出色疗效。使用安宫牛黄丸遇到神昏、嗜睡、秽浊塞窍，其朱砂、牛黄善通心主神明、安心体、通火腑而泻心用，使闭涸之邪热，深在厥阴者一起透出。

　　中药"三宝"，本人体会最深，凡属阳实温热诸证，皆可采用，不必拘泥于书本。但须注意阴寒证，中老年之虚弱证，往往真正阴寒证而虚阴外越，假象外露则不可轻率使用，可造成危险。曾有一例患儿因"消化不良"，高热、频泻住院，用中西药不能控制其高热，因恐其热极化风，采取调胃、分利、解表之剂，但服后不效，加用了安宫牛黄散，则烧退热止。可见凡属热泻，亦可采用该品，其效可立竿见影。

（摘自赵老笔记）

论白带证治

带下是妇科临床常见疾病，尤以农村为多见，根据本人临床实践，大致可分四型。

一、湿热型：带下质稠，黄白相兼，小溲黄赤，小便时有烧灼感，或兼阴痒，外阴肿痛，月经先期等。治则：应用补脾固肾的基础上而兼清热利湿。方以易黄汤（傅青主方）加减：

芡实　白果　山药　黄柏　车前子

湿热较重者加椿白皮、银花；兼阴痒或外阴肿痛者可加苦参、木通、胆草；外用苦参、蛇床子、地肤子、枯矾，煎水熏洗外阴（如经检查有阴道滴虫者，亦用此法外洗）。

二、寒湿型：带下质稀，状如蛋清，量多，小腹冰冷或兼有月经后期，经来量少、色淡等。治则：应用固涩、化湿止带。方以清带汤（张锡纯方）加减：

山药　龙骨　牡蛎　海螵蛸　茜草

或成方：白带丸（白术、茯苓、白芍、姜炭、榆白皮、龙骨、山药、鹿角霜、赤石脂、白芷、棕炭、牡蛎，共为细面，炼蜜为丸）长期服用。寒重者方中可加川椒、肉桂。

三、脾虚型：带下清稀如水，或量多不时注下，体乏无力，或有便溏，兼见月经后期，淋沥不止等。治则：健脾燥湿，调肝益气，利水为治。方以傅青主完带汤加减：

白术 山药 人参 白芍 苍术 甘草 陈皮 荆芥炭 柴胡 车前子

四、肝郁型：带下兼有胸闷，或有胁痛，精神抑郁，食欲不振等。治则：调肝理脾，和血解郁。方以逍遥散加味：

当归 白芍 白术 柴胡 茯苓 甘草 煨姜 薄荷

若肝火炽盛可加龙胆草、椿白皮、木通、川郁金、川楝子等；痛胀在胁下及少腹者，可加香附、五灵脂、丹参等品。

以上四类病情，只作大体上的区别，临床上往往诸症兼见，故药的运用则有时既用通利又加固涩，或既用苦寒泻热，又用辛温和胃之品以反佐用之。

（摘自赵老笔记）

谈白喉

白喉的症状特点是喉部起白点或白条或白块，甚至满口皆白，白膜本身坚实，不易拭净，若强行剥脱，则可露红肿肉面，但不久又有新生白膜出现。

此病多因燥气流行而致病。病初期有恶寒发热，头痛，骨节酸痛，喉内作痛或剧痛，感觉局部梗阻，舌苔薄白或薄黄。治宜清解利咽之剂。方选沙参麦冬汤加减：

北沙参6克 大麦冬10克 桑叶6克 玉竹6克 花粉10克 玄参6克 银花10克 锦灯笼6克 生甘草3克

若表邪已解而咽部不利，可用养阴清肺汤；若高烧不退，鼻塞，声哑，痰壅气喘，声如拽锯，饮水即呛，颜面灰暗，则须用羚羊角煎水代茶送服六神丸。

关于白喉忌表一说有一定的道理，但也不是绝对的，还得掌握辨证施治。

谈急、慢性咽炎

急性咽炎症状特点是咽部红肿，灼热疼痛，喉中有堵塞感，吞咽疼痛不利，声音嘶哑，常有发热，恶寒，舌质红，脉多浮数。此病多因内有浊热，复感外邪，内外夹攻于咽喉，故治宜疏风解表的同时加用清热利咽之品

方药：锦灯笼10克　山豆根6克　玄参6克　蝉蜕5克牛蒡子3克　桔梗6克　薄荷4克　麦冬10克　射干6克金果榄10克

其中薄荷、牛蒡子、蝉蜕、桔梗疏风解表；锦灯笼、山豆根、金果榄清热利咽，玄参、射干生津消炎。若里热重者可去牛蒡子、蝉蜕，加生石膏、黄芩，痰盛者可加瓜蒌、杏仁。

慢性咽炎多因急性咽炎治疗不彻底转化而来，也有因反复感冒，虚火炎盛，消灼肺阴，熏蒸咽喉所致，主要症状特点是咽部异物感，但痒作咳，无痰，声音或嘶哑或变调，舌质微红，脉多沉有力，治重养阴兼清肺解热。

方药：山豆根6克　麦冬10克　石斛6克　金果榄6克桔梗3克　射干5克　生地10克　丹皮6克　炒栀子3克生草3克　苍耳子6克

方中山豆根、金果榄、射干、桔梗利咽消炎止痛；麦冬、石斛、生地、丹皮滋阴生津清热；栀子、苍耳子、生草清热利窍解毒。

谈肺脓疡

肺脓疡相当中医所说的肺痈，本病初期多潮热或五心发烧，咳嗽，声音重浊，痰液多黏稠，色有白有黄，迁延多日则自觉胸痛，可由 X 光检查确诊

此病多因表邪未解，入里化热，灼热伤阴，肺之清肃失职所致。

1. 热毒炽盛时，可见发热恶寒，脓痰带腥臭，脉数有力，舌质或绛或红，舌苔腻或黄垢。治宜清肺解毒，降痰排脓，方选千金苇茎汤加味。

冬瓜仁 10 克　桃花 6 克　浙贝 10 克　薏苡仁 12 克　桔梗 6 克　银花 10 克　芦根 30 克　生草 3 克

方中桔梗、浙贝可泻肺排痰；薏苡仁、冬瓜仁消肿排脓；银花、桃仁清热解毒活血；芦根、甘草益阴，兼可宣肺散邪。

2. 邪减体弱时，则见身热渐退，咳嗽亦轻，仍有轻微胸痛，自觉肢倦、乏力，痰较少，但仍有腥臭味。此时治宜滋阴清热，肃肺祛痰之剂。

北沙参 10 克　白及 6 克　阿胶珠 6 克　麦冬 12 克　法夏 5 克　白芍 6 克　生地 10 克　桑皮 6 克

方中用阿胶、沙参、法夏既可滋益肺虚，又可清痰肃肺；白及、白芍有补益肺络损伤之功；麦冬、桑皮、生地可滋润肺阴，又可化痰生液。

若有阴虚低热者可加用青蒿、玉竹、银柴胡；若仍咳嗽重者，可加百合、橘红、瓜蒌、黄芩。

本病可分实证和虚中夹实两种类型，但以实证为多见，早期毒热炽盛时，可采用千金苇茎汤加减。若病儿体质尚好，毒热炽盛时，可重用银花、浙贝、桔梗，也可以加用蒲公英、连翘以加重清热解毒。

谈再生障碍性贫血

本病多因邪毒羁留营分，迁延日久脾肾两伤，阴阳气血不足，精气内夺，症见血枯失荣，色悴羸瘦，面暗无华，爪甲苍白，上肢或下肢有大小不等出血点，脉象沉细弱，中药治疗多以滋阴补血，止血，益脾等法则，方选归脾汤加味。若有出血倾向者，加用阿胶、熟地、仙鹤草、侧柏炭、藕节炭等止血之品，根据不同病情，可用滋阴潜阳，大补肝肾之剂，方选龟鹿二仙胶加当归、三七等；或用滋阴补肾，凉血养血之剂，方选一贯煎、归芍地黄汤加减；或用温阳补肾、滋血益血法，方选桂附地黄汤加阿胶等。

赵老的经验是病开始宜滋阴养血，益肾健脾兼补气。待病情稳定后，再加重扶阳药量，如还少丹、右归饮、河车大造丸、桂附地黄之类。

为了探讨此病的辨证施治规律，从临床实践出发，可分成以下两型。

1. 精血不足，虚火偏亢型，主要症状是面色苍白，唇甲色淡，食欲不振，心烦喜静，手足心热，盗汗低烧，皮肤瘀点，多呈暗淡，时有鼻衄，齿衄，或大便带血。舌苔薄白，舌质淡，脉象细数，按则无力，为本虚标实，治疗就要考虑滋阴的同时，尚须清降虚火。方选青蒿鳖甲汤加味。

青蒿 10 克　制鳖甲 12 克　山萸肉 10 克　丹皮 6 克　细生地 12 克　肥知母 6 克　玄参 10 克　杭白芍 10 克　阿胶珠 10 克　煅牡蛎 12 克　鸡子黄 2 枚

方中鳖甲、知母、生地、玄参滋阴清热；阿胶、杭芍、山萸肉养血敛阴；青蒿、牡蛎、鸡子黄既退骨蒸，且解低热。

2. 气血两虚，脾肾损耗型：症见面色苍白无华，唇舌、指甲淡白，盗汗，形气怯弱，神疲肢怠，舌无苔，舌质白淡，脉细弱。治宜双补气血，健脾益肾。方选归脾汤加味。

人参 6 克　白术 10 克　生黄芪 24 克　当归 10 克　阿胶珠 10 克　大熟地 12 克　白芍 6 克　紫河车 10 克　煅龙骨 12 克　鹿茸面 1.5 克（分冲）

方中人参、鹿茸、黄芪、河车补益真元；当归、阿胶白芍、熟地滋肾养血，气血双补。

再障病情很复杂，变化多端，所以一定要掌握中医辨证施治法则，下面再谈几点赵老的经验。

（1）初期使用补气补血药，每易引起发热鼻衄或龈衄，故须留意，不可骤补。

（2）若虚弱症状明显，脉象沉细或沉迟，可采用参芪类之补剂，须逐步增加药量。

（3）若宜温脾者，可采用黄精、白术、山药、干姜等。

（4）如温补肝肾者，可用附子、肉桂、巴戟、破故纸、仙灵脾等。

（5）宜温润而不宜温燥，可采用肉苁蓉、枸杞子、熟地、菟丝子、何首乌之类。

（6）宜温润镇敛，可采用龙骨、牡蛎、萸肉、菟丝子等。

（7）宜清凉柔润，而不宜温燥，可用生地、地骨皮、龟板、芍药、玄参之类。

（8）若有眼底出血，用活血药可暂而不可久。

（9）若子宫大出血，不用当归，可用赭石、磁石、三七等，同时输血。输血是治标之法，能很快减轻症状。若反复输血，究非上策，殊难持久。

谈小儿遗尿症

此症多因肾气不足，下元虚冷，而致膀胱不能制约水道，睡中小便自遗。治宜培元益肾固涩之剂

桑螵蛸10克　金樱子6克　黄芪10克　益智仁10克　茯苓12克　泽泻10克　升麻5克　覆盆子10克　党参10克

若脾肺气虚，摄纳无权者，也可采用健脾益气收敛之剂，如牡蛎散加减。

党参10克　炙黄芪12克　白术6克　茯苓12克　五味子6克　升麻6克　生牡蛎15克　桑螵蛸12克

覆盆子丸对遗尿也有一定的疗效，其方组成如下：

黄芪30克　人参15克（可用党参代替）　白术10克　升麻6克　覆盆子24克　金樱子10克　麻黄6克　补骨脂12克　五味子10克

共研细面，炼蜜为丸，重6克。

同时可以采用针灸，中等刺激三阴交、关元穴。

常用的简易经验方是：

桑螵蛸　补骨脂　益智仁　覆盆子　菟丝子各10克

水煎早晚服，七天一个疗程。

若属尿频症，可用下方：

桑螵蛸 10 克　升麻 6 克　黄芪 15 克　车前子 10 克

在治疗遗尿症的时候，一定要嘱咐家长，每晚限制患儿饮水量，养成睡前排尿习惯，夜间按时唤醒排尿，可增加药物疗效。

谈脑积水

脑积水是一种脑脊液循环受到阻碍而产生的疾病。患者从出生几个月到几岁不等。临床上成人病例几乎没有。患者囟门不闭，形成颅顶特软，四肢、身体发育不正常，而头围逐渐增大，比相同年龄小儿的头围大得多。

中医称之为"解颅"，认为是先天损伤所至。症见面色㿠白，身体消瘦，二目多白睛，神态不振等。

治疗此病的法则是温阳、补益、驱寒。方选扶元散加减：

人参或党参 6 克　炒白术 16 克　茯苓 12 克　熟地 12 克　黄芪 15 克　山药 10 克　当归 6 克　白芍 6 克　炙甘草 3 克　石菖蒲 6 克　黄精 12 克

上方有一定的疗效，赵老在临床上曾用此方治好一些病例。丸药也可采用桂附地黄丸，或九转黄精丸，早晚各服一丸。

谈脑囊虫病

本病因食猪肉带进绦虫卵，入侵到脑，发育成囊虫而致病。其主要症状为周身皮肤有散在之硬结块，并发抽风、癫痫。这种病例治疗不多，提供下方供参考。

蛇蜕轧面，成人服1.5克，小儿服0.6克。

苦楝根皮15克　使君子12克　雷丸9克　槟榔12克

煎汤送上药面，连服一至三个月。

常用简便方

（赵老孙儿插队之时，赵老拟常见病简便方，为贫下中农服务，今献给广大读者）

感冒

方：芦根13克　银花13克　连翘13克　薄荷3克　杭菊10克　黄芩10克　生石膏2.6克　麦冬13克　大青叶13克

便秘加焦军4.7克，舌苔厚加焦三仙各10克。

针：合谷、大椎、风池、外关。

头痛加太阳，鼻塞加迎香。

盛夏感凉，常有发热、头晕、恶心、疲乏。

方：藿香　紫苏　法夏　杭菊　大腹皮　苍术　银花香薷　生姜　川朴

针：合谷、曲池，或上下肢穴位放血少量。

外搓法：①荞表面 60 克，鸡子清一个，合匀成团，搓前后心，至发红。

②鲜萝卜缨一把，鲜蓖麻子仁 7 粒，共捣成泥，搓前胸后背，以出小红疹粒为佳。

头痛

太阳头痛：痛引后脑，连及项背，治宜辛温解表，方用九味羌活汤加减。

葱白 6 厘米　羌活 4.7 克　防风 6 克　白芷 10 克　细辛 1.6 克　苍术 6 克　黄芩 10 克　生地 10 克　生石膏 26 克

阳明头痛：头额部痛甚，痛连目珠，为肝阳火化，治宜白虎汤和钩藤饮加减。

钩藤 3 克　僵蚕 6 克　生石膏 2.6 克　知母 6 克　白芷 10 克　蔓荆子 10 克　胆草 6 克　藁本 6 克

血虚头痛：头脑空痛，目花眩晕，为厥阳上扰，治宜人参养荣丸。

人参　当归　白芍　炒枣仁　川芎　熟地　远志　白芷

普通头痛常用方：杭菊 13 克　蔓荆子 10 克　生地 13 克　白芷 6 克　藁本 6 克　连翘 13 克　生石膏 2.6 克　川芎 3 克　代赭石 10 克

麻疹

麻诊出诊前后，用于顺证，方用解毒透疹汤加减。

蝉衣 6 克　浙贝 6 克　连翘 6 克　银花 10 克　芥穗 3 克　花粉 6 克　桃杏仁各 3 克　紫草 6 克　薄荷 1.6 克　麦冬 10 克　芦根 13 克

麻诊并发肺炎，高热、喘憋、抽风，可用下方。

菖蒲 3 克　银花 10 克　僵蚕 6 克　连翘 6 克　桃仁 3 克　生石膏 16 克　蝉衣 3 克　杏仁 4.7 克　麦冬 10 克　全蝎

3 克

羚羊粉 0.7 克，分 2 次冲服。

并发肺炎：发热、咳嗽、喘憋、痰壅、纳差。

方：麻黄 1.6 克　炒杏仁 4.7 克　生石膏 2 克　黄芩 6 克　麦冬 10 克　瓜蒌仁 6 克　生地 10 克　法夏 3 克　银花 10 克　连翘 10 克　生草 3 克

重症加安宫牛黄散，每次 1/2 并；或羚羊粉，每次 0.3 克冲服。

百日咳

方：桑叶 3 克　百部 6 克　瓜蒌 10 克　黄芩 6 克　生石膏 16 克　橘络 3 克　桃仁 3 克　杏仁 3 克　麦冬 10 克　川贝 3 克

气管炎咳嗽

方：桑叶 10 克　薄荷 2.6 克　炒杏仁 4.7 克　黄芩 6 克　二冬各 10 克　旋覆花 6 克　杷叶 6 克　浙贝 6 克　连翘 6 克　法夏 3 克　桔梗 4.7 克　生石膏 20 克

丸剂：通宣理肺丸、橘红丸、支气管炎丸等。

慢性气管炎、哮喘

方：麻黄 4.7 克　炒杏仁 6 克　生石膏 30 克　甘草 6 克　法夏 4.7 克　黄芩 10 克　瓜蒌 13 克　白果 10 克　款冬花 10 克　桑皮 10 克　苏子 4.7 克

咯血

新患者易治，病久者难医。以百合固金汤加减。

方：百合 6 克　阿胶 6 克　桑叶 10 克　炒杏仁 6 克　大小蓟各 10 克　沙参 6 克　茜草 6 克　生地炭 13 克　桃仁 4.7 克　棕炭 6 克　茅根炭 10 克

衄血

方：大小蓟各 13 克　栀子 3 克　棕炭 6 克　当归 6 克
生地 13 克　茜草 10 克　黄芩 6 克　阿胶 6 克　蒲黄炭 6 克
侧柏炭 10 克

三七面 1.3 克，分冲。

小儿麻痹后遗症

丸剂：天麻丸、木瓜丸、加味金刚丸。

痢疾

方：菖蒲 4.7 克　黄芩 10 克　黄连 1.6 克　枳壳 10 克
桃仁 4.7 克　白芍 10 克　槟榔 6 克　广木香 3 克　焦山楂
10 克　当归 6 克

初痢可用泻下药，大黄 6 克；久痢则不宜泻下，可加赤
石脂 10 克

腮腺炎

方：大青叶 10 克　马勃 4.7 克　银花 10 克　连翘 6 克
黄芩 10 克　桔梗 4.7 克　麦冬 6 克　生石膏 20 克　花粉
10 克　生草 3 克

高热加紫雪丹。

外敷可用如意金黄散或生石膏面，香油调匀，外敷
肿处。

肝炎

可见肝区痛，肝脏肿大，恶心，厌油，疲倦，乏力，大
便白，小便黄，且珠黄等症状。

方：茵陈 10 克　栀子 3 克　连翘 6 克　银花 10 克　公
英 13 克　泽泻 6 克　大黄 4.7 克　花粉 10 克　大青叶 6 克
甘草 3 克

简便方：茵陈　胆草　车前草　大青叶　丹参

脑炎

早期（轻型）宜辛凉透邪，佐以芳化，香薷饮和白虎汤化裁。

方：香薷　连翘　银花　大青叶　生石膏　知母　薄荷　苏叶　炒栀　焦三仙

中期（重型）宜辛凉透邪，芳香开窍，佐以息风。

方：香薷 10 克　生石膏 30 克　连翘 10 克　银花 13 克　桃仁 6 克　大青叶 13 克　花粉 13 克　全蝎 3 克　黄芩 6 克　麦冬 6 克　天竺黄 6 克

羚羊角面 0.7 克，冲服。

后期　甘寒复液（缺方）。

高血压

症见头眩、肢麻、烦急等。

方：胆草 3 克　夏枯草 13 克　桃仁 6 克　生地 13 克　磁石 13 克　代赭石 10 克　银柴胡 6 克　当归 6 克　炒栀子 4.7 克　煅牡蛎 13 克　牛膝 10 克　桑枝 13 克

中风偏瘫早期

症见半身不遂，口眼㖞斜，肢麻，行动不便等。

方：桂枝 3 克　川芎 6 克　天麻 4.7 克　红花 4.7 克　桃仁 4.7 克　桑枝 13 克　白芍 10 克　防己 13 克　黄芩 10 克　防风 6 克　半夏 3 克　陈皮 6 克

癫痫

方：菖蒲 6 克　生石决明 13 克　天麻 6 克　僵蚕 6 克　钩藤 6 克　全蝎 4.7 克　红花 4.7 克　代赭石 6 克　磁石 10 克　桃仁 4.7 克　桑枝 13 克　天竺黄 10 克

脑发育不全

本病为先天不足，或病后遗留智力低下，如脑炎、脑膜炎后遗症，脑病后遗症等造成语言不利，面部呆痴，肢体失灵等。治宜醒神开窍、清心醒脑之剂。

方：菖蒲 6 克　生石决明 13 克　桃仁 4.7 克　全蝎 3 克僵蚕 6 克　玳瑁 10 克　莲子心 4.7 克　蝉衣 6 克　天竺黄 6 克　胆星 6 克

羚羊粉，0.7 克，分冲。

惊风

针：人中、少商出血。

方：钩藤 3 克　全蝎 3 克　桃仁 3 克　银花 10 克　连翘 6 克　红花 3 克　天麻 6 克　僵蚕 6 克　薄荷 3 克　芥穗 4.7 克

内服化风锭，每次 1 丸，每日 3 次。或牛黄抱龙丸、牛黄镇惊丸、保元丹亦可。

牙痛

方：连翘 13 克　银花 13 克　生石膏 30 克　炒栀子 6 克生地 6 克　黄芩 6 克　枳壳 6 克　薄荷 3 克　大黄 6 克

针：合谷、颊车。

漱药：川椒 4.7 克　川连 2.6 克　细辛 2.6 克　薄荷 3 克　生石膏 2.6 克　黄柏 6 克　银花 10 克

煎水含漱，日 3~4 次。

口眼㖞斜

方：蜈蚣 10 条　朱砂面 3 克

研面分 6 包，每次 1 包，日 2 次。

引子：防风 6 克，秦艽 10 克，煎水，送服上药。

荨麻疹

早期易治，久则难痊。

方：地肤子 10 克　白芷 6 克　防风 6 克　连翘 13 克

蝉衣 6 克　麻黄 3 克　桃仁 6 克　生地 13 克　赤芍 6 克　黄芩 10 克　芥穗 6 克　生姜 2 片

风湿性关节炎

宜以祛风散寒，通络化瘀。

方：桑枝 13 克　二风藤各 16 克　南红花 6 克　伸筋草 10 克　生侧柏 10 克　川牛膝 10 克　威灵仙 6 克　秦艽 10 克　桃仁 4.7 克　桂枝 6 克　乳没各 3 克　松节 6 克

腰腿痛

方：地龙 6 克　桑枝 6 克　秦艽 6 克　木瓜 6 克　川牛膝 10 克　川续断 10 克　当归 6 克　防己 10 克　炒杜仲 10 克　苍术 6 克　乳香 4.7 克

低热不退

方：青蒿 10 克　鳖甲 10 克　生地 13 克　地骨皮 6 克　桃仁 4.7 克　生草 3 克　黄芩 10 克　银花 13 克　知母 6 克　麦冬 6 克　花粉 10 克

血小板减少

宜以清营凉血。

方：升麻 4.7 克　鳖甲 10 克　生地 13 克　黄芩 10 克　丹皮 6 克　丹参 6 克　白茅根 13 克　麦冬 6 克　竹叶 6 克　连翘 10 克　犀角 2.6 克或用水牛角 6 克

黄水

洗方：马齿苋 60 克　煎水外洗面

敷药：川连面 10 克　乳香面 6 克　龟板面 6 克　黄柏面 6 克　冰片 0.7 克

共研匀，花椒油调敷。

急性肾炎

方：茯苓 13 克　泽泻 10 克　白术 10 克　苏叶 4.7 克

槟榔 6 克　木瓜 6 克　大腹皮 6 克　木香 3 克　冬瓜皮 10 克　姜皮 4.7 克　赤小豆 10 克　白茅根 10 克

慢性肾炎、肾病

方：茯苓 13 克　白术 10 克　木瓜 6 克　大腹皮 10 克　附子 6 克　川朴 6 克　炮姜 4.7 克　党参 10 克　肉桂 3 克　陈皮 6 克　草蔻 3 克

尿血

方：大小蓟各 13 克　生地炭 13 克　泽泻 13 克　萹蓄 10 克　瞿麦 10 克　黄芩 6 克　木通 6 克　车前子 10 克　茜草 6 克　白茅根 13 克

遗精

有梦遗精者为梦遗，无梦者为滑精。本方用于肾气虚损者。

方：芡实 13 克　煅龙牡各 13 克　黄芪 1.6 克　炒杜仲 13 克　巴戟天 10 克　党参 10 克　山药 10 克　茯苓 10 克　山萸肉 6 克　菟丝子 10 克　枸杞子 10 克（首乌、金樱子、破故纸可用于加减）

丸剂：金锁固精丸 1 丸，每日 2 次。

遗尿

方：桑螵蛸 13 克　破故纸 6 克　益智仁 10 克　覆盆子 10 克　菟丝子 10 克　黄芪 13 克　五味子 6 克　芡实 10 克　升麻 4.7 克

针：关元　三阴交

胃溃疡

胃虚寒湿型：中脘隐痛，饥食痛剧，喜热喜按，呕吐清水。

附子 10 克　炮姜 3 克　吴茱萸 4.7 克　元胡 6 克　香附

10 克　炒鸡内金 10 克　白芍 6 克　木香 3 克　海螵蛸 13 克　瓦楞子 10 克

气滞胃弱型：腹部胀满，痛可串及肩背，呃逆反酸。

香附 10 克　广木香 3 克　川朴 3 克　海螵蛸 16 克　银柴胡 6 克　良姜 6 克　元胡 10 克　川楝子 10 克　砂仁 3 克　白术 10 克

腹痛

暴痛多实、多热、多积滞，拒按为热，小儿多虫。

方：藿香 10 克　广木香 3 克　炒山楂 10 克　槟榔 6 克　元胡 6 克　炒枳壳 6 克　黄芩 10 克　白芍 10 克　片姜黄 6 克　使君子 10 克　焦军 6 克

久痛多虚、多寒、多气郁，喜按为寒。

方：吴茱萸 4.7 克　附子 10 克　肉桂 3 克　干姜 3 克　白芍 10 克　煅瓦楞子 10 克　炒麦芽 10 克　川朴 4.7 克　灵脂 6 克

针：关元　气海　三阴交　中脘

便血

方：炒地榆 10 克　生地炭 13 克　炒猥皮 10 克　川连 3 克　伏龙肝 13 克　炒槐花 6 克　赤芍 6 克　当归 6 克　川楝炭 10 克　阿胶 6 克　茜草 6 克

小儿腹泻

临床常见小儿腹泻，宜以理脾分利法。

方：云苓 10 克　神曲 13 克　炒麦芽 10 克　黄芩 6 克　杭菊 6 克　炒枳壳 6 克　伏龙肝 10 克　生草 3 克

疳　积

小儿面黄、身瘦、腹大、发稀等症。

针：四缝（于小儿中指和食指，第二纹中心处，刺之，

刺后可挤出黏液，针前揉该处）

丸剂：肥儿丸，早晚各服 1 次。

方：炒鸡金 10 克　炒白术 6 克　云苓 10 克　炒麦芽 10 克　桃仁 3 克　神曲 6 克　使君子 6 克　雷丸 6 克　槟榔 6 克　京三棱 3 克

蛲虫

灌肠法：贯仲 16 克　百部 30 克　花椒 13 克　雷丸 13 克　鹤虱 10 克

共煎浓汁，保留灌肠，效好。

经验方选

清解丹

主治：小儿感冒发烧，停食停奶，便秘，恶心，头痛咳嗽，惊搐烦急，水痘和风疹等。

功能：解表，清热，止咳，清肺，化滞。

处方：银花 90 克　蔓荆子 60 克　薄荷 24 克　法夏 30 克　生石膏 150 克　橘红 60 克　浮萍 30 克　生地 90 克　天竺黄 60 克　杏仁 60 克　大黄 90 克　杭菊 90 克

上方共轧细面，兑研冰片 3 克，炼蜜为丸，每丸重 3 克。

用法：周岁左右服 1 丸，两岁以上服 1 丸半，五岁以下每次服 2 丸，日服 2 次，白开水送下。

除痰化风丹

主治：痰壅咳嗽，烦急，气粗，微烧，倦怠，睡眠不安。

功能：豁痰，清热，肃肺，祛风。

处方：天竺黄 30 克　胆星 15 克　僵蚕 15 克　橘红 15 克　法夏 12 克　全蝎 12 克　甘草 6 克　大黄 6 克　寒水石 30 克　朱砂 6 克　冰片 0.6 克　牛黄 0.6 克

上药共研细面，拌匀，炼蜜为丸，每丸重 1.5 克。

用法：一个月至三个月小儿，每服半丸，日服 2 次。

消积健脾片

主治：面黄肌瘦，腹胀烦躁，食欲不振，二便不调。

功能：消积痞，除腹胀，杀虫开胃。

处方：茯苓 30 克　神曲 30 克　胡黄连 18 克　炒鸡内金 6 克　橘皮 18 克　莪术 15 克　桃仁 10 克　三棱 15 克　使君子 60 克　芦荟 24 克　大黄 18 克　木香 10 克

共研极细面，轧成片，每片重 0.6 克。

肥儿杀虫丸

主治：虫积，面黄消瘦，肚胀腹痛，厌食，大便不调。

功能：杀虫，健脾，增进食欲。

处方：苦楝根皮 30 克　雷丸 15 克　鹤虱 12 克　便君肉 30 克　槟榔 15 克　百部 12 克　花椒 10 克　乌梅肉 12 克　胡黄连 10 克　大黄 12 克　神曲 10 克　鸡内金 15 克

上药共研细面，炼蜜为丸，每丸重 6 克。

用法：一岁内小儿每服半丸，日服 2 次，五岁内小儿每服 1 丸，日 2 次；七岁上下小儿每服 1 丸半，日 2 次。

清热息风锭

主治：喘憋气促，痰壅高烧，惊厥抽搐。

功能：退烧，镇惊，息风，消炎。

处方：钩藤 15 克　全蝎 20 条　僵蚕 10 克　南星 10 克　炒山栀 6 克　橘红 6 克　麻黄 6 克　桃仁 6 克　葶苈子 10

克　甘草 6 克　生石膏 60 克

共研细面，兑麝香 1 克，牛黄 1 克，羚羊角面 1 克，冰片 1.2 克，炼老蜜为丸，丸重 1.5 克，朱砂为衣，蜡护外。

用法：一岁上下小儿每服 1 丸，日服 2 次；三岁上下小儿每服 1 丸半，日 2 次；五岁以上小儿每服两丸，日 2 次。

泻痢分解丹

主治：泻泄腹胀，厌食溺少，痢疾便频，口苦肢倦。

功能：分泻，利水，消坠，化滞。

处方：白芍 15 克　神曲 15 克　炮姜 6 克　枳壳 10 克　焦楂 10 克　川连 3 克　槟榔 10 克　黄芩 10 克　木香 5 克　鸡内金 10 克　当归 6 克　大黄 10 克

共研细面，炼蜜为丸，每丸重 3 克。

用法：一岁以下小儿每服半丸，日 2 次；三岁上下小儿每服 1 丸，日 2~3 次；五岁上下小儿每服 1 丸半，日 3 次。

慢性哮喘丸

主治：咳喘日久，痰多声吼，气促哮鸣，时轻重轻（适用于成人患者）。

功能：清肺，定喘，化痰，利窍。

处方：桑白皮 30 克　麻黄 10 克　杏仁 12 克　法夏 12 克　白矾 6 克　千姜 6 克　甘草 6 克　细辛 3 克

上药共研面，水丸，每袋 18 克。

用法：每服 6 克，量病轻重，可酌增减。

肃肺鹭咳丸

主治：百日咳痰盛咳呛，气逆鼻衄，呕逆。

功能：清肺，宁嗽，止咳。

处方：百部 12 克　紫菀 10 克　杏仁 10 克　黄芩 10 克　桑白皮 15 克　桔梗 6 克　生石膏 30 克　白前 10 克　蒌仁

10 克　麻黄 6 克　法夏 6 克　葶苈子 10 克

上药共轧细面，炼蜜为丸，每丸重 3 克。

用法：一岁内每服半丸，日 2 ~ 3 次；三岁至五岁，每服 1 丸，日 2 ~ 3 次。

肾炎丹一号

主治：急性肾炎，尿少尿赤，浮肿明显，尿内蛋白、血细胞显见。

功能：利尿，消肿。

处方：麻黄 30 克　生白术 45 克　泽泻 45 克　生草 15 克　生石膏 120 克　赤小豆 30 克　茯苓 60 克　海金沙 45 克　附片 45 克　茜草 30 克　炮姜 30 克

共轧细面，蜜为丸，丸重 10 克。

用法：三岁以内小儿每服半丸，日服 2 次；五岁至十岁，每服 1 丸，日 2 次。

肾炎丹二号

主治：慢性肾炎，肾功能低下，浮肿时轻时重，尿化验不正常。

功能：理脾温肾，通阳利湿，升清降浊，调整肾功。

处方：党参 90 克　车前子 90 克　肉桂 60 克　黄芪 120 克　附子 30 克　茜草 60 克　泽泻 90 克　白术 90 克　杜仲 60 克　牛膝 60 克　防己 90 克　茯苓 90 克

共研细面，炼蜜为丸，每丸重 10 克。

用法：五岁内小儿每服半丸，日服 2 次；十岁内小儿每服 1 丸，日 2 次。

肝病复原丹

主治：肝炎缠绵不愈，胸闷腹胀，肝脾肿大，恶心纳差，胁痛。

功能：逐湿化浊，解毒化瘀，消肝脾肿，恢复肝功。

处方：银柴胡 60 克　川朴 60 克　木香 30 克　香附 90 克　桃仁 60 克　当归 120 克　三棱 30 克　莪术 30 克　姜黄 90 克　延胡索 60 克　红花 30 克

上药共轧红面，炼蜜为丸，每丸重 10 克。

用法：青年和成人服用适宜，每服 1 丸，日服 2 次。

壬金散

主治：小儿高热抽风，谵妄昏迷，咳嗽痰壅，鼻扇气粗，斑疹不透等。

功用：清热解毒，息风镇惊，化痰止搐。

处方：天竺黄 10 克　广橘红 10 克　银花 10 克　麻黄 6 克　桃仁 6 克　杏仁 10 克　栀子 10 克　川连 10 克　浙贝 15 克　全蝎 10 克　羌独活各 6 克　锦纹大黄 30 克　赭石 10 克　朱砂 30 克

制法：共研极细面，每 30 克加羚羊角 2.4 克，犀角面 1.5 克，牛黄 5 克，麝香 2.4 克，珍珠 1.8 克，琥珀 5 克，冰片 1 克。

用法：小儿每服 0.3 克，日 3 次。大儿酌加至每服 0.4～0.6 克。

考虑目前细料药供不应求，可采取壬金散原方，每 30 克草药面兑：羚羊粉 1.5 克，水牛角面 3 克，冰片 1 克，牛黄 1 克。

共研匀，应用同前。

痿痹通络丹

主治：风湿痿痹，筋骨诸疾，偏废不用，筋络拘挛，项背强直，行动艰难，体质偏实者，皆可用之。

功用：舒筋活血，疏风通络，通利关节，促进瘫痪恢复。

处方：宣木瓜 10 克　川牛膝 10 克　嫩桑枝 15 克　南红花 6 克　伸筋草 6 克　桃仁 6 克　生侧柏 10 克，蜈蚣 5 条　全蝎 3 克　地龙 6 克　麝香 1 克　羌独活各 6 克　天麻 10 克　当归 10 克　川芎 10 克　青海风藤各 6 克　麻黄 1.5 克　杜仲炭 10 克　丹皮 6 克　生地 12 克　广木香 1.5 克

上药共研细末，将麝香纳入，炼蜜为丸，每丸重 3 克。

用法：小儿每服 1～2 丸，白水送下。成人每服 2～4 丸，黄酒送服。每日服 2 次。

附：赵璞珊谈赵老学术思想

（赵璞珊为赵老长子，北京大学历史系毕业后曾协助赵老诊疗，后钻研中医医史，为中医医史研究员，对赵老学术思想体验颇深）

儿科诊病，自古就有难、易不同之说。宋代阎季忠《小儿药证直诀》序中对于儿科治疗有"五难"之说：六岁以下，《内经》不载其说，一难也；脉微难见，又多惊啼，不得其审，二难也；胃气未成，形声不正，喜笑非常，三难也；小儿多未能言，言亦未能取信，四难也；脏气柔弱，易虚易实，五难也。明代张景岳《全书》则一反上述说法，谓治疗小儿最易，认为小儿之病，无非外感风寒，或则内伤饮食，以至惊风、吐泻，以及寒热疳痫之类，不过数种，但其脏腑清灵，随拨随应，不像成人积痼损伤难医。两种说法，各执其理，每使后世医家，难所适从。赵老凭借多年治疗小儿经验，认为小儿体质如春天小草之生，易生易折，保护适宜则生机正旺，保护失宜又极易摧折。因此，治疗小儿主要在于了解小儿体态发育之状况，细审发病之原因，掌握季节

多发病之规律。比如，过去冬春之际，小儿常发麻疹、猩红热、白喉、腮腺炎等。夏秋常发吐泻、痢疾、脑炎、小儿麻痹等。病之初起，证多相拟，作为医生就应审度来势，掌握病证关键。《幼科铁镜》所谓："望形色，审苗窍，六字为大主脑。"其中"望"是观察面色、形体之异常；"审"就是审度、衡量、揣摸小儿从表到里的病情，医生凭此了然于胸。赵老尊重古书，但并不拘泥于古人所言，谓小儿诊断唐以前并无系统记载，至宋代始有手指筋纹之说，如看一岁以内小儿次指三节，分为风关、气关、命关。筋纹亦有来蛇形，主湿热成疳；去蛇形主伤食吐泻；乙字形，主内热痰盛，惊风抽搐；水纹形，主感冒咳嗽等。这些说法，在明清年间的夏禹铸《幼科铁镜》、陈飞霞《幼幼集成》等，都持反对态度。赵老认为，古说亦为经验之谈，不应轻谈否是，但临诊时绝不应拘泥，按通常程序，一岁以内应诊视患儿次指三节筋纹，一岁以上则以切脉为主，所谓一指定三关，指医生应用右手中指切患儿两手腕后，度寸、关、尺三关。古书所载小儿纹赤主热，纹紫主惊，纹紫黑不治，以及纹在风关病浅，纹在气关病重，纹透命关病危之说等。赵老则认为小儿手指筋纹许多时候并不像书上说的那样明显，有时不能完全决定病情轻危。之所以要看患儿手指筋纹，主要是一岁以内小儿，气脉不匀，脉象不显，观察手指筋纹之际还要了解小儿手的凉热，有紧握、强直，指纹的色泽，作为参考。手心温和，表示病情初起轻浅；手心灼热，表示身烧壮热；手脚冰凉，可为热深厥深；手脚强直，手指掌握则可能将有抽搐，因此临诊察看小儿之手及手指，是很重要的步骤。还应注意某些假象，如来诊时包裹很严，患儿汗出过多，查时亢热而反凉，赵老常常叮嘱，医生不可临诊大意，认真详看病儿的神态、皮肤色泽、目珠、鼻高、口角、唇齿、涕泪、涎水、毛发、舌苔等。由望诊不仅诊断出当时的病情，更要判断疾病发展的趋向。尤其急重病，如高热患儿若见无汗、昏睡、双目腥红、双手紧握、无大便、不思食、口温、气粗，或有疹点等，发病之初来势甚猛，注意猩红热之类传染病，注意与其他热性病、肺炎等鉴别。

儿科治疗，宋代钱乙《小儿药证直诀》中提出"小儿纯阳，无须益火。"的理论，主张用六味地黄丸治疗小儿虚弱病。宋代许叔微又指出："补脾不如补肾。"元代李东垣倡脾胃学说，认为"脾胃为后天资始之原。""土为万物之母"。明代复有脾肾两重之说，对于上述各家所论，赵老认为各有特色，但应具体分析病情而定，不应执于一说。如"解颅"一病，中医理论认为属于"命门火衰"，先天禀赋差，治疗原则应是"益母之源，以消阴翳"。这种病"无须益火"就不恰当。赵老认为钱乙所说"小儿纯阳"乃指小儿一般体质而言，并非绝对。赵老对于治疗小儿疾病重在脾胃之说，非常重视，临诊时一定要问到饮食情况，服母乳者应问一日几次，是否吐奶，患病后比较平日饮食有何不同等。对幼儿还要问到吃粥、饼干、鸡蛋、牛奶、肉松、鱼肝油、钙片等辅食添加情况。然后依据体质、病程和其他症状轻重，分别培补脾胃、运脾消食、护阴养胃，还是滋养肾气兼理脾胃。对于虚弱久病、病重不食患儿，予以救逆回阳，养护胃气，常说"有一分胃气，多一分生机。"总之，凡实证用药宜精、简、轻、锐，儿科用药无须大剂，但须有效，并以保持津液无伤为主要，直折火势，急下存阴。虚证宜调理脾胃，培补元气，使正气得以恢复，阴平阳秘。赵老治疗急性病基本上依据"温病学"原理，每每选用"鲜药"，如鲜生地、鲜石斛、鲜芦根、鲜茅根、鲜藿香、鲜菖蒲、鲜竹叶、鲜竹茹、鲜薄荷、鲜荷叶、鲜荷梗等，取其凉润，与一般加工晒干的药材作用不同，明清医家应用鲜药积累经验，赵老极为重视。赵老依多年临床经验和小儿服药困难特点，研制了清解丹、健脾散、壬金散、痿痹通络丹等成药，并促成了清肺注射液的研制，均有显著疗效，反复得到验证。

年谱

赵心波简历（1902～1979）

1909～1915	北京西四北报子胡同小学。
1915～1916	北京四中。
1916～1918	北京安定门余庆堂药店学徒。
1918～1920	京兆医学讲习所（北京马尾斜街）毕业。
1920～1924	拜王旭初为师学徒。
1925～1954	于北京西城独立开业行医。
1942～	华北国医学院儿科实习教授。
1951	北京中医学会委员，理事，兼福利组长。
1953	北京西城区人民代表、人委会委员、医务工作者学会委员。
1954	参加华北乙型脑炎防治工作。
	北京中医进修学校邀聘参加工作。
1956	参加浙江防治血吸虫病工作，获嘉奖。

1958	调至中医研究院西苑医院任儿科主任。
	派往蒙古人民共和国工作 1 年。
1959	卫生部嘉奖有贡献中医，获奖状、奖章。
1968～1971	去山西稷山中医研究院农村疾病研究所。
1971	中医研究院学术委员、研究员。
1979 年 9 月 12 日	逝世。